Flic Everett

Der Sex-Guide für freche Frauen

Flic Everett

Der Sex-Guide für freche Frauen

Aus dem Englischen übersetzt
von Sabine Schilasky

mvg Verlag

Die Deutsche Bibliothek – CIP-Einheitsaufnahme

Everett, Flic:
Der Sex-Guide für freche Frauen / Flic Everett. Aus dem Engl. übers. von Sabine Schilasky. – Landsberg ; München : mvgVerl., 2002
Einheitssacht.: The girls' guide to getting it on <dt.>
ISBN 3-478-08306-0

Titel der englischen Originalausgabe: „The Girls' Guide To Getting It On"
Aus dem Englischen übersetzt von Sabine Schilasky.

Umschlaggestaltung: Vierthaler & Braun, München
Satz: abc.Mediaservice GmbH, Buchloe
Druck- und Bindearbeiten: Ebner & Spiegel, Ulm
Printed in Germany 08306/090201
ISBN 3-478-08306-0

Inhalt

Einleitung

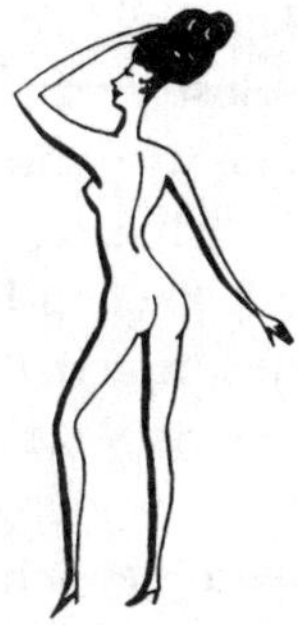

Wenn Sex eine durch und durch natürliche Sache ist, warum werden dann so viele Bücher darüber geschrieben?

Bette Midler

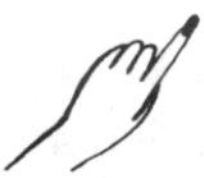

Himmel, nicht schon wieder ein Buch über Sex! Wir sind längst übersättigt von diesen endlosen Ratgebern, die uns erzählen, was genau wir die ganze Zeit falsch machen. Wir wissen bereits, wo wir wie kitzeln müssen und wie wir mit nichts weiter als etwas Gleitcreme und einem Federmopp einen sensationellen Orgasmus kriegen könnten – wenn wir wollten. Das heißt, ich zumindest weiß es. Und das ist auch der Grund, weshalb ich dieses Buch geschrieben habe: Ich wollte die Sache endlich realistischer angehen. Ich lasse hier keine „lebensechten" Paare zu Wort kommen, die uns ihre wilden Schlafzimmerabenteuer schildern – weil wir alle wissen, dass sie sich diese Übungen eigens für das Interview ausdenken. Ebenso verzichte ich darauf, Sextherapeuten zurate zu ziehen, die nichts sagende Erektionsstatistiken zitieren oder uns in die biologischen Feinheiten einweihen. Ich berufe mich nicht einmal auf irgendwelche Ärzte.

Entsprechend müssen Sie, liebe Leserin, mit mir allein als Ihrer selbst ernannten „Sexpertin" vorlieb nehmen, und alles, woraus ich schöpfe, ist jahrelange Erfahrung.

Ich gehe nicht davon aus, dass Sie seit vielen Jahren in einer glücklichen Paarbeziehung leben oder dass Sie überhaupt einen festen Partner haben. Mein Ausgangspunkt ist vielmehr der, dass Sie einen Mann kennen, der Ihnen sympathisch ist und mit dem Sie gern Sex hätten. Das kann jemand sein, mit dem Sie sich vorstellen könnten, eine Beziehung zu haben. Vielleicht ist es aber auch jemand, der nur gelegentlich auf der Bildfläche erscheint und mit dem Sie ab und zu ein wenig Spaß haben möchten.

Sex ist niemals so, wie er in Filmen dargestellt wird (wenn es so wäre, würden wir den ganzen Tag nichts anderes mehr machen). Er kann peinlich, unangenehm, merkwürdig, verwirrend und manchmal schlicht langweilig sein. Aber weil er in wenigen seltenen Momenten eben auch fantastisch sein kann, probieren wir es wieder und wieder.

Dabei gilt im Bett dasselbe wie überall: Je besser wir darüber Bescheid wissen, umso netter wird's. Aus diesem Grunde habe ich mich aufgerafft, Ihnen die mühevolle Kleinarbeit abzunehmen, und Sie brauchen jetzt nichts weiter zu tun, als sich aus diesem Buch alles Wissenswerte herauszuholen - schon kann der Spaß beginnen. Natürlich nur unter der Voraussetzung, dass Ihr Wunschkandidat kein absoluter Klotzkopf ist. In diesem Fall kann selbst ich Ihnen nicht helfen.

1. Kapitel

Wo und wann man Sex haben kann

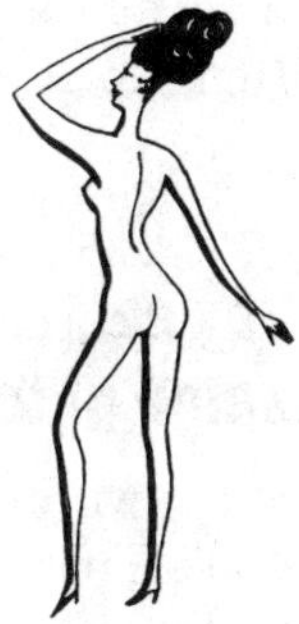

Liebe ist die Antwort auf alles; aber solange man auf diese Antwort wartet, kann man sich beim Sex ein paar prima Fragen einfallen lassen.

Woody Allen

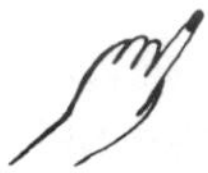

Gehen wir einmal davon aus, dass Sie einen Mann kennen, den Sie hinreichend attraktiv finden, um ihn sich ohne Hosen vorstellen zu können. Der Gedanke an seinen Penis entlockt Ihnen nicht prompt ein „Iiih, was für'n scheußlicher roter Knüppel!", sondern eher ein „Mmh, nicht schlecht". Wenn dem so ist, und Sie nicht zufällig einem kleinen Stamm von Amazonas-Indianern angehören, bei denen es normales Brauchtum ist, sich auf jeden vorüberziehenden Mann zu stürzen und ihn an Ort und Stelle auf dem Urwaldboden zu vernaschen, müssen Sie vorher ein paar Punkte klären. Dazu gehören unter anderem das Wann und Wo.

Die Antwort auf das Wann ist klar wie Kloßbrühe: Wann immer sich eine günstige Gelegenheit bietet. Aber im Leben ist nun einmal nichts wirklich einfach. Wir sind Frauen von Welt, die die hohe Kunst beherrschen, einem Fremden verführerisch zuzublinzeln – spätestens nach fünf Cola-Whisky kann das jede von uns. Schwierig wird es bei der Frage, die zwangsläufig folgt, nämlich wann wir ihm nackt gegenüberstehen wollen.

Sex nach der ersten Begegnung? Möglicherweise keine gute Idee

Sagen wir mal, Sie haben einen netten Typen kennen gelernt, und Sie haben mit ihm über Ihren Job, den Namen Ihrer Katze und die üblichen weltbewegenden Themen geplaudert. Er hat die klassischen männlichen Flirttechniken eingesetzt – Ihnen „beiläufig" eine Locke aus der Stirn gestrichen und Ihren Schmuck bewundert. Sie können übrigens davon ausgehen, dass kein Mann sich für Goldschmiedekunst begeistert, egal wie interessiert er sich an Ihrer Kette, Ihrem Armband, Ihrem Ohrring oder Ihrem Bauchnabelpiercing zu schaffen macht. Falls Ihnen also kein Schweizer Uhrmacher gegenübersitzt, nutzt er Ihren Schmuck als bloßen Vorwand dafür, Sie anfassen zu dürfen.

Sie beide haben im Verlaufe des Abends auf die eine oder andere Weise Körperkontakt gehabt. Normalerweise möchte er jetzt die Art von Sex mit Ihnen haben, von der Arbeiter auf einer Bohrinsel träumen, wenn sie sich Poster von Jennifer Lopez in Originalgröße ansehen. Dabei ist es für ihn relativ unerheblich, ob er Ihren Namen kennt, solange Sie imstande sind, „Ja!", „Mehr!" und „Oh Gott, du hast so einen Großen, ich weiß gar nicht ... jaah, er ist drin!" flüssig aussprechen können. Hinterher wird er sich dann Gedanken darüber machen, ob er Sie sympathisch genug findet, um Sie wiederzusehen, oder ob er lieber gleich verschwindet, bevor Sie sich hoffnungslos in ihn verlieben.

Es ist zwar nicht schön, aber trotzdem wahr, dass die meisten jungen Männer abends nicht auf die Piste gehen, weil sie sich fragen: „Finde ich heute Abend vielleicht die Frau meiner Träume, mit der ich während der nächsten Monate regelmäßig ausgehe, um sie kennen zu lernen, bevor wir intim werden?“ Nein, sie haben eher nur einen Gedanken: „Komme ich heute zum Stich oder nicht?“

Sollte Ihnen ebenfalls der Sinn nach Instant-Sex stehen – von der Sorte „Einfach Wasser beigeben und rühren“ – spricht nichts dagegen, sich auf eine schnelle Nummer einzulassen und am nächsten Morgen auf Nimmerwiedersehen auseinander zu gehen. Sollten Sie jedoch den wirklich netten Typen getroffen haben, das Katzengespräch hinter sich gelassen und sogar mit ihm über die albernen Anmachversuche seiner Kumpels gelacht haben, schwebt Ihnen eventuell mehr vor als eine einmalige Veranstaltung. Hat er es darüber hinaus geschafft, seine Finger weitestgehend bei sich zu behalten, endet der Abend im Idealfall mit einem zaghaften Kuss und dem Austausch von Telefonnummern.

Haben Sie das Gefühl, der Mann macht Sie schon rasend vor Lust, indem er einfach dasitzt und atmet, gibt es selbstverständlich kein Naturgesetz, das besagt, er wird hundertprozentig auf Nimmerwiedersehen verschwinden, wenn Sie ihn noch in dieser Nacht ranlassen. Vielleicht steht er am nächsten Morgen auf, serviert Ihnen Ihr Frühstück am Bett und bleibt für eine Woche. Eventuell trällert er Ihnen allerliebste Schnulzen vor und pflückt Blüten ab, die er Ihnen ins Haar steckt ...

Schließlich gibt es auch kein Naturgesetz, das besagt, Ihnen *muss* schlecht werden, wenn Sie fünfzehn Fleischpasteten hintereinander wegmüffeln – aber Sie werden irgendwie das Gefühl haben, dass es nicht gutgehen kann.

Falls Sie also vor der Entscheidung stehen, ob Sie gleich in der ersten Nacht Sex haben wollen oder nicht, fragen Sie sich: „Würde es mir etwas ausmachen, wenn ich heute Nacht mit ihm schlafe und ihn danach nie wiedersehe?“ Und fragen Sie sich auch: „Würde es mir etwas ausmachen, wenn ich heute Nacht mit ihm schlafe und den Kerl anschließend nicht wieder loswerde?" Sollte die Antwort auf eine dieser beiden Fragen „Ja" lauten, lassen Sie's.

Sex beim ersten Date

Gehen wir einmal davon aus, dass die Knutscherei am Taxistand auf beiderseitiges Gefallen stieß und er sich hinterher innerhalb eines vertretbaren Zeitrahmens bei Ihnen gemeldet hat, um ein Date zu vereinbaren. (Unter „vertretbarem Zeitrahmen" versteht man übrigens gemeinhin innerhalb von zweieinhalb Tagen. Alles, was darüber liegt, ist ein sicheres Indiz dafür, dass er entweder vergesslich und mithin desorganisiert ist, dass er sich gern als den Obercoolen sieht oder dass seine Frau und seine süßen Kinder ihm vorher keine Chance ließen, heimlich zu telefonieren.) Nun steht also das erste Date an. Bei zufrieden stellendem Verlauf (sprich: Er hat Ihnen nicht erklärt, Frauen gehörten seiner Meinung nach an den Herd, oder ähnlich absurde Weisheiten verbreitet) stehen Sie erneut vor der Frage, Sex oder Nicht-Sex. Sie allein können beurteilen, wie knisternd die Stimmung zwischen Ihnen beiden ist. Falls Sie nicht die Sorte Frau sind, die nichts anbrennen lässt, sondern lieber den Ansatz einer Beziehung haben, bevor Sie sich ausziehen, wäre letzteres ein bisschen verfrüht. Nach meinen persönlichen Erfahrungen braucht es circa drei Monate, bis man jemanden halbwegs kennen gelernt hat. Innerhalb dieses Zeitraumes weicht normalerweise die Schokoladenseite auf, und Sie können sich eine grobe Vorstellung davon machen, ob der Rest immer noch akzeptabel ist. Diese Erkenntnis fällt ungleich schwerer, wenn Sie beide bislang nicht mehr verbindet als ein Kinoabend, bei dem Sie gemeinsam Tom Cruise angehimmelt und sich eine Tüte Tortilla-Chips geteilt haben.

Wenn Sie meinen, den Mann Ihres Lebens gefunden zu haben, dürfen Sie sich ruhig noch etwas Zeit lassen. Schließlich bleiben Ihnen noch eine Menge harmonischer Jahre, die Sie gewiss nicht mit schlechten Erinnerungen an Ihr erstes Betterlebnis belasten wollen - ein Erlebnis, das sich nur deshalb eingebrannt hat, weil es ein einziges Desaster war. Sollten Sie hingegen sicher sein, der Sex könnte praktisch gar nicht schief gehen, poppen Sie munter drauflos! Wenngleich unbestritten feststeht, dass es immer netter wird, je besser sich die Beteiligten kennen, folgt daraus nicht notwendig, der Umkehrschluss stünde ebenso sicher fest. Natürlich kann der Sex auch dann bombastisch sein, wenn Sie den betreffenden Gespielen so gut wie gar nicht kennen und sich allein auf Ihren Wunsch berufen können, ihn gern ohne Hosen sehen zu wollen. Schließlich hatten unsere Großmütter nicht jedes Mal mit ihrer Behauptung Recht, Männer wollten immer nur „das Eine". Oft lagen sie damit allerdings richtig. Sie sind eine moderne Frau, die aufgeklärt genug ist, um sich auszusuchen, mit wem sie ins Bett hüpft. Und deshalb sind Sie auch gewiss nicht am Boden zerstört, wenn er Sie hinterher nie mehr anruft.

Eine Freundin von mir meinte einmal, Sex beim ersten Date funktioniere nach dem „Zuckerguss-Prinzip": Sieht superlecker aus und man kann gar nicht genug davon kriegen; aber hinterher ist einem schlecht, die Figur ist auch kein bisschen besser davon geworden, und man denkt sich, dass es das wirklich nicht wert war. Hegen Sie also berechtigte Hoffnungen auf eine Beziehung, lohnt es sich in jedem Fall, zu warten.

Sex nach ein paar Dates – eine kluge Entscheidung

Nach den ersten paar Dates wissen Sie, ob Sie Teil einer keimenden Beziehung sind oder nicht. Wenn ja, ist die Zeit reif für mehr als Knutschen und Plaudern. Sie beide blicken hinter die

Kulissen aus spannenden Brüsten und sich wölbenden Hosen und wissen mittlerweile, dass keiner von Ihnen a) ein Faschist, b) ein Psychopath oder c) ein beziehungsgeschädigter Depressiver ist – bei Letzterem kann man sich allerdings noch nicht so sicher sein. Wahrscheinlich werden Sie erst zu einem späteren Zeitpunkt über Treue, Eifersucht und Ex-Partner sprechen. Momentan befindet sich Ihre Zweisamkeit in einer sensiblen Phase. Sex kann in diesem Stadium eine zukunftssichernde Wirkung haben, auf die Sie wohl kaum verzichten möchten. Ehe Sie das Bett ansteuern, sollten Sie einige Male erfolgreich Zärtlichkeiten ausgetauscht haben (im hiesigen öffentlichen Schwimmbad werden sie als „Petting" bezeichnet und sind strengstens verboten; dabei habe ich noch nie verstanden, warum sich Menschen ausgerechnet in Gegenwart achtjähriger, kreischender Kinder an die Wäsche gehen möchten). Er tastet sich also zu Ihrer schwarzen Reizwäsche vor – Ihre schlichten Schlüpfer sind bis auf weiteres in den hintersten Teil der Kommode verbannt, während Sie hartnäckig behaupten, Strümpfe mit Strapsen wären weit bequemer als Strumpfhosen –, und nachdem er es bis in Ihr Höschen geschafft hat, sagen Sie leise: „Hmm, fühlt sich gut an." Daraufhin gerät er außer Rand und Band, zurrt hektisch an Ihrer teuren Garderobe, indes Sie möglichst kokett alles an Ort und Stelle zu halten versuchen und dabei mehr oder minder unfreiwillig zu einer viktorianischen Tugendwächterin mutieren. Sein Ehrgeiz wird ausschließlich darauf ausgerichtet sein, Ihrer beider Genitalien schnellstmöglich freizulegen, wodurch Sie sich wiederum gezwungen sehen, „Nein, bitte, ich bin noch nicht so weit" zu hauchen. Da er ein wohlerzogener Junge ist, wird er seine Hose wieder schließen und Sie so höflich anlächeln, wie es ihm sein eingezwängter Willi erlaubt.

Einige Treffen nach diesem Teenager-Gegrabbel folgt das Verführungsdate, zu dessen Rahmen normalerweise gehören sollte, dass einer von Ihnen ein Essen bei Kerzenlicht ausrichtet und dafür sorgt, dass Sie sich beide einen kleinen Schwips antrinken, weil das gemeinhin die Sache entkrampft. Und wenn das erste Mal so fantastisch war, wie Sie es sich erträumt haben, dürfen Sie von jetzt ab so viel Sex miteinander haben, wie Sie wollen.

Bis es so weit ist, sollten Sie vier- bis fünfmal zusammen ausgegangen sein. Das ist zwar keine Garantie für fantastischen Sex, aber mittlerweile wissen Sie wenigstens ein bisschen was über ihn. Andererseits hatten Sie beide noch keine Gelegenheit, den Sex zu einem beängstigenden Hindernis zu übersteigern.

Sex als unüberwindbare Hürde

Möglicherweise sind Sie eine tief religiöse Frau, in welchem Fall ich Ihnen dringend davon abraten würde, dieses Buch zu lesen. Es wird Sie nur aufregen, und am Ende werden Sie sich gezwungen sehen, es zu verbrennen, und das wäre Geldverschwendung. Sollten Sie beim Überfliegen des Textes das Gefühl haben, etwas Unanständiges zu tun, ist diese Lektüre für Sie wenig geeignet. Das gilt ebenfalls, wenn Sie der Ansicht sind, dass vorehelicher Geschlechtsverkehr verwerflich ist und man dadurch zu unreinen Gedanken verleitet wird oder sich widerliche Krankheiten einfängt. Wir werden später übrigens noch auf Krankheiten zu sprechen kommen und bis dahin dürften wir auch den Großteil unreiner Gedanken behandelt haben. Deshalb sollten Sie besser jetzt entscheiden, ob Sie zölibatär leben möchten oder nicht. Falls ja, wünsche ich Ihnen viel Spaß. Vielleicht möchten Sie Ihre überschüssigen Energien lieber in einer hübschen Knüpfarbeit abarbeiten – auf diese Weise ist schon mancher Wandteppich zustande gekommen.

Denjenigen Leserinnen, die sich gegen das Zölibat entscheiden, sei noch einmal gesagt, dass es Sinn macht, einen Mann einigermaßen kennen zu lernen, bevor man ihm den eigenen Körper überlässt. Manche Frauen möchten vorher von ihm ein mehr oder minder überzeugendes „Ich liebe dich" gehört haben. Aus diesem Wunsch resultieren zahlreiche Bettkantengespräche, deren Verlauf zumeist so aussieht:

Sie: „Du sollst es nur sagen, wenn du es auch wirklich meinst, aber liebst du mich?"

Er (ernsthaft besorgt, in letzter Minute doch noch von der Bettkante gestoßen zu werden): „Du weißt doch, dass ich dich mag ... wirklich ... sehr ... ähm ..."

Wahrscheinlich verflucht er sich im Stillen dafür, dass er Ihnen nicht einfach eine schamlose Lüge auftischt. Überlegen Sie sich, ob Sie warten wollen, bis er Ihnen aus freien Stücken sagt, dass er sie liebt. Grundsätzlich halte ich es jedoch für keine gute Idee, derartige Bedingungen zu stellen – ausgenommen, Sie planen langfristig und wollen diesen Mann mittels Sex dazu bringen, Sie zu heiraten. Aber dann würden Sie dieses Buch so oder so nicht lesen, weil Sie viel zu beschäftigt damit sind, in einer Holzhütte in den Appalachen einen ganzen Stall Kinder großzuziehen. Da dürften Sie kaum Interesse an dem haben, was ich Ihnen erzählen kann.

Je länger Sie mit einem Mann zusammen sind, ohne mit ihm Sex zu haben, umso problematischer wird dieses Thema. „Hey, jetzt kennen wir uns seit vier Monaten, machen wir's also endlich!" kommt einem nicht unbedingt leicht über die Lippen. Vielmehr ist der Sex inzwischen hoffnungslos überfrachtet, und wir werfen ihn in einen Topf mit großen Begriffe wie Liebe, Treue und Hingabe. In einer idealen Welt wäre dagegen nichts einzuwenden, und wenn Ihr Wunschkandidat dieselben hohen Ansprüche stellt, ist alles in Butter. Ist Ihr Traummann allerdings bisher daran gewöhnt gewesen, munter durch die

Weltgeschichte zu vögeln, könnte er allmählich den Eindruck gewonnen haben, im falschen Jahrhundert gelandet zu sein. Er fürchtet plötzlich, er müsse Ihren Vater um Erlaubnis bitten, bevor er einen Blick auf Ihre Knöchel wirft. Darüber hinaus bauscht allzu lang anhaltende Keuschheit den Sex zu einem monumentalen Ereignis auf. Nachdem Sie ihm monatelang auf die Finger geklopft haben, sobald er sich weiter als bis zu Ihrem obersten Blusenknopf vorwagte, sind Ihrer beider Erwartungen an den Sex - der nun endlich vonstatten gehen soll - derart hoch, dass der tatsächliche Akt gar nicht anders als frustrierend sein kann. Wenn Sie moralische Gründe haben oder meinen, Sie kennen den Mann noch nicht gut genug, um mit ihm über die Laken zu toben, lassen Sie sich die Zeit, die Sie brauchen. Ansonsten sollten Sie beizeiten zur Sache kommen, ehe Ihnen bestimmte Teile aufgrund mangelnder Nutzung vertrocknen und abfallen.

Sie sind mit dem Mann seit Ewigkeiten befreundet?

Das macht die Dinge noch schwieriger, als sie ohnehin schon sind. Sie kennen sich seit dem Kindergarten und haben seitdem jede Menge Freud und Leid geteilt, bis es Ihnen eines Tages wie Schuppen von den Augen fällt, dass er derjenige welcher ist. Oder Sie kennen ihn aus alten WG-Tagen, haben mit ihm über Cornflakes und Badbenutzungszeiten gestritten und treffen ihn Jahre später wieder. Manchmal erkennen wir unseren Traummann auch plötzlich im Bruder einer Freundin, im Arbeitskollegen oder sonst jemandem, den wir seit Jahren kennen. Auf einmal erscheint uns ein längst vertrauter Mann in völlig neuem Licht, und falls er ähnliche Gefühle signalisiert, spricht nichts dagegen, dass Sie direkt über ihn herfallen - wenn das Glück Ihnen hold ist, kann nichts schief gehen. Andernfalls kann es geschehen, dass Sie beide hinterher entsetzt fragen: „Mein Gott, was haben wir getan?“ Meine Empfehlung wäre daher, es vorerst bei einer heftigen Knutscherei zu belassen, bevor man zum echten Sex übergeht. Da Sie beide sich seit Ewigkeiten kennen, kann Ihnen eine halb-platonische Beziehung nichts anhaben, bietet aber den entscheidenden Vorteil, in Ruhe darüber nachdenken zu können, ob Sie tatsächlich mehr wollen oder nur die acht Bier und der Tequila den Kumpel zum Traummann werden ließen.

Zu glauben, dass der erste Sex mit einem alten Bekannten entkrampfter und besser ist als mit einem „Neuen“, ist ein Trugschluss. Manch eine Frau hat einen schweren Schock erlitten, weil sie mit einem guten Freund ins Bett gestiegen ist. Gönnen Sie sich besser etwas Bedenkzeit, bevor Sie Ernst machen.

Wann und wo man Sex haben sollte oder nicht

Hier haben Sie eine übersichtliche Checkliste, wann und wo Sie es nicht tun sollten ...

Wann Sie keinen Sex haben sollten

1. Nach der Hochzeit einer engen Freundin, bei der Sie beträchtliche Mengen Alkohol getrunken haben. In dieser Situation ist praktisch garantiert, dass Sie trübsinnige Gedanken über die große Liebe ereilen und Sie über kurz oder lang in Tränen ausbrechen. Sie fallen in tiefe Depressionen, sobald Ihr benommenes Hirn Ihnen klar macht, dass Sie verschwitzten und sinnlosen Sex haben, während Ihre beste Freundin ein paar Zimmer weiter im siebten Himmel schwebt.

2. Bei der Betriebsfeier. Die Gründe, die dagegen sprechen, brauche ich wohl kaum näher auszuführen. Daher beschränke ich mich auf ein paar Stichworte: Fehler, verheirateter Mann, Chef, Job weg, bittere Reue. Stellen Sie sich den Morgen danach vor, und bringen Sie die Worte in die richtige Reihenfolge.

3. Wenn Sie sich alles andere als sexy fühlen. Sie liegen mit einem Mann im Bett, in dessen testosterongetrübten Augen Sie die schönste Frau der Welt sind, und Sie sagen Sätze wie: „Nein, bitte nicht diese Stellung, da hängt mein Bauch so" oder: „Mein Gott, hast du gehört, was meine Oberschenkel gerade für ein Geräusch gemacht haben?" Glauben Sie mir, es wird ganz gewiss keinen Spaß machen.

4. Zu Besuch bei Ihren Eltern. Sie denken unablässig daran, dass Ihr Vater möglicherweise das Quietschen des Bettgestells hört und plötzlich ins Zimmer schneit, um nach Ihnen zu sehen.

5. Wenn Sie von Rachegedanken beseelt sind. Sie können davon ausgehen, dass Ihr Verflossener sich einen feuchten Kehricht darum schert, ob Sie soeben einen wilden Motorradfahrer aufgerissen haben oder nicht. Derartige „Bestrafungen" gehen meist nach hinten los, was Ihnen spätestens dann klar werden dürfte, wenn Sie tatsächlich mit diesem Hilfs-Rambo geschlafen haben.

Wo man überall Sex haben kann

Nicht ohne Grund zählt das Bett weltweit zu den Favoriten unter den Beischlaforten. Hier ist es gemütlich und Sie müssen nach vollzogenem Akt nicht nackt in einer fremden Wohnung herumstolpern, um Ihre Sachen zusammenzuraffen.

Außerdem ersparen Sie sich unangenehme Schürfstellen von harten Teppichböden oder erklärungsbedürftige Haftpflichtfälle wie umgestoßene Ming-Vasen. Ganz abgesehen davon ist die flache Rückenlage sehr figurfreundlich – selbst ein unschlanker Bauch wirkt in dieser Lage flach. Ihre Brüste benehmen sich dabei zwar wie ein wildgewordener Kompass, indem sie in zwei verschiedene Himmelsrichtungen weisen, aber das wird *ihn* kaum stören. Und Sie dürfen anschließend in seinen Armen einschlummern.
Doch für diejenigen unter uns, die meinen, Sex ausschließlich im Bett wäre etwas für ältere Pärchen in Vorortsiedlungen, gibt es einige Alternativen, die den Sex in einem vollkommen neuen Licht erscheinen lassen – manchmal allerdings auch im Schein einer Polizeitaschenlampe.

Wo es im Haus rundgehen kann

In der Küche

Manche Leute halten Sex auf der laufenden Waschmaschine für das Nonplusultra. Ich persönlich kann mich nicht direkt für die Vorstellung begeistern, mit dem nackten Po auf der Waschmaschinenkante zu balancieren und im Turboschleudergang dem Orgasmus entgegenzurütteln, aber wenn es Ihnen gefällt – ich halte Sie nicht auf. Ein unstreitbarer Vorteil ist natürlich, dass man die Wäsche erledigen kann, während man sich an die Wäsche geht – das spart Zeit und gibt einem das gute Gefühl, den Haushalt nicht vernachlässigt zu haben. Aber auch sonst ist gegen die Küche als Schauplatz lustvollen Geschehens nichts einzuwenden. Die Höhe der Arbeitsflächen ist ideal. Sie können auf der Arbeitsplatte sitzen, während er vor Ihnen steht. Dabei sollten Sie die Beine um seine Taille schlingen, damit Sie besseren Halt haben. Natürlich können Sie sich auch an die Spüle stellen und vorgeben, das Geschirr zu waschen, indes er sich von hinten an Sie heranmacht.

Im Wohnzimmer

Wo kein Bett zu haben ist, fällt die Wahl meist auf das Sofa. Verführungstechnisch ist das Sofa ein idealer Ort; während Sie beide gemütlich vor dem Fernseher sitzen, streicheln Sie ihm vielsagend über den Oberschenkel – der Rest ergibt sich beinahe von selbst. Was die Stellungen angeht, haben Sie verschiedene Möglichkeiten: Sie beugen sich über die Rückenlehne, und er steht hinter Ihnen; oder er setzt sich hin und Sie hocken sich rittlings auf seinen Schoß; und natürlich können Sie sich auch beide hinlegen (nur nicht wild hin- und herrollen!) entweder in der Missionarsstellung oder mit Ihnen obenauf. Kurz, Sie dürfen sich alle Freiheiten nehmen, die Ihr Polsterreiniger erlaubt.

Selbstverständlich kann man es auch auf dem Fußboden treiben oder – wie Virginia Wood vorschlägt – mit ihm rücklings auf dem Teewagen liegend. Allerdings stelle ich mir diese beiden Varianten extrem ungemütlich vor.

Auf einem Tisch

Dabei kann es sich beispielsweise um einen mehlbestäubten Küchentisch handeln – wie in *Wenn der Postmann zweimal klingelt*. Aber unter uns: Welche Karrierefrau von heute weiß noch, was man mit Mehl anfängt? Also wählen Sie vielleicht lieber den polierten Esstisch oder den klappbaren Beistelltisch, auf dem sich unbezahlte Rechnungen stapeln, die Sie kurzerhand beiseite fegen und für einen Moment vergessen dürfen. Sex auf einer harten Tischplatte beschert Ihnen eine gänzlich andere Erfahrung als in einem weichen Bett. Eigentlich ist es ähnlich wie in einem Pornofilm – härter, schneller und auch sonst. Einen Versuch ist es allemal wert, wenngleich Sie die eine oder andere Beeinträchtigung dabei in Kauf nehmen müssen. So werden Ihre nackten Oberschenkel auf der glatten Oberfläche wahrscheinlich lustige Quietschgeräusche machen, und falls Sie kein Fliegengewicht sind, könnten mittendrin die Tischbeine kapitulieren.

Im Badezimmer

„Aber ja doch!“, höre ich den Chor der so genannten „Sexperten“ rufen. Doch ganz gleich wie laut diese Irregeleiteten verkünden mögen, Sex im Bad wäre der Gipfel des Romantischen: In der Wanne Wonne zu suchen ist ungefähr so spaßig wie im Dunkeln Wale harpunieren. Keiner sieht, was er tut, und über dem unseligen Gerutsche und Gefummel werden sämtliche nützliche Körperflüssigkeiten vom Schaumwasser hinfortgespült. Infolgedessen empfinden Sie anstelle von sinnlichen Reizen nichts als unangenehme Reibungen. Darüber hinaus schicken Sie bei jeder Bewegung eine Flutwelle auf den Badezimmerboden, die unweigerlich einen lästigen und teuren Schaden an der Decke Ihres Untermieters verursacht. Dagegen können Sie unter der Dusche durchaus Ihren Spaß haben – vorausgesetzt Sie verfügen über eine rentnerfreundliche Antirutschmatte. Diese Dinger sind ästhetisch eher fragwürdig, aber dafür sicher. Ohne riskieren Sie nämlich, dass Sie mit seinem kostbarsten Teil in sich auf der Seife ausglitschen und Sie beide mit schmerzverzerrter Miene in der Notaufnahme landen. Sollte Ihnen also der Sinn nach einer Sause unter der Brause stehen, sorgen Sie dafür, dass Sie genügend Halt haben. Nebenbei bemerkt: Verzichten Sie auf die Duschhaube – sie ist ein Lustkiller erster Güte. Finden Sie sich besser damit ab, dass das Geld für den Hairstylisten rausgeworfen war. Und ignorieren Sie die Wimperntusche, die Ihnen in schwarzen Rinnsalen die Wangen hinunterläuft, und die Seife in den Augen.

Sex außer Haus

Nichts spricht gegen großartigen Sex außerhalb der trauten vier Wände. Allerdings sollten Sie folgende Checkliste beherzigen, bevor Sie die Kondome packen und Ihren Traummann in die Walachei locken:

1. Könnten Sie gesehen werden?
Natürlich werden Sie sagen, Sie hätten das überprüft. Aber sind Sie sich wirklich sicher, dass dieses einsame Flussufer nicht zufällig Treffpunkt eines Angelclubs ist? Wenn nicht, finden Sie sich möglicherweise mittendrin von fünfzehn Anglern mit Schlapphüten umringt.

2. Kann man Sie hören?
Ein dichte Hecke kann Sie zwar vor unerwünschten Blicken schützen, aber Sie sollten außerdem sicher sein, dass die nette Familie nicht beim Picknick hört, wie Sie Ihrem Traummann lustvoll entgegenbrüllen: „Oh jaah, ich will dein heißes Ding!" Möglicherweise steht sonst im nächsten Augenblick ein Fünfjähriger mit einem heißen Würstchen vor Ihnen.

3. Könnten Sie von Insekten aufgefressen werden?
Im Sommer lautet die Antwort auf diese Frage definitiv: „Ja, selbstverständlich." Falls Sie sich nicht mit dem Gedanken anfreunden können, dass sich eine Spinne in Ihrem Höschen häuslich einrichtet und die Ameisen in Ihrem Haar Karneval nachfeiern, sollten Sie entweder ein Insektenschutzmittel dabei haben oder sich eine weniger ländliche Gegend suchen.

4. Wird es warm genug sein, um sich die Kleider vom Leib zu reißen?
In Großbritannien und zahlreichen anderen mitteleuropäischen Ländern könnte dieser Punkt Probleme aufwerfen. Sie träumen von einer romantischen Rollkur am Meer? Dann buchen Sie besser einen Flug nach Südkalifornien. In unseren Breiten ist die Meerestemperatur eher lustfeindlich.

5. Könnten Sie von der Polizei überrascht werden?
   Offen gesagt, kann Ihnen das praktisch überall passieren, es sei denn, Sie halten sich auf Ihrem eigenen Grund und Boden auf und haben einen blickdichten mannshohen Zaun. Wenn nicht, blüht Ihnen ein saftiges Bußgeld, oder – falls Sie sich im Gemüsegang bei SPAR die Kleider vom Leib reißen – sogar eine Haftstrafe.

Sollten Sie all diese Punkte berücksichtigt und entsprechende Vorkehrungen getroffen haben, kann Sex außer Haus eine spaßige Sache sein. Eine leichte Brise umweht Ihre besten Teile, Sie fühlen sich eins mit der Natur und tun für einen Moment lang so, als lebten Sie nicht in einer Ecke des Globus, wo jeder Ausflug eine Konsultation des Wetterdienstes und eine Flasche heißen Kakaos verlangt. Doch ja, es kann manchmal lustig sein – aber eben nur manchmal.

2. Kapitel

Erfolgreiche Verführung

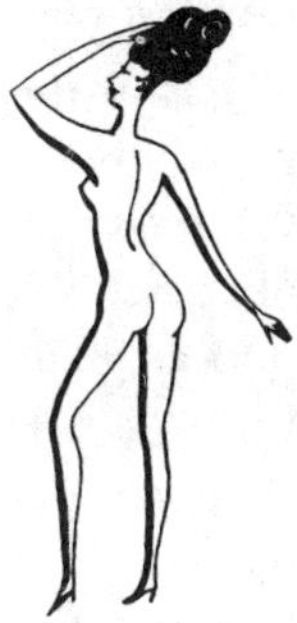

Werbung und Verführung sind die zentralen Momente der Sexualität. Sie beide machen den eigentlichen Prickel aus.

Camille Paglia, berühmte Feministin

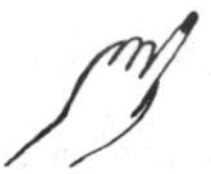

Leider besteht Verführung heutzutage allzu oft aus sechs Bieren und aufdringlichem Getatsche bei der Heimfahrt im Taxi. Diese Methode mag effektiv sein, taugt aber keineswegs für eine sexuell stimulierende Verbindung, die über einen bedauernswerten Quickie mit einem Mann hinausgeht, dessen Gesicht bei Tageslicht an eine eingetrocknete Pizza erinnert. Wahre Verführung ist wie ein schöner Tanz - wobei ich eher an einen Walzer aus dem achtzehnten Jahrhundert denke als an das unsägliche Gehüpfe, dass Ihnen jetzt möglicherweise vorschwebt. Es bedarf ganz bestimmter Schritte, wenn Sie erfolgreich zum Ziel gelangen wollen. Die Aussicht auf wirklich guten Sex ist gleich null, wenn Sie sich darauf beschränken, einem Typen in einer überfüllten Bar in den Schritt zu greifen.

Natürlich könnten Sie auch Glück haben, und er macht sich auf, Sie zu verführen. Aber zählen Sie besser nicht darauf - die meisten Männer haben eine panische Angst, weibliche Signale falsch zu verstehen. Deshalb warten sie lieber ab, bis ihnen die Angebetete mit nichts als einer Federboa auf dem nackten Körper gegenübersteht und durch ein Megaphon brüllt: „Nimm mich, ich will dich!“ Und selbst dann plagen ihn noch Zweifel, und er glaubt womöglich, Sie hätten einen anderen gemeint. Falls Sie also nicht gerade einen besonders selbstbewussten Vertreter der männlichen Spezies in die nähere Wahl gezogen haben, sind Sie diejenige, an der die Feinarbeit der Verführung hängen bleibt. Sie müssen sich Ihre Aufgabe ungefähr so vorstellen wie die einer Katzenmutter, die ihre Jungen in die Geheimnisse der Katzenwäsche einweist. Die süßen Kleinen werden den Rest ihres Lebens damit verbringen, sich unentwegt die Pfoten abzulecken. Und sobald ein Mann begriffen hat, was Sache ist, wird er Sie nicht mehr in Ruhe lassen. Vorher jedoch müssen Sie ihm zeigen, a) dass Sie Sex mit ihm haben möchten, und b) – was noch viel wichtiger ist – wie Sie sich den Sex vorstellen.

Finden Sie sich nicht vorschnell damit ab, dass Sie ihn wieder und wieder verführen müssen, weil er ziemlich schnell gelangweilt sein wird. Und dann müssen Sie sich Schwesternuniformen anziehen, um seine Lust zu wecken, und ihn möglicherweise „Papi“ nennen. Wollen Sie sich diese albernen Übungen ersparen, beschränken Sie sich einfach auf die erste Verführung und lassen Sie ihn fortab den schwierigen Teil übernehmen.

Wo verführe ich?

Traditionell finden Verführungen in palmenüberwucherten Wintergärten statt. Er kniet im Frack vor Ihnen und gesteht Ihnen seine Liebe, während Sie hektisch mit Ihrem Fächer wedeln und ein ums andere Mal rufen: „Sir, wie können Sie!“ Im

Laufe der Zeit hat sich allerdings herauskristallisiert, dass moderne Verführungstechniken die Willensbekräftigungen beider Partner erfordern. Nichtsdestotrotz braucht es eine ausgedehnte Vorbereitungsphase, wenn das Ergebnis entsprechend befriedigend ausfallen soll. Bildhaft ausgedrückt: Nehmen Sie lieber die hübsche Küstenstraße anstelle der Abkürzung („Knackiger Hintern, wollen wir bumsen?"). Und bei der Ortswahl sind Aspekte wie Ruhe und Ungestörtheit entscheidend. Jedwede Form von Störung oder Ablenkung ist der Feind aller Verführung. Falls Sie auf ein Essen zu zweit in einem kleinen Restaurant mit anschließendem Besuch eines lauschigen Weinlokals gesetzt hatten, müssen Sie das Risiko einkalkulieren, dass seine Kumpel zufällig an dem Restaurant vorbeikommen und Sie durchs Fenster erspähen. In der darauf folgenden Minute werden Sie von sechs richtig guten Freunden von ihm umringt sein, die Sie beide entweder zu einer unglaublichen Party entführen oder zu einem „Absacker" bei Darren. Ehe Sie sich's versehen, stehen Sie mit einer Horde gröhlender Männer an einer Tankstelle und stocken die Biervorräte für den Rest der Nacht auf. Regel Nummer eins der richtigen Verführung lautet also: Machen Sie es bei sich zu Hause.

Was ziehe ich an?

Im Idealfall ist er bereits so hoffnungslos verliebt, dass Sie ihm im Fleecepullover mit Leggings und Wollsocken entgegentreten können. Er würde trotzdem dahinschmelzen und denken: „Oh Gott, ist diese Frau lässig und dabei sooo sexy ..." Sollte er allerdings noch den Anflug eines Zweifels hegen, wird er sich wohl eher sagen: „Warum zieht die sich wie ein Waldschrat an?" Woraufhin all seine Lust zum Teufel geht. Für eine erfolgreiche Verführung gibt es genau zwei unterschiedliche Kleiderregeln, die sich darin unterscheiden, was Sie ihm vermitteln wollen.

1. Sie wollen nicht, dass er weiß, was Sie vorhaben

Nehmen wir einmal an, der Betreffende ist ein guter Freund von Ihnen, für den Sie schon seit Jahren eine Schwäche haben – oder ein neuer Bekannter, bei dem Sie nicht sicher sind, ob er Ihre Gefühle erwidert. Sie wollen sich nicht als Vamp stylen, weil er dann einen Schrecken bekommen könnte, was wiederum seine vormals beachtliche Erektion auf Bucheckerngröße schrumpfen ließe. Sie möchten umwerfend aussehen, aber auf eine lässige Weise umwerfend. Das lässt sich leichter bewerkstelligen, als es klingt – Hauptsache Ihre Hüllen lassen sich schnell und unkompliziert abstreifen. Zahlreiche Verführungen sind vorzeitig gescheitert an Pullovern, die sich unter dem Kinn verklemmen, oder an Schnürstiefeln, deren Bänder unter einer halb runtergestülpten Jeans verschwunden waren. Sie wollen doch sicher nicht wie eine Zweijährige dastehen, deren Mutter sie auszieht, während er murmelt: „Hat der hier irgendwo Knöpfe?“, und vergebens an Ihrem Gürtel zurrt. Wählen Sie einfache Garderobe – ein langes Kleid mit Reißverschluss oder ein Oberteil mit wenigen Knöpfen und dazu einen Rock, den Sie problemlos abstreifen können. Auf diese Weise sparen Sie kostbare Minuten, die er damit verschwendet, hilflos an komplizierten Knopf-Ösen-Konstruktionen herumzufriemeln. Unten drunter tragen Sie selbstverständlich Ihre heißeste Unterwäsche. Fallen Sie bloß nicht auf den alten Trick herein: „Wenn ich meine ausgeleierten Unterhosen anziehe, hält mich das davon ab, zu weit zu gehen.“ Das klappt sowieso nicht, sondern Sie werden sich den Rest Ihres Lebens an den peinlichen ersten Sex erinnern, bei dem Ihr Woolworth-Fallschirm sich an einem Ihrer Knöchel verhedderte. Und vergessen Sie Strumpfhosen – die machen vielleicht schlank, aber irgendwann müssen Sie sich dieser Dinger entledigen. Dicke Lycraschichten über Hüften und Po herabzurollen wirkt nicht sexy, und Sie wollen schließlich nicht für ein Vorher-Nachher-Bild posieren.

2. Sie wollen, dass er weiß, was Sie vorhaben

Sich für eine Verführung zu kleiden, von der er weiß, dass sie stattfinden wird, ist eine vollkommen andere Sache. Sie können getrost vorher mit ihm ausgehen. Denken Sie aber daran, dass zwischen „verführerisch" und „aufdringlich-vulgär" nur eine schmale Trennlinie verläuft. Zeigen Sie ein bisschen Haut, jedoch nicht zu viel. Ein dezentes Oberteil, das einen winzigen Blick auf Ihren Brustansatz freigibt, ist allemal aufreizender als ein Dekolleté, aus dem Ihr Busen halb heraushängt. Männer schätzen das Gefühl, etwas entdecken zu dürfen, was nicht schon sämtliche Kellner vor ihnen gesehen haben. Sie brauchen kein Neonschild, auf dem „Hier sind die Möpse" steht. Die wenigsten Männer finden Gefallen daran, von einem Vamp vernascht zu werden. Deshalb ist ein schlichtes schwarzes Kleid ideal - nicht zu übertrieben, dafür elegant und ausgesprochen verführerisch. Geeignet wäre auch ein Rock, der bis knapp übers Knie reicht und seitlich dezent geschlitzt ist, so dass beim Hinsetzen ein bisschen Oberschenkel zu sehen ist. Und Sie sollten Strümpfe mit Strapsen tragen. Alle Jungs fliegen auf Strapse, und im Gegensatz zu Strumpfhaltern hinterlassen sie keine hässlichen roten Striemen auf Ihren Oberschenkeln. Vergessen Sie nicht, Ihren Slip *über* die Strapse zu ziehen, da sich andernfalls seine Hand - oder, schlimmer noch, sein Willi - unangenehm verfangen kann. Außerdem sind hohe Absätze unentbehrlich. Das Füßemassieren müssen Sie auf den folgenden Morgen verschieben, denn während der Verführung behalten Sie selbstverständlich Strapse und Schuhe an.

Die Wahl der Kulisse

Eine erfolgreiche Verführung braucht eine wohlig warme Umgebung, in der gedämpftes Licht kleinere Fehler kaschiert, massenweise Kissen und Decken und natürlich absolute Ungestörtheit. Geeignet sind beispielsweise eine Suite im Ritz oder eine schneebedeckte Skihütte in den Rocky Mountains. Alles andere sind faule Kompromisse, aber wahrscheinlich werden Sie sich mit diesen Kompromissen arrangieren müssen. Ihnen bleibt also nur Ihr Haus, Ihre Wohnung oder Ihr Schlafzimmer – eben ein normales, nettes kleines Schlupfloch, das Sie nun zu einer perfekten Verführungskulisse umgestalten müssen. Das Ergebnis dürfte ein wenig zusammengewürfelt aussehen, aber die richtige Beleuchtung und gute Musik wirken hier Wunder. Außerdem muss es bei Ihnen ja nur vorübergehend so aussehen. Wichtig ist vor allem, dass Ihr Wohn- und Ihr Schlafzimmer sauber und aufgeräumt sind. Sie wollen schließlich nicht riskieren, dass Ihr Süßer im entscheidenden Moment über einen Stapel alter Zeitungen, mehrere McDonald's-Kartons oder sechs leere Weinflaschen stolpert. Und Sie werden kaum wollen, dass er gerade heute Abend darüber nachdenkt, ob Sie eventuell eine einsame Alkoholikerin sind beziehungsweise mit wem Sie wohl zuvor gefeiert haben könnten. Ziehen Sie die Vorhänge zu und drehen Sie die Heizung auf. Das Motto des Abends lautet: „Je weniger Kleidung, umso besser", und niemand ist erregbar, während ihm vor Kälte die Zähne klappern. Darüber hinaus werden Sie irgendwann flüstern wollen: „Ist es hier drinnen so heiß, oder liegt das an mir?" – womit wir bei einer weiteren Anleihe aus der Pornofilmbranche wären. Verstecken Sie alles, was zu sehr nach „liebes Mädchen allein" aussieht – Stofftiere, Poster von nackten Männern, Karten mit blödsinnigen Lebenshilfesprüchen und Bücher über Feng-Shui. Er wird später genügend Zeit haben, die schreckliche Wahrheit über Sie herauszufinden.

Liegen irgendwo in Ihrem Schrank größere Mengen Stoff, können Sie Ihr Sofa damit drapieren oder ihn als Himmel über Ihr Bett hängen. Und noch einmal zur Beleuchtung: Eine helle Deckenlampe verwandelt jeden noch so aufwändig dekorierten Raum in ein Zahnarztwartezimmer. Nun mögen Sie vielleicht einen außergewöhnlich attraktiven Zahnarzt haben, an den Sie sich gern erinnert fühlen, aber heute Abend hat er hier nichts zu suchen. Also machen Sie die Deckenlampe aus und schalten stattdessen ein oder zwei kleine Lampen mit 40-Watt-Birnen in einer Ecke des Zimmers an. Im Gegensatz zu den meisten (vermeintlichen) Sexperten rate ich grundsätzlich von Kerzen ab, und zwar aus dreierlei Gründen:

1. Kerzen bedeuten offenes Feuer, und Sie werden sich kaum wünschen, dass Ihr Rauchmelder wie verrückt zu piepen beginnt, während Sie sich gerade küssend seinen rechten Oberschenkel hinauf bewegen.
2. Die Lichtausbeute ist praktisch null - nicht ohne Grund sind unsere Vorfahren bei Sonnenuntergang ins Bett gegangen. Beim Schein einer Kerze konnten sie nicht einmal ihr kürbisköpfiges Gegenüber erkennen. Und Sie möchten sicher nicht, dass Ihr Traummann sich auf dem Weg zum Schlafzimmer fünfmal langlegt.
3. Kerzen sind der Inbegriff weiblicher Verzweiflung, und Sie wollen gewiss nicht den Eindruck einer 45-jährigen Jungfrau im Minirock vermitteln. Er wird auf Anhieb denken: „Oh Mann, ich soll verführt werden!“, was zwar nicht direkt falsch ist, aber man muss ja nicht gleich mit der Tür ins Haus fallen. Netter ist allemal, wenn der Anschein gewahrt wird, dass Sie beide dasselbe Ziel verfolgen. Nicht zu vergessen, dass Frauen mit Kerzenschreinen in einschlägigen Filmen immer die Verrückten sind, die am Ende in Notwehr ermordet werden müssen.

Ein Wort zur Musik

Musik spielt bei der erfolgreichen Verführung eine wichtige Rolle. Sie übertönt die peinlichen Hamstergeräusche, die zwei Menschen machen, wenn sie sich gegenseitig die Kleider vom Leib reißen. Und sie ist ein essentieller Stimmungsträger. Entsagen Sie der Versuchung, etwas Klassisches aufzulegen, es sei denn sie zählen zu jenen Frauen, die in ihrer Freizeit Schubert zur Unterhaltung hören. Auch Ravels *Bolero* ist entschieden zu dick aufgetragen. Und meiden Sie jegliche Musik, die auf Ihre gegenwärtige Situation anspielt – besonders, wenn der Beatles-Song „Eleanor Rigby" sie am ehesten trifft. Sie wollen eine angenehme Unterhaltung führen, da passt „Aah, look at all the lonely people ..."[1] ganz und gar nicht. Ebenso ungeeignet und längst passé sind feministische Schlachthymnen. Selbst wenn sie nett klingen, wollen Sie ihm doch nicht gleich Ihre ideologischen Grundsätze um die Ohren schmettern. Wählen Sie lieber langsame, dezente Tanzmusik – die Texte tun normalerweise niemandem weh, und der Rhythmus ist perfekt. Ich persönlich halte *Blue Lines* von Massive Attack für ein geniales Verführungsalbum, aber alles andere, was ein bisschen in Richtung Miles-Davis-Jazz geht, ist ebenso ideal. Falls Sie an Celine Dion oder Whitney Houston gedacht haben sollten: Nein.

Es geht los!

Nun haben Sie Ihr Sofa drapiert, sind perfekt angezogen und die Musik stimmt ebenfalls – aber was wird er tun? Wird er auftauchen und sofort hin und weg sein? Oh nein, wenn Sie auch nur einen Hauch Klasse haben, werden Sie sich auf eine solche Haurucknummer unter keinen Umständen einlassen. Die beste und zuverlässigste Verführungsmethode ist immer noch die, ihm ein köstliches Essen zu servieren. Falls Ihre Kochkünste ir-

---

[1] sinngem. „Sieh nur all die einsamen Menschen ...", *Anm. d. Übers.*

gendwo zwischen Spiegelei und Thunfischtoast ein jähes Ende gefunden haben, kaufen Sie einfach ein anständiges Menue. Folgende Dinge allerdings sollten Sie auf keinen Fall servieren:

1. Spaghetti bolognese: Niemand sieht attraktiv aus, wenn ihm Pastafäden aus dem Mund hängen. Mit Ausnahme der beiden Hunde in *Susi und Strolch*.
2. Pizza: Mund und Teller gehen eine unfreiwillige Käsefädenverbindung ein, Ihre Finger sind schmierig und auf Ihrem hübschen Kleid kleben Peperonikörner. Ist das attraktiv?
3. Alles, was mit größeren Mengen Knoblauch, Zwiebeln oder Senf zubereitet wird: Mundgeruch und Darmwinde vertragen sich schlecht mit einem heißen Date.
4. Ganze Fische: Sie wollen den Abend kaum mit einem erstickenden Mann im Notarztwagen enden lassen.
5. Ein Vier-Gänge-Menü: Er wird sich hinterher nicht mehr bewegen können, von heißem Sex ganz zu schweigen.

Und nun zu den Dingen, die Sie bedenkenlos servieren dürfen:

1. Ein kleine Auswahl von Snacks: Damit meine ich keineswegs Zwiebelringe und Schnittchen, sondern eher die gehobene Variante wie gefüllte Weinblätter, Antipasti oder Salsa-Dip.
2. Filetsteak in Rotweinsauce mit Sommergemüse und Kartoffeln: Fragen Sie ihn vorher, wie er sein Steak gern isst, braten Sie es kurz in der Pfanne an und garen Sie es in der Sauce. Diese verfeinern Sie mit Pilzen, gehackten Tomaten, Rotwein und Kräutern. Das Gemüse sollte leicht gedämpft sein, und anstelle von Pommes frites sind Pellkartoffeln empfehlenswert, die Sie nach dem Garen und Pellen in grobe Stücke schneiden und in eine feuerfeste Form geben; anschließend geben Sie verschiedene Kräuter, ein klein wenig Knoblauch und etwas Olivenöl darüber und überba-

cken sie, bis sie leicht gebräunt sind. Zwischendurch sollten Sie die Kartoffelstücke gelegentlich wenden.

3. Hähnchen in heller Sauce mit Reis: Sie rösten ein Hähnchen und bereiten dazu eine Sauce aus Pilzen, Hühnerbrühe, Crème fraîche und Weißwein. Den Reis füllen Sie nach dem Garen in eine Teetasse und stürzen ihn auf die Platte. Richten Sie das Hähnchenfleisch mit der Sauce um das Reistürmchen herum an. Übrigens ein simpler, aber wirkungsvoller Trick, den sich Restaurantköche mit gutem Geld bezahlen lassen.
4. Lachs mit neuen Kartoffeln: Backen Sie ein Stück Lachsfilet, gewürzt mit ein paar Spritzern Zitrone und frisch gemahlenem Pfeffer, in Folie. Schwenken Sie die gegarten Pellkartoffeln in flüssiger Butter und servieren Sie das Ganze mit feinen Erbsen (hat Ihnen eigentlich schon mal jemand grobe Erbsen angeboten?) oder Zuckerschoten.
5. Katzenfutter: War nur ein Scherz. Ich wollte testen, ob Sie auch aufmerksam mitlesen.

Wichtig ist vor allem, dass Sie die Mengen richtig kalkulieren. Hunger ist bei den meisten Männern ein Libidokiller. Möglicherweise machen Sie gerade mal wieder eine Bauch-Beine-Po-Diät und essen wie ein Spatz, trotzdem sollten Sie ihm ein paar Kalorien zum Verbrennen geben. Sicherheitshalber könnten Sie Baguette, Käse und Cracker in Reichweite halten. Andererseits dürfen Sie ihn natürlich nicht mästen, weil er dann wie Kaugummi im Sessel kleben wird.

Was die Getränke angeht, ist Wein ein besserer Stimmungsmacher als Bier. Aber achten Sie darauf, nicht vor lauter Nervosität zu viel von dem Zeug zu kippen, sonst fallen Sie irgendwann ins Vorkoma oder er einer alkoholbedingten Impotenz zum Opfer. Sicher wollen Sie weder das eine noch das andere.

Packen wir's an!

Also wirklich, einen Mann zu verführen ist nun wahrlich kein Kunststück. Eine kleine, aufmunternde Berührung von Ihnen, und er wird auf der Stelle sich und Ihnen die Klamotten vom Leib reißen. Wollen Sie jedoch sicher gehen, dass auch Sie in der richtigen Stimmung sind, wenn es zur Sache geht, müssen Sie noch ein wenig Vorarbeit leisten, bevor Sie ihn das erste Mal berühren. Setzen Sie Ihre Körpersprache ein - beispielsweise Gebärdensprache. Aber wahrscheinlich brauchen Sie die für diesen Anlass nicht eigens zu lernen. Hier dürften die klassischen Flirtgesten wie ein zufälliges Streifen seines Armes, ein scheinbar beiläufiges Entfernen eines Staubkorns von seiner Jacke oder eine kurze, unbeabsichtigte Berührung seines Knies mit Ihrem genügen. Außerdem sollten Sie den Augenkontakt länger als normal halten, wobei Sie andeutungsweise lächeln. Falls er Ihnen allerdings gerade von dem ärztlichen Kunstfehler bei der Operation seiner Mutter erzählt - weg mit dem Lächeln. Lachen Sie über seine Witze, aber gackern Sie nicht hysterisch los wie ein 14-jähriger Teenager, wenn er eine halbwegs spaßige Bemerkung macht. Natürlich dürfen Sie auch über Ihre eigenen Scherze lachen - die üblicherweise ohnehin witziger sind als seine. Egal wie - sorgen Sie dafür, dass Sie etwas zu Lachen haben, denn in einer Minute ist Schluss mit Lustig.

Nach dem Essen schlagen Sie ihm vor, dass Sie beide Ihren Kaffee (oder Ihren Brandy oder Ihren Absinth - je nach Bedarf) auf der Couch trinken. Und nun lenken Sie das Gespräch in Richtung Sex. Das machen Sie nicht etwa, indem Sie ausrufen: „Verdammt, muss ich denn alles alleine machen?“ und Ihr Kleid zerreißen, sondern indem Sie ihn mit kleinen, feinen Andeutungen so scharf machen, dass er seinen Namen vergisst. Dieser Teil der Übung ist ein Kinderspiel - sofern man weiß, wie es geht. Folgende Tricks funktionieren todsicher:

„Ich freue mich, dass du da bist – und das darfst du meinetwegen auslegen, wie du willst …“

oder Sie erzählen ihm aus Ihren Teenagertagen und fragen: „Und? Wann hast du deine Unschuld verloren?“

oder Sie sagen ihm, dass Ihnen sein Hemd gefällt: „Ist das Seide? Darf ich es mal anfassen?“

oder Sie bieten ihm an, ihm aus der Hand zu lesen, und sagen ihm, sein Venusberg deute auf einen ausgeprägten Sextrieb hin …

oder Fragen Sie ihn, ob er ein Katzen- oder eher ein Hundetyp ist. Wenn er Katze wählt, seufzen Sie: „Ich finde, Katzen sind sehr sinnliche Tiere“; falls Hund kommt, hauchen Sie: „Holst du dir denn auch immer, was du willst?“

Unter gar keinen Umständen sollten Sie Ihre Verflossenen erwähnen. Und reden Sie auch nicht über Krankheiten, die Sie bereits hatten. Lassen Sie „richtig gute“ männliche Freunde aus dem Spiel. Und verraten Sie ihm um Himmels willen nicht, dass Ihre Mitbewohnerin eine blonde, schwedische Bauchtänzerin ist.

Spiel ab!

Sollten auch die obigen Bemerkungen nicht dazu geführt haben, dass Sie beide wild knutschend auf dem Sofa liegen, müssen Sie handeln. Legen Sie einen Finger auf seine Wange und drehen Sie sein Gesicht so, dass er Sie ansieht. Nun blicken Sie ihm in die Augen, aber nicht blind vor Gier, sonst denkt er, Sie hätten's nötig. Ein „Schimmer von Begierde“ in Ihrem Blick ist erlaubt, mehr nicht. Dann bewegen Sie sich ganz langsam auf ihn zu und küssen ihn – falls er nicht zurückweicht. Wenn doch, sollten Sie schleunigst herausfinden, wieso. Stammelt er hilflos: „Ich bin schwul“, dann haben Sie die Signale falsch gedeutet. Passiert nichts dergleichen, knöpfen Sie ihm das Hemd auf und gleiten mit der Hand unter den Stoff, während Sie ihn küssen. Werden Sie jetzt nicht übermütig, indem Sie ihm die Hose aufreißen und sich rittlings auf ihn setzen – schließlich haben Sie stundenlang an den Vorbereitungen dieser Szene gearbeitet, da wäre es doch ein Jammer, wenn fünf Minuten nach dem ersten Kuss alles vorbei wäre. Kokettieren Sie lieber ein bisschen (wobei Sie beachten, dass zwischen „kokett" sein und „Männer aufgeilen und dann abblitzen lassen" nur ein schmaler Grat verläuft). Wehren Sie seine Hand sanft ab, sobald sie sich unter Ihrem Rock zu schaffen macht. Dabei küssen Sie ihn und streicheln seinen Oberkörper. Küssen Sie seinen Hals oder fahren Sie mit der Zungenspitze über sein Ohr – aber leise, sonst klingt es für ihn, als würde eine Büffelherde durch einen Sumpf toben – und saugen Sie spielerisch an seinen Fingern. Bald wird er vor Lust beben, und Sie werden wahrscheinlich kurz davor sein, auszurufen: „Hey, was muss eigentlich noch kommen?" Dies ist der Moment, um die nächste Phase einzuläuten. Jetzt dürfen Sie Hand anlegen – aber bevor Sie seine ganze Pracht ans Dämmerlicht zerren, sollten Sie einen Wechsel ins Schlafzimmer vorschlagen. Mehrere Gründe sprechen dafür, dort weiterzumachen.

Zum einen wohnen Sie eventuell nicht allein und möchten gewiss nicht von Ihrer Mitbewohnerin dabei ertappt werden, wie Ihre Beine in die Luft ragen und ein unbekannter, entblößter Männerhintern auf dem Gemeinschaftssofa auf und ab hüpft wie eine Erdölpumpe (schon gar nicht, wenn es sich um die schwedische Blonde mit dem Bauchtanz handelt).

Zum anderen ist Sex im Bett einfach angenehmer, weil Sie sich auf den Spaß konzentrieren können, ohne Gefahr zu laufen, sich hoffnungslos zwischen Couchtisch und Bücherregal zu verkeilen.

Nicht zu vergessen, dass Sie im Schlafzimmer wahrscheinlich eher daran denken werden, Verhütungsmaßnahmen zu ergreifen, da sich die entsprechenden Mittelchen in Ihrem Nachttisch befinden.

Und zuletzt spricht natürlich dafür, dass Sie anschließend in seinen Armen einschlafen dürfen, anstatt wie ein nackter Parkwächter durchs Wohnzimmer zu streifen und verstreute Bekleidungsartikel einzusammeln.

Wenn er Sie verführt

An sich dürfte es kein Problem sein, wenn er Sie verführt. Er war eben schneller. Schwierig wird die Sache allerdings, sobald er alles falsch macht – was durchaus im Bereich des Möglichen liegt. Wie wir bereits festgestellt haben, ist Verführung ein Prozess, den man langsam und behutsam aufbaut, damit am Ende richtig guter Sex dabei herauskommt. Sollte er also gleich zur Begrüßung sagen: „Mann, siehst du heiß aus, bück dich mal“, müssen Sie ihm unmissverständlich klar machen, dass er die Dinge überstürzt. Eine witzige Anspielung ist eine Sache, aber das schöne Essen verkokeln lassen und schnurstracks in die Betten hüpfen zu wollen, zeugt von echtem Mangel an Stilgefühl. Nein, wer ein gekonnter Verführer ist, lässt Sie überhaupt nicht bemerken, dass er Sie gerade verführt. Der Kenner überschüttet Sie nebenbei mit pfiffigen Komplimenten, streicht Ihnen unaufdringlich über den Rücken und fragt Sie nach dem Namen Ihres faszinierenden Parfums. Das ist es, was wir Mädels mögen. Der Klotzkopf hingegen ergießt sich gern in Sprüchen, an die er sich nicht mehr ganz genau aus dem letzten Austin-Powers-Film erinnert: „Du machst mich echt geil, Baby“, „Komm rüber, ich muss dir zeigen, wie ich auf dich steh.“ Und der besonders einfallsarme Vertreter kommt mit dem Mitschüler-aus-der-Neunten-Spruch: „Ist dir kalt? Soll ich dich wärmen?“ … Spätestens jetzt sollten Sie noch einmal in sich gehen und überlegen, ob Sie diesen Typen allen Ernstes verführen möchten. Lautet Ihre Antwort „Ja" (wofür Sie einen wirklich zwingenden Grund bräuchten), wünsche ich Ihnen viel Glück. Meine bisherigen Erfahrungen lassen darauf schließen, dass unbegabte Verführer normalerweise miserable Liebhaber abgeben.

Passende Gesprächsthemen für den Abend der Verführung ...

... sind leicht, witzig und unterhaltsam.

1. Was würde man tun, wenn man auf einer einsamen Insel strandete?
2. Was mag man an seinem Körper besonders?
3. Gibt es Aliens/Gespenster?
4. Lieblingsfilme
5. Reisen
6. Sex. Na klar ...

Unpassende Gesprächsthemen für den Abend der Verführung ...

... sind ernst, langweilig, kontrovers und können furchtbar nach hinten losgehen.

1. Politik
2. Krankheiten (insbesondere Geisteskrankheiten) und gesundheitliche Probleme im Allgemeinen
3. Freunde, denen er nie begegnet ist
4. Andere Männer
5. Arbeit

Die Top 5 der verführerischen Musik-CDs

Grundsätzlich eignet sich alles, in dessen Titel „blue“ vorkommt …

1. *Blue Lines*, Massive Attack
2. *Kind of Blue*, Miles Davis
3. *Blue Train*, John Coltrane
4. *Betty Blue*, Soundtrack
5. Sämtliche Stücke von Billie Holiday – sie singt nur Blues

3. Kapitel

Küssen

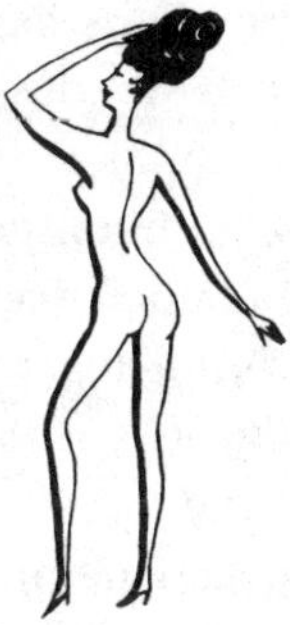

Ich habe sie nicht geküsst, ich habe ihr nur was in den Mund geflüstert ...

Groucho Marx

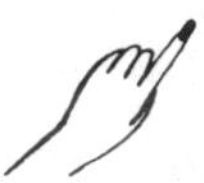

Vielleicht erinnern Sie sich an den Ausspruch von Jack Lemmon, der nach den Dreharbeiten zu dem Film *Manche mögen's heiß* behauptete, Marilyn Monroe zu küssen wäre ungefähr so gewesen, „als hätte ich Hitler geküsst". Höflichkeitstechnisch ist diese Behauptung unter aller Kanone, zumal Marilyn Monroe wahrscheinlich recht passabel küssen konnte, aber sie führt uns recht anschaulich vor, dass Küssen bei weitem nicht die natürliche Begabung ist, für die wir es gern halten. Wie sollte etwas einfach sein, bei dem zwei Nasen permanent dem Kollisionsrisiko ausgesetzt sind? Dann wäre da noch der Austausch von Speichel und den ihm innewohnenden Bakterien, möglicher Mundgeruch und das Aneinanderschlagen der Zähne. Alles in allem muss man sich fragen, ob Küssen tatsächlich als etwas Romantisches anzusehen ist. Andererseits birgt dieser weit verbreitete Volkssport auch angenehme Aspekte, durch die er überhaupt zum weit verbreiteten Volkssport werden konnte (ich schließe nicht aus, dass irgendwo irgendwelche Stämme existieren, die sich stattdessen gegenseitig die Ohren schütteln oder die Augenbrauen lutschen oder Anderweitiges; ich habe nur noch nie von ihnen gehört). Wie es unser biologisches Schicksal will, befinden sich in den Lippen zahlreiche Nervenenden, die förmlich danach schreien, gereizt zu werden. Ganz abgesehen davon, wie viel Vertrautheit dieser Vorgang in sich birgt. Näher kann man der Mundöffnung eines anderen nicht kommen. Zugegeben, mit der Vertrautheit ist es nicht weit her, wenn Sie nachts um zwei mit einem Fremden vor einer Pommesbude stehen und benommenen Schädels seine Zahnfüllungen glatt schlabbern. Doch derlei kurzfristige Einbrüche wollen wir für den Moment beiseite lassen. Im Idealfall ist Küssen ein sehr intimer Vorgang, und wie beim Sex kennen wir auch hier diverse Spielarten. Verlassen Sie sich also nicht darauf, den Dreh herauszuhaben, indem Sie mit Ihren Lippen seine rammen, Ihre Zunge herausstrecken und damit wie verrückt in seiner Mundhöhle herumkurbeln. Sehen Sie der Wahrheit ins Auge: Mit dieser Technik ist kein Blumentopf zu gewinnen.

Der perfekte Kuss

Gehen Sie es langsam an

Die meisten Teenager glauben, Knutschen wäre nichts anderes, als die offenen Münder aneinander zu pressen und die Köpfe entgegen dem Uhrzeigersinn zu verdrehen. Die etwas reifere Frau weiß selbstverständlich, dass bei dieser Methode der Speichelfluss unnötig angekurbelt wird, die Kiefermuskeln einschlafen, was im ungünstigsten Fall in einer akuten Maulsperre gipfeln kann, und die Sinnenlust zum Teufel geht. Mit weit offenem Mund zu küssen ist, als würde man das Vorspiel überspringen und direkt die Beine spreizen – kann klappen, kommt allerdings einer sexuellen Fastfoodversion gleich. Und wie nach einem Fastfoodessen fühlt man sich auch bei dieser Variante hinterher irgendwie betrogen, weil alles schnell, schmierig und wenig sättigend war. Wirklich befriedigendes Küssen beginnt nicht einmal in der Nähe der Lippen. Bis sich Ihre Münder berühren, sollten Sie nämlich schon dahinschmelzen vor sinnlichem Verlangen. Ein bewährter und beliebter Ausgangspunkt sind die Wangenknochen oder der Hals. Und von diesen beiden wiederum ist die allerbeste Stelle die kleine Einbuchtung unterhalb des Ohres. Hier ist Ihre Haut noch berührungsempfindlicher als eine Gelatinecrème, weshalb Ihr Traumkandidat nur einmal mit den Lippen federleicht darüberzustreichen braucht, und Sie geben ihm alles, was er will. Merken Sie sich das Adjektiv „federleicht“, denn darauf kommt es an. Er darf auf keinen Fall daran herumsaugen wie ein zahnloser Rentner beim Eisessen. Dann nämlich wäre es nicht um Sie, sondern um ihn geschehen, weil Sie sich auf der Stelle vom Acker machen würden („tumber Versager“ murmelnd, versteht sich). Aber gehen wir einmal hypothetisch davon aus, dass er diese Sache hinkriegt. Er haucht Ihnen zarte Küsse auf den Hals und streicht ganz federleicht (!) mit der Zunge über besagte Stelle. Binnen weniger Minuten rasen Sie vor Leidenschaft. Und nun sollte er im Idealfall eine feine Linie zungenloser Küsse entlang Ihrer Wange bis in den Winkel Ihres Mundes malen. Eventuell weiß er nichts von diesen Finessen, weil er zeitlebens Filme gesehen hat, in denen der Superheld fünfzehn Fieslinge killt und anschließend die Heldin inmitten blutiger Verwüstungen hintenüberbeugt, ohne sich im Mindesten um die ganze Ohrnummer zu scheren. Dann dürfen Sie ihm schonend beibringen, dass ein erhöhter Adrenalinspiegel manchmal merkwürdige Blüten treibt, weshalb sich sein schillerndes Vorbild nicht direkt sensibel verhält – aber das liegt ja nur daran, dass er gerade einen Haufen mieser Terroristen erledigt hat. Falls Ihnen dieser Weg zu umständlich erscheint, können Sie an ihm vormachen, was er an Ihnen machen sollte. Und beten Sie, dass er Ihren Wink versteht.

Zunge – ja oder nein?

Nach wie vor hält sich der Irrglaube, man sollte nie mehr zurückblicken, nachdem man einmal die magische Grenze dessen überschritten hat, was in der Schule „French Kissing“[1] genannt wird. Von diesem Moment an galt Küssen bei geschlossenem Mund als kindischer Zeitvertreib für nervöse Zwölfjährige, und wir bildeten uns ein, von nun an die „Königin der Zunge“ zu sein. Doch bevor Sie sich jetzt aufmachen, an Kirschenstengeln zu üben, wie man mit der Zunge Flechtkunstwerke zustande bringt, bedenken Sie, dass Zungenaktivitäten nichts weiter sein sollten, als eine angenehme Anreicherung des eigentlichen Küssens. Glauben Sie mir, es gibt kaum etwas Unerotischeres als zwei Menschen, die sich gegenseitig die Mandeln pinseln. Das ist weder sinnlich noch hygienisch, und außerdem killt es binnen fünfzehn Sekunden jedweden Spaß am Spiel. Beide Beteiligten werden sich fragen: „Will ich wirklich weitermachen?“, „Ich könnte gut mal schlucken, aber das macht jetzt ein ekliges Geräusch“, „Hatte ich meine Zähne vorhin nochmal geputzt?“ - und das war's dann. Ungleich schöner wäre es da doch, ein paar zarte, verharrende Küsse mit geschlossenem Mund auszutauschen, wenn er Ihren Mundwinkel erreicht hat - oder Sie seinen, je nachdem. Damit meine ich keineswegs, dass Sie ihn abschmatzen wie die puritanische Großmutter an Weihnachten. Sie müssen die Lippen nicht fest geschlossen halten; es sei denn, Sie haben am Vorabend ausgiebig Knoblauch und Roquefort-Pasta genossen. Sollte er allerdings versuchen, mit seiner Zunge in Ihren Mund vorzuschnellen wie ein Labrador, der eine fast leere Hundefut-

---

1) Zungenkuss, *Anm. d. Übers.*

terdose findet, weichen Sie besser einige Zentimeter zurück. So signalisieren Sie ihm, dass er auf dem Holzweg ist. Und wenn er Ihren Wink verstanden hat und Sie sich wieder seinen Lippen nähern, sollten Sie ihn davon überzeugen, wie wunderbar Küsse ohne Zungengekurbel sein können. Ich bin sicher, Sie werden ihm klarmachen, dass ihm um ein Haar (oder besser: um einen Zungenschlag?) etwas Großartiges entgangen wäre.

Lippenspiele

Die unumstößliche Wahrheit vorweg: In Ihren Lippen befinden sich weit mehr Nervenenden als in Ihrer Zunge. Allein deshalb macht es Sinn, sich beim Küssen mehr auf die Lippen als auf die Mundhöhle zu konzentrieren. In hinduistischen Beischlafratgebern findet man sogar wiederholt die These, die weibliche Oberlippe sei direkt mit der Klitoris verbunden. Diese These mag anatomisch vielleicht nicht haltbar sein, weil wir dann jedes Mal einen Orgasmus haben müssten, wenn wir uns verlegen oder nervös auf die Oberlippe beißen (nette Vorstellung, was?) – aber sie hält sich dennoch hartnäckig (zumindestens in einschlägigen Kreisen). Dieser Umstand verdankt sich wahrscheinlich der Tatsache, dass wir es wirklich genießen, einander an der Oberlippe herumzuknabbern. Wir empfinden diese Liebkosungen als sinnlich. Deshalb dürfen Sie seiner und Ihrer Zunge auch gestatten, mit der Spitze die Linie des Mundes nachzumalen, bevor Sie sich erneut den Schmetterlingsküssen zuwenden. Vielleicht empfinden Sie das Bedürfnis, seine Unterlippe andeutungsweise einzusaugen – oder er Ihre. Auch das ist erlaubt, solange Sie dabei nicht an sagenumwobene Buschmänner denken, die ihre Unterlippen mit hölzernen Platten verstärken. Diese Vorstellung ist fürwahr alles andere als erotisch und bewirkt bei Ihnen möglicherweise einen gänzlich unpassenden Kicheranfall. Natürlich dürfen Sie nach Herzenlust auch an seinen Lippen knabbern - aber sanft! -, wenn Sie Nerven stimulieren möchten, von denen er nicht einmal ahnte, dass er sie besitzt. Vielleicht bringen Sie ihn damit auf prima Ideen, und er wird Ihren Gefallen sofort erwidern - aber wir wollen den bestmöglichen Fall nicht so weit ausschmücken, dass für Sie nur noch Frust überbleibt. Die Moral von der Geschicht ist jedenfalls: Hüten Sie sich vor Zungenkontakt, ehe Sie nicht sicher sind, dass alle Betroffenen vor Lust triefen.

Zungenspiele

Das Motto lautet: Je weniger, desto besser. Stellen Sie sich vor, Sie bereiten eine wunderbare Suppe mit den zartesten und edelsten Gemüsen zu. Da schmeißen Sie am Ende doch kein riesiges Fleischstück rein, oder? Na also! Deshalb sollte Ihre Zunge - nach dem Lippenknabbern und den zarten Küssen auf den Mund - nur ganz kurz in seinen Mund gleiten und sofort wieder heraus. Allerdings eher wie eine sinnliche Python und nicht in der Art, „Iiih, was war das denn, schnell weg hier!" Nun spielen Sie wieder ein wenig mit seinen Lippen, bevor Sie mit der Zungenspitze die Innenseite seiner Lippen entlangstreichen. Diese Methode wirkt todsicher und schon bald wird sich seine Zunge wie ein scheues Wild vorwagen. An dieser Stelle ist der Austausch von Speichel erlaubt, weil Sie beide während der nächsten paar Sekunden mit Ihren Zungen spielen werden. Aber gehen Sie nicht zu weit, da Sie sich sonst verschlucken könnten. Beschränken Sie sich darauf, die Spitze zu benutzen anstelle der gesamten Zunge. Und bewegen Sie den Kopf ein wenig, dann kriegen Sie keinen steifen Nacken und außerdem werden so unterschiedliche Bereiche Ihrer reizempfindlichen Lippen angesprochen. Dabei ist jedoch Vorsicht geboten, wenn Ihre Nase nicht mit seiner kollidieren soll oder Sie auf jeden Fall vermeiden wollen, wie Deidre Barlow und

Mike Baldwin auszusehen, die bei den Dreharbeiten zu *Corrie* von sadistischen Regisseuren gezwungen wurden, einander abzuknutschen wie blinde Schildkröten auf Nahrungssuche.

Findet der Kuss sein natürliches Ende - was meist in dem Moment eintritt, wo Sie keine Luft mehr bekommen -, ziehen Sie sich langsam zurück und küssen Sie ihn noch einmal auf die Lippen, bevor Sie sich endgültig lösen. Andernfalls erinnert das Ganze doch fatal an ein Schiffswrack, das von einem Kran gehoben wird, einschließlich Gluckergeräuschen und Restnässe.

Wo man sonst noch küssen kann

Coco Chanel hat einmal gesagt, sie tupfe sich überall dort Parfum auf, wo sie gern geküsst werden möchte. Es gibt allerdings Körperteile, die zwar geruchstechnisch Nachhilfe gebrauchen können, aber trotzdem besser ungeküsst bleiben. Das sind die Füße. Sofern Sie nicht zufällig das wohlduftendste Paar besitzen, dass jemals in Plüsch-Pantoletten wandelte, und sich nicht alle Männer darum reißen, aus Ihren getragenen Pumps Champagner zu schlürfen, zwingen Sie besser keinen Mann, Ihre Füße zu küssen. Es ist a) erniedrigend, b) nicht sonderlich angenehm und c) werden Sie seine wahrscheinlich nicht küssen wollen.

Bis auf diese Ausnahme dürfen Sie sich überall küssen lassen und es genießen. Auf einer venezianischen Gondel, dem Eiffelturm, in Las Vegas - nein, auf Ihrem Körper natürlich, Mäuschen. Abgesehen von den richtig erogenen Zonen, die wir später noch ansprechen werden, verfügen beinahe alle Körperpartien über hinreichend Sensibilität, um einen Kuss als angenehm zu empfinden. Natürlich sollte der Küssende halbwegs imstande sein, diejenigen Stellen, an denen Sie gern geküsst werden, von jenen zu unterscheiden, die eher nebensächlich sind. An manchen Punkten kann ein Kuss aufregender sein als ein Bootstrip auf dem Niagara, während er an anderen in etwa so spannend ist wie eine Fahrt zum Drogeriemarkt. Wieder andere Küsse sind einfach nett – so wie Füße hochlegen und fernsehen. Und obwohl von Frau zu Frau gewisse Unterschiede bestehen (die eine empfindet einen Kuss in der Ellbogenbeuge als ungemein sinnlich, während die andere dort reinweg nichts spürt), gibt es einige Stellen, die er auf keinen Fall auslassen sollte.

Der Rücken

Im Nacken tummelt sich ein wahres Sammelsurium von Nervenenden. Die Wirbelsäule ist auch nicht zu verachten. Er sollte rauf und runter küssen, als spielte er eine Arie auf einer Querflöte – oder „Alle meine Entchen" auf der Blockflöte. Weniger empfehlenswert ist jedoch, anschließend Ihre Pobacken mit Küssen zu übersäen, weil die meisten Frauen dort enorm kitzlig sind und sofort in Kicheranfälle ausbrechen. Richtig gut wird es dagegen auf der Rückseite Ihrer Schenkel. Wandern seine Lippen auch nur andeutungsweise nach innen, werden Sie wimmern und betteln wie ein verhungernder Welpe. Die Kniekehlen sind ebenfalls äußerst empfindlich, und ein feiner Zungenschlag an dieser Stelle verfehlt nie seine Wirkung. Hat er Sie erst mal zum Beben gebracht, können Sie sich umdrehen und ihn auf der Vorderseite weitermachen lassen, bis Sie vor Wonne quietschen – oder sich zumindest pudelwohl fühlen.

Die Vorderseite

Ich hatte bereits erwähnt, dass der Hals ein riesiges erotisches Potenzial birgt. Aber sollte Ihr Freund seltsam vorstehende Eckzähne haben und aus unerklärlichen Gründen das Sonnenlicht meiden, möchten Sie diesen Teil vielleicht überspringen. Dann könnten Sie ihn dazu bringen, Ihr Schlüsselbein zu küssen und anschließend zu Ihren Brustansätzen hinabzugleiten.

Er darf auch einen feinen Kreis um Ihre Nippel malen, sollte diese selbst allerdings vorerst ignorieren – Vorfreude ist schließlich die schönste Freude. Einige Frauen haben ein Missverhältnis zu ihrem Bauch, dabei sind Bäuche grundsätzlich nicht problematisch. Wenn Sie jedoch daliegen und denken: „Mein Gott, ich sehe aus wie der Michelin-Mann", werden seine Küsse Sie nicht sonderlich in Fahrt bringen. Also sollte er diese Stelle auslassen und direkt zu Ihren Hüftknochen übergehen. Die kleine Einbuchtung oberhalb des Knochens eignet sich hervorragend für zarte Spielchen mit der Zungenspitze. Ach, und ehe ich es vergesse: Lassen Sie ihn nichts küssen, was im Pelz daherkommt (es sei denn, Sie sind zufälligerweise eine Siebzigerjahre-Feminstin mit besonders erogenen Achselhöhlen). Ihre Beine sind auf der Vorderseite leider weit weniger empfindlich als auf der Rückseite – aber das sollte ihn natürlich nicht von einem Versuch abhalten.

Selbstverständlich darf er Ihnen auch dankbar die Hände küssen. Das ist zwar nicht erotisch, dafür aber ausgesprochen stilvoll.

Vielleicht möchten Sie auch, dass er Ihr Gesicht küsst. Dieser Teil kann allerdings ein bisschen peinlich sein, weil Sie sich fragen, ob Sie eventuell zu laut atmen, während er überlegt, wie klasse Sie es finden, die Augenlider abgeleckt zu bekommen. Aber wenn Sie es klasse finden, nur zu. Hauptsache, Sie lassen sich nicht auf die Nasenspitze küssen – immerhin spielen Sie eine Sexgöttin und keinen Teddybären. Im Idealfall haucht er Ihnen zahlreiche Küsse über das ganze Gesicht. Dabei sollten Sie unbedingt die Augen schließen, sonst sieht er aus wie eine Riesenschabe, die über eine Kameralinse kriecht.

Augen zu und durch?

Womit wir bei der Frage angelangt wären: Macht man beim Küssen die Augen zu oder lässt man sie offen? Ich empfehle, sie weitestgehend geschlossen zu halten. Ab und zu sollten Sie ihm jedoch einen Blick zuwerfen, damit er sicher ist, dass Sie wissen, mit wem Sie gerade im Bett liegen. Die Augen während der gesamten Zeit offen zu lassen hat meist zur Folge, dass Sie ins Grübeln kommen und dabei Ihren eigenen Körper betrachten. Das geht selten gut aus. Also machen Sie besser die Augen zu und sagen sich: „Wenn er diesen Körper küssen will, wird er ihn wohl weniger fies finden als ich." Und dann konzentrieren Sie sich ganz darauf, es sich gut gehen zu lassen, anstatt sich über dieses komische Haar zu wundern, das Sie soeben auf Ihrer linken Brust entdeckt haben. Falls Ihr Traummann der Offene-Augen-Typ ist, muss Sie das keineswegs veranlassen, mit ihm in einen Wer-starrt-am-längsten-Wettstreit zu treten – vor lauter Glotzen werden Sie gar nicht bemerken, ob Ihnen gefällt, was er tut, oder nicht. Und Sie wollen sich gewiss nicht fragen, warum er diese merkwürdigen Falten auf der Stirn hat, wenn er erregt ist, oder?

Ihn küssen

Sie können nicht erwarten, dass er seinen oralen Gunstbeweis der Extraklasse für nichts und wieder nichts abliefert. Er hofft selbstverständlich auf eine Gegenleistung. Keine Panik, es ist ganz einfach: Sie machen mit ihm, was Sie möchten, dass er mit Ihnen anstellt. Zwei Unterschiede gibt es allerdings. Zum einen sind Männer nicht mit unserer empfindlichen Haut gesegnet. Während Sie eine ganze Liebessymphonie auf seinem Unterarm flöten, wird er wahrscheinlich über die letzten Tabellenergebnisse der Bundesliga nachdenken und entnervt die Augen verdrehen. Sicherheitshalber müssten Sie auf seine Körpersprache achten – alles, was bei ihm kein lustvolles Stöhnen und erregtes Beben verursacht, können Sie getrost weglassen.

Zum anderen sind Männer weit genitalorientierter als Frauen. Wir können uns stundenlang den Nacken liebkosen lassen, ohne auch nur einen flüchtigen Gedanken an unsere primären Geschlechtsmerkmale zu verschwenden, er nicht. Vielmehr wird er ab dem ersten Ohrenknabbern versuchen, Ihre Hand auf seinen Willi zu bugsieren. Wenn Sie nicht wollen, dass alles in fünf Minuten vorbei ist und Sie beide noch in die Hauptvorstellung im Kino können, müssen Sie ein wenig streng mit ihm sein. Der Vorteil ist allerdings, dass Sie nicht ansatzweise so viel zu tun haben wie er, um dasselbe Ergebnis zu erzielen.

Küssen beim Sex

Viele Menschen meinen, Küssen beim Sex ergäbe sich beinahe ebenso selbstverständlich, wie einen erschlafften Penis nach vollzogenem Akt zurück in die Scheide zu fädeln. Alle diese Menschen irren, denn Sex zu haben und sich gleichzeitig zu küssen ist eine echte Herausforderung an das Koordinationsvermögen. Erinnern Sie sich an diese lustige Übung, bei der man eine Hand auf dem Bauch kreisen lässt, während man sich mit der anderen auf den Kopf klopft? Eben. Sie dürfen sich küssen, so lange Sie Seite an Seite mit ihm liegen und er Sie an entscheidender Stelle streichelt. Aber sobald Sie sich in Popp-Position begeben, geht die Sache schief. Wenn Sie oben liegen, müssen Sie sich zum Küssen in einem unglücklichen Winkel herunterbeugen, wobei sein bestes Stück ernsthaft verletzt werden könnte. Und andersherum endet das Knutschen mit einem Mann, der sich wie ein Schiffszylinder hin und her bewegt, allzu leicht mit ausgeschlagenen Zähnen und gebrochenen Nasenbeinen. Noch schwieriger wird es, wenn er hinter

Ihnen hockt. Dann müssen Sie Ihren Kopf verdrehen wie Regan in *Der Exorzist*, was gewiss kein schöner Anblick ist. Die einzige Position, in der man beim Sex halbwegs gefahrlos knutschen kann, ist die, in der er sitzt und Sie rittlings auf dem Schoß hält. Ihre Köpfe sind ungefähr auf gleicher Höhe, und Sie können sich an ihm reiben, während Sie sich küssen. Auf keinen Fall sollten Sie versuchen, ihn zu küssen, wenn Ihre Beine auf seinen Schultern sind. Sie werden sich den Rücken verrenken, woraufhin er den Krankenwagen rufen muss. Anschließend werden zwei sehr erstaunte Sanitäter Sie in die nächste Notaufnahme rollen, wo Sie den Rest der Wartenden mit einer fantastischen Anekdote für später versorgen. Damit tun Sie Ihren Mitmenschen unbestritten etwas Gutes, sich selbst jedoch kaum.

Ein paar Tipps rund ums Küssen

1. Putzen Sie sich vorher die Zähne – falls Sie keine Zahnbürste zur Hand haben, kauen Sie einen Pfefferminzkaugummi. Aber nehmen Sie ihn bitte raus, bevor es losgeht, ja?
2. Küssen Sie nie mit einer Herpesinfektion – Herpes weiterzugeben ist in etwa so geschmackvoll, wie einem aknegeplagten Sechstklässler einen Knutschfleck zu verpassen und anschließend seinen Namen an das beschlagene Busfenster zu malen.
3. Bewegen Sie die Hände beim Küssen – damit meine ich nicht Schattenboxen, sondern dass Sie seinen Rücken streicheln oder seine Pobacken leicht drücken. Niemand möchte beim Knutschen in einer steifen Umarmung gehalten werden.
4. Wenn Sie es beim Küssen belassen wollen, sollten Ihre Hände oberhalb seiner Schultern bleiben. Sobald Sie sie auch nur ein Stückchen nach unten bewegen, wird er glau-

ben, dass Sie Großes mit ihm vorhaben. In diese Art Erklärungsnot begibt man sich besser gar nicht erst.

5. Falls er ein miserabler Küsser ist, dessen ungelenke Schleckübungen Sie zur Verzweiflung treiben, sagen Sie ihm: „Ich liebe es, dich zu küssen, aber weißt du, was mich richtig scharf macht?" Dann zeigen Sie ihm, wie es funktioniert, und sobald er kapiert hat, was Sie meinen, sollten Sie vollkommen hin und weg sein. Das ist gut für sein männliches Ego, und er wird es immer wieder tun.

Nachahmenswerte Küsse

1. Sandra Bullock und Keanu Reeves in *Speed:* Unfallkatastrophe, Zuschauer, Adrenalin - exzellent!
2. Celia Johnson und Trevor Howard in *Brief Encounter:* Verbotene Leidenschaft, Verlangen siegt über Pflicht - erotisch!
3. Gwyneth Paltrow und Joseph Fiennes in *Shakespeare in Love:* Poesie, Lust, Entdeckungsgefahr - aufregend!

Nicht-nachahmenswerte Küsse

1. Tom Cruise und Kelly McGillis in *Top Gun:* Überall Zungen, hämmernder Synthesizer-Rock - ganz schlecht.
2. Michael Douglas und Sharon Stone in *Basic Instinct:* Alte Schildkröten mit wippenden, faltigen Hälsen - beängstigend.
3. Mike und Deidre in *Coronation Street:* Quietschendes Ledersofa, riesige Brillen und zu viel Lärm - absolut unerträglich.

Und nun noch drei unentbehrliche Hilfsmittel für erfolgreiches Knutschen: Lippenbalsam, Zahnbürste und Atemspray. Merken!

4. Kapitel

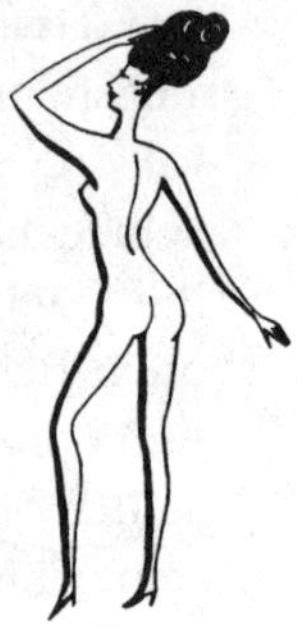

Oralsex

Bedauerlicherweise dürfen wir beim FBI nicht in Fällen von Oralsex ermitteln, solange dadurch der Binnenhandel nicht gefährdet wird.

J. Edgar Hoover

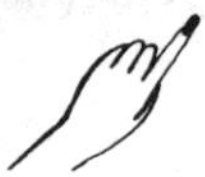

Von allen weithin anerkannten Sextechniken dürfte der Oralverkehr wohl diejenige sein, der am stärksten mit Angst und Ekelgefühlen behaftet ist. Sie haben Angst davor, dass Sie eventuell merkwürdig riechen, an entscheidender Stelle seltsam gebaut sind, zu feucht sind oder nicht feucht genug oder sich Ihre Schamhaare in seinen Zähnen verfangen. Und wenn Sie den aktiven Part übernehmen, fürchten Sie, er könnte merkwürdig riechen, seltsam gebaut, zu groß oder zu klein sein oder Sie gar versehentlich ersticken. Außerdem könnten Sie sein männliches Selbstwertgefühl verletzen, indem Sie nach vollendeter Tat keuchen: „Wo ist das Wasser?“ Von allen Spielarten dürfte jedenfalls der orale Sex die intimste sein. Während sich viele Frauen durchaus Sex mit einem Mann vorstellen können, dem Sie bei Tageslicht nicht einmal die Hand schütteln würden, denken die meisten nicht im Traum daran, seinen Willi in den Mund zu nehmen, geschweige denn ihm zu erlauben, sich mit der Zunge ihrem Schritt zu nähern. Was will uns das sagen? Richtig: Vertrauen ist eine unabdingbare Voraussetzung für den oralen Verkehr. Das klingt zwar, als stammte diese Erkenntnis aus dem Fundus einer konservativen Therapeutin, ist aber trotzdem wahr. So lange Sie ihm nicht vertrauen, werden Sie vom Orgasmus weiter entfernt sein als Mutter Teresa unter der kalten Dusche. Während er sich zwischen Ihren Schenkeln abarbeitet, denken Sie darüber nach, was er wohl denken mag, ob er insgeheim über Ihre knubbelige Klitoris kichert oder sich eine mentale Aktennotiz macht, nie wieder mit einer Frau ins Bett zu steigen, deren weibliche Note unangenehm an Fischmarkt erinnert. Umgekehrt würden Sie beim Blow-Job ins Grübeln kommen: Hält er Sie für nuttig und wird er diese Erkenntnis hinterher brühwarm an seine Kumpels weitertragen? Leidet er möglicherweise an einer seltenen Geschlechtskrankheit, die Sie sich gerade einfangen? Gegen derlei Bedenken gibt es nur ein sicheres Mittel: Sie sollten den betreffenden Mann verhältnismäßig gut kennen und ihn vor allem mögen, ehe Sie sich auf die orale Variante einlassen.

Der Blow-Job

Frage: Wie war der erbärmlichste Blow-Job, den du je hattest?
Antwort: Fantastisch.

Dieser Witz ist nicht besonders originell, trifft aber den Kern der Wahrheit. Fragt man einen x-beliebigen Mann, ob er lieber einen Blow-Job hätte oder eine professionelle Ganzkörpermassage, wird er sich immer für Ersteres entscheiden. Man könnte glauben, die männliche Vorstellung vom Himmel auf Erden bestünde darin, sein prächtigstes Teil wie ein Eis am Stiel behandeln zu lassen. Nicht nur dass es sich sagenhaft gut anfühlt, sondern Sie bestärken dadurch auch noch seine männliche Eitelkeit – würden Sie seinen Willi in Ihrem Mund dulden, wenn Sie ihn nicht bewunderten? Aber hauptsächlich geht es ihm natürlich darum, dass es ein Supergefühl ist. Sie können dabei so gut wie gar nichts falsch machen, es sei denn, Sie lassen Ihre Zähne nicht hinter den Lippen. In diesem Fall wird er sich wimmernd auf dem Bett krümmen, indes Sie in der Ecke kauern und vor Scham sterben. Abgesehen davon ist aus seiner Warte so ziemlich jede Mund-Penis-Aktion ein Volltreffer. Warum sonst sollte er sich im Bett gebärden wie Teenager im Schwimmbad, die sich gegenseitig untergluckern wollen? Alles, was Sie tun müssen, um ihn zu Ihrem ergebenen Diener zu machen, ist, seinen Willi ein bisschen zu lecken und zu saugen. Wollen Sie erreichen, dass er Ihnen auf ewig dankbar ist und barfuß durch ein offenes Feuer gehen würde, um Ihnen Schokolade zu holen, dann sollten Sie einige technische Raffinessen beherrschen.

Der perfekte Blow-Job

Eine gute Position ist die halbe Miete

Mehr noch als irgendwelche raffinierten Zungentechniken, wie sie in einschlägigen Etablissements angewendet werden, entscheidet beim Oralsex die richtige Position über den Erfolg. Wenn Sie Ihren Kopf in einer Seitwärtslage halten, wird er Sie anflehen weiterzumachen, während Ihnen binnen Sekunden die Ohren sausen, weil der Blutfluss zu Ihrem Gehirn massiv beeinträchtigt ist. Darüber hinaus könnten Sie mittendrin von einem Krampf im Kiefergelenk heimgesucht werden, was den Spaßfaktor erheblich senken kann. Am besten knien Sie sich vor ihm hin. Das ist zwar antifeministisch, unterwürfig und überhaupt … aber Sie können ihm hinterher ja immer noch den Abwasch überlassen. Setzen Sie ihn auf die Bettkante oder auf einen Stuhl, und knien Sie sich zwischen seine Beine. Dabei dürfen Sie sich nicht zu weit vorlehnen müssen, um an seinen Penis zu gelangen. Alternativ kann er sich auch hinstellen, doch wahrscheinlich bekommt er auf halber Strecke weiche Knie, also ist Sitzen empfehlenswerter. Falls er lieber liegt, sollten Sie sich neben ihm auf die Seite legen und seinen Bauch als Kopfkissen nutzen. Auf diese Weise haben Sie nicht nur eine angenehm weiche Stütze für Ihren Kopf, sondern Sie verhindern auch, dass die Spitze seines Prachtstücks Ihren Mandeln gefährlich nah kommt. Somit schalten Sie das Risiko aus, im unpassenden Moment einen Würgereiz zu bekommen.

Beutelspiele

Bevor Sie munter drauflos blasen, denken Sie daran, dass ein Mann, dessen kostbarstes Teil sich zwischen Ihren Kiefern befindet, gelinde gesagt in einer recht wehrlosen Position ist. Nutzen Sie die Gunst der Stunde, um ihm zu zeigen, was Sie können. Anstatt über seinen Willi herzufallen wie Groucho Marx über seine Zigarre, sollten Sie seinem sonstigen Zubehör ein wenig Aufmerksamkeit widmen. Nehmen Sie seinen Beutel behutsam in eine Hand, und streicheln Sie mit dem Daumen seine Hoden. Doch was immer Sie tun, drücken Sie nie und unter gar keinen Umständen zu! Nun bleibt Ihnen noch eine freie Hand, mit der Sie beliebig verfahren können. Wenn Sie ihm einen sensationellen Orgasmus bescheren möchten, fassen Sie mit dieser Hand das untere Ende seiner Erektion und bewegen sie auf und ab – rhythmisch passend zu Ihren Saugbewegungen. Da sein bestes Stück darauf ausgerichtet ist, durch verhältnismäßig viel Druck zum Höhepunkt zu kommen, kann es bisweilen mühsam sein, ihm allein mit dem Mund zu höchsten Wonnen zu verhelfen. Aber als Vorspiel vor dem Hauptteil ist es allemal unschlagbar. Falls Sie also noch anderes vorhaben, können Sie nebenbei seine Brust oder seine Schenkel streicheln. Er dürfte allerdings viel zu erregt sein, um davon etwas mitzubekommen. Wenn es nach ihm geht, könnten Sie auch hinter seinem Rücken den Taj Mahal aus Streichhölzern nachbauen.

Technik ist alles

Fangen Sie damit an, seine Penisspitze zu lecken. (Dabei gehe ich davon aus, dass er bereits erigiert ist; wenn nicht, stecken Sie ihn einfach ganz in den Mund und saugen, bis er die gewünschten Maße erreicht hat.) Aber schlecken Sie nicht wie ein junges Kätzchen an der Milchschale - schließlich handelt es sich nicht um Ihre Klitoris. Er braucht entschieden mehr Stimulation. Also sollten Sie ein bisschen vehementer zur Tat schreiten, anstatt ihn mit Andeutungen dessen hinzuhalten, was eventuell noch kommen kann. Es hilft übrigens, wenn Sie für den Moment Ihre Träume von Feuerwehrmännern vergessen. Lassen Sie Ihre Zunge um seine Spitze kreisen - nicht huschen.

Wenn Sie möchten, können Sie die Eichel in den Mund stecken und Ihre Lippen darum schließen (die Lippen, nicht die Zähne!). Dann nehmen Sie den restlichen Teil in die Hand und streichen auf und ab, während Sie oben lecken. Binnen kürzester Zeit wird sein Penis sich wie ein wild gewordener Lachs benehmen. Er will unbedingt weiter in Ihren Mund, was er zuckend und pulsierend kundtut. Sie können entscheiden, ob Sie ihn dort lassen, wo er ist, oder ihm das gesamte „Höhlenwunder" gönnen wollen. In letzterem Fall sollten Sie langsam mit den Lippen nach unten gleiten, wobei Sie den Mund geschlossen lassen, um unansehlichen Speichelfluss zu vermeiden. Und stoppen Sie, sobald Sie sich fühlen, als nähmen Sie an einem Hotdog-Wettessen teil. Benutzen Sie Ihre Zunge, um ihn im Mund auf Abstand zu halten. Und achten Sie darauf, sich dann und wann die Lippen zu befeuchten, während Sie den Mund hin und her bewegen.

Fühlen Sie sich nicht verpflichtet, um jeden Preis weiterzumachen, obwohl Ihnen der Kopf brummt und Ihre Wangenmuskulatur allmählich nachgibt. Sie können ebenso gut mit der Hand am unteren Teil weitermachen, während Sie Ihre Mundarbeit auf kreisende Zungenbewegungen an der Spitze zurückfahren. Auf diese Weise entspannen Sie auch Ihren Nacken ein wenig - und er wird ganz bestimmt nicht protestieren. Anfangs machen Sie alles sehr langsam, aber wenn er in Fahrt kommt, wird er wollen, dass Sie das Tempo erhöhen. Nun haben Sie zwei Entscheidungen zu treffen: 1) Will ich mit dem Mund weitermachen, bis er kommt - Erschöpfung hin oder her? und 2) Schlucken oder Spucken? Was die erste Entscheidung betrifft, wissen Sie selbst am besten, was Sie Ihren Nackenmuskeln zumuten können. Wie gesagt, für ihn ist der Unterschied zwischen ausschließlicher Mundarbeit und Spitzenarbeit mit dem Mund, während unten die Hand wie ein gutgeölter Zylinderkopf auf und ab geht, eher unerheblich. Aber wenn Sie es richtig gut mit ihm meinen und mit dem Mund weitermachen wollen, sollten Sie in einer möglichst bequemen Position sein, bevor der schnellere Teil kommt. Und machen Sie sich nichts draus, wenn ihm etwas von Ihrem Speichel auf den Schenkel tropft - er würde an diesem Punkt nicht einmal mitkriegen, wenn Sie ihn mit flüssigem Stickstoff beträufelten. Bei der zweiten Frage wird die Sache schon haariger.

Schlucken oder Spucken?

Dummerweise ist dieser Punkt in einschlägigen Benimmratgebern ausgespart worden, weshalb hier der individuelle Geschmack entscheiden sollte. Vielleicht haben Sie kein Problem damit, so viel Samenflüssigkeit zu schlucken, wie er freiwillig hergibt – aber damit wären Sie eine echte Ausnahme. Für die meisten Frauen zählt Sperma geschmackstechnisch zu den absoluten Rohrkrepierern der Evolutionsgeschichte. Sie finden die Vorstellung, literweise biodynamischen Kleister zu schlucken, ungefähr so reizvoll, wie rohe Austern außerhalb der Saison zu essen. Ein schwacher Trost, jedoch immer noch ein Trost, ist, dass das Zeug nicht literweise, sondern eher esslöffelweise produziert wird. Und der Geschmack variiert ein wenig, je nachdem, ob der Produzent in größeren Mengen Fleisch isst oder viel trinkt. Alles in allem schmeckt Sperma grundsätzlich nicht wie etwas, dass Sie gern auf Ihrem Toast essen würden, sondern eben nach gewürztem Tapetenkleister.

Außerdem ist es lauwarm – eine Temperatur, die wir gemeinhin weder bei Essbarem noch Trinkbarem schätzen – und spritzt einem wie eine Wasserbombe gegen den hinteren Gaumen. Andererseits wird er Ihre wunderbare Geste zu würdigen wissen, wenn Sie sein Lebenselixier herunterschlucken. Doch denken Sie dabei auf keinen Fall darüber nach, wie Tausende kleiner Spermien Ihren Hals hinuntergaloppieren. Schlucken ist nun einmal allerbeste Bett-Etikette und gibt ihm das Gefühl, rückhaltlos gemocht und begehrt zu werden. Gewiss wird er Wege finden, Ihnen angemessen dafür zu danken. Sie können ziemlich genau erkennen, wann sein Orgasmus unmittelbar bevorsteht, weil sein Penis bedrohlich anschwillt. Der Trick besteht darin, den Kopf ein winziges Stück zurückzuziehen und sofort zu schlucken – dann läuft Ihnen nichts auf die Zunge und Sie müssen kaum etwas schmecken. Ein Glas Wein auf dem Nachttisch hilft, den Nachgeschmack wegzuspülen, was sich besonders dann empfiehlt, wenn Sie ihn anschließend auf den Mund küssen möchten.

Spucken ist dagegen heikel, weil es sich in den seltensten Fällen ohne unangenehme Geräusche bewerkstelligen lässt. Darüber hinaus wird er unter Umständen enttäuscht sein, wenn Sie seinen Orgasmus mit einer Wisch-und-Weg-Aktion ausklingen lassen. Stellen Sie sich doch einmal vor, wie Sie sich fühlen würden, wenn er Ihnen gerade zu einem sensationellen Orgasmus verholfen hat und unmittelbar danach hektisch in ein Papiertaschentuch spuckt. Unschön, oder?

Sie sollten also so diskret wie möglich vorgehen. Natürlich ist den meisten Männern klar, dass ihr Sperma nicht unbedingt als Gourmetsauce durchgeht. Deshalb wird ein einigermaßen wohlerzogener Mann Sie rechtzeitig warnen, wenn Sie ihn darum bitten. Das klingt dann zwar wie „Mmmf, jaah, aah, hmmmf", aber Sie werden wissen, was gemeint ist. Nun können Sie sich mit dem Mund zurückziehen und die Sache mit der Hand zu Ende bringen - eine nette, weil verwegene Geste ist übrigens, ihn auf Ihren Busen spritzen zu lassen. Oder aber Sie fangen seinen Lendensaft mit dem Mund auf, entsorgen ihn aber anschließend - lautlos! - in ein Taschentuch. Machen Sie auf keinen Fall Geräusche wie ein Dreizehnjähriger an der Bushaltestelle, wenn Ihnen an dem Mann gelegen ist. Und vergessen Sie nicht, ihm hinterher etwas Nettes zu sagen. „Der fühlte sich unglaublich groß an", wird immer wieder gern genommen, und Genialität oder Originalität sind in dieser Situation vollkommen überflüssig.

Reizvolle Techniken

Die meisten Männer werden mit dem oben beschriebenen Blow-Job rundum glücklich sein. Aber wenn Sie vorhaben, sich auf diesem Gebiet echte Lorbeeren zu verdienen, gibt es ein paar Tricks und Kniffe, mit denen Sie ihn mehr als angenehm überraschen können. Wer weiß, vielleicht sind Sie beide auf einer einsamen Insel gestrandet und müssen die nächsten fünf Jahre ohne Fernseher oder Videogerät überstehen. Für seine Unterhaltung dürfte damit allemal gesorgt sein, auch wenn Sie nach diesen fünf Jahren mit einem Unterkiefer wie

Michael Schumacher und einer Halswirbelsäule in Form eines Geodreiecks gestraft sein dürften. Aber gehen wir einmal davon aus, dass der Oralsex nicht die einzige Form Ihrer Freizeitgestaltung darstellt. Dann lohnen sich die nachfolgenden Techniken unbedingt, um Ihren Teuersten dann und wann mit einem göttlichen Orgasmus zu beglücken.

Züngeln

Falls Sie bislang nur rudimentäre Bekanntschaft mit Schlangen gepflegt haben, wissen Sie eventuell noch nicht, wie wirkungsvoll Züngeln sein kann. Halten Sie den unteren Teil seines Penis in der Hand und lassen Sie Ihre Zunge mal schneller, mal langsamer über die leicht vorstehende Vene flattern, die sich über die gesamte Länge zieht. Das Ganze sollte eher eine Liebkosung sein, also üben Sie keinerlei Druck mit der Zunge aus.

Kreiseln

Sehen Sie die Einkerbung, an der die Eichel beginnt? Diese Stelle ist hochempfindlich und verdient besondere Beachtung. Gleiten Sie mit der Zunge entlang dieser Linie und lassen Sie sie über dem kleinen Vorhautbändchen flattern, das die Eichel mit dem Schaft verbindet. Dieser Teil ist äußerst erregbar, was Sie unbedingt nutzen sollten.

Aufs Ganze gehen

Nehmen Sie seinen Penis, so weit es geht, in den Mund (sicher immer noch Nummer eins auf der Weltrangliste der feuchten Träume). Während Sie behutsam daran saugen, lassen Sie Ihre Zunge über die Spitze kreisen und flattern und reiben mit einer Hand den unteren Teil. Vorher sollten Sie allerdings sicherstellen, dass Ihr Partner einen stabilen Kreislauf hat.

Heiß und kalt

Den mutigen Mann können Sie mit etwas Ausgefallenerem erfreuen. Einige Sexperten empfehlen den Einsatz von Chilischoten, aber ehrlich gesagt kann ich mir nicht vorstellen, warum man das machen sollte - es sei denn, man hegt einen geheimen Groll gegen den Kerl. Ich empfehle stattdessen warmen Tee oder Kaffee. Nehmen Sie einen Schluck in den Mund, und schieben Sie anschließend seinen Penis hinein - ohne zu kleckern. Dann lassen Sie ihn einfach in der warmen Flüssigkeit ein wenig kreisen. Sobald die gewünschte Wirkung einsetzt, schlucken Sie den Tee oder Kaffee und unterbrechen, um kurz an einem Eis zu lutschen. Dann nehmen Sie ihn wieder in den Mund. Er wird gar nicht wissen, wie ihm geschieht. Diese Übung wirkt in den meisten Fällen wahre Wunder. Sie können übrigens auch eisgekühlten Champagner anstelle von Eis nehmen - der prickelt angenehm.

Essen und Schlecken

Diese Technik wendet sich an die Kesseren unter den Damen. Überziehen Sie seine Erektion mit einer kleinen Auswahl Ihrer Leibspeisen - wobei milde Früchte und Schokolade zweifellos geeigneter sind als Rollbraten mit Salzkartoffeln. Und dann schlemmen Sie nach Herzenslust. Geeignete Speisen sind beispielsweise halbierte Erdbeeren, Mandarinenspalten, Mangostückchen, Vanillecrème, Schlagsahne und Schokolade. Eher ungeeignet sind Bier, Pasteten, Erbsen und Grillkartoffeln. Na ja, wahrscheinlich hatten Sie sich das schon gedacht.

Oralsex an Ihnen

Es wäre ein Jammer, wenn Sie sich diesen Genuss durch die Lappen gehen ließen, weil Sie fürchten, Sie könnten komisch riechen/aussehen/schmecken. In Wirklichkeit finden die meisten Männer nämlich, dass der weibliche Intimbereich durchaus gut riecht/aussieht/schmeckt, weil sie genetisch darauf programmiert sind, ihm so nah wie möglich zu kommen. Wenn Sie sich regelmäßig waschen, besteht nicht der geringste Anlass zur Sorge. Unter gar keinen Umständen sollten Sie Intimdeodorants benutzen, weil er sich dann fühlen wird, als läge er mit einem WC-Reiniger im Bett.

Was Ihnen hingegen zu Recht Sorgen machen darf, ist, dass Männer gemeinhin keinen Schimmer haben, was zwischen Ihren Beinen vor sich geht. Vielleicht findet er nach einigem Suchen Ihre Klitoris, aber dann weiß er noch lange nicht, was er damit anfangen soll. Hier müssen Sie echte Aufklärungsarbeit leisten, entweder indem Sie ihm sagen, was Sie möchten, oder indem Sie so lange hin und her rutschten, bis er mit dem Mund dort ist, wo Sie ihn haben wollen.

Für die meisten Frauen ist es perfekt, wenn er seine Zunge um ihre Klitoris kreisen lässt. Dabei sollte er allerdings keinen wirklichen Druck ausüben, zumal ihn das an den Rand der Erschöpfung bringen dürfte, bevor Sie halbwegs in Fahrt gekommen sind. Erinnern Sie ihn besser daran, möglichst sanft und gleichmäßig vorzugehen. Es gibt kaum etwas Schlimmeres, als kurz vor der Hochstimmung zurückgeworfen zu werden, weil er plötzlich die Position wechselt. Sobald Sie das Gefühl haben, er hat den Dreh raus, ermuntern Sie ihn weiterzumachen. Selbstverständlich darf er anfangs auch mit der Zunge über den gesamten Schamlippenbereich lecken, doch sollten Sie ihn rechtzeitig davon abbringen, an Ihnen herumzuschlabbern wie ein bettelnder Hund. Der Effekt ist gleich null, außer dass Sie sich furchtbar lächerlich vorkommen.

Möglicherweise verspürt er das Verlangen, seine Zunge in Ihre Scheide zu stecken. Soll er nur, aber lassen Sie ihn wissen, dass sein feuriges Hin und Her nicht wesentlich aussichtsreicher ist, als ein Auto mit einer Haarbürste kurzschließen zu wollen. Da braucht es entschieden mehr Feinarbeit, wenn er Ihnen tatsächlich eine Freude bereiten will. Er sollte zum Beispiel kreisende Bewegungen ausführen, die er mit den Fingern an Ihrer Klitoris begleitet. Klingt kompliziert? Ist es auch.

Vielleicht überkommt ihn das Bedürfnis, Sie anzublasen – wenn Ihnen Ihr Leben lieb ist, verbieten Sie ihm in aller Deutlichkeit, in Ihre Scheide zu pusten. Diese Variante wählen höchstens zweifelhafte Gestalten, die Frauen ins Bett locken, um sie mittels einer postkoitalen Embolie dem Orkus zu überantworten.

Sie sollten ihm nachdrücklich klarmachen, dass, ganz gleich was ihm in den Sinn kommt, behutsame Vorgehensweise oberstes Gebot ist. Erst wenn Sie kurz vor der Explosion stehen, darf er mit der Zunge ein bisschen mehr Druck ausüben. Allerdings sollte er jetzt keineswegs abbrechen und etwas anderes probieren (siehe oben), sonst können Sie Ihren schönen Orgasmus in den Wind schreiben.

Falls Sie Schwierigkeiten haben, sich wirklich gehen zu lassen, müssen Sie dafür sorgen, dass er Sie ablenkt. Sie sollten ihn besser nicht beobachten, weil Ihnen über kurz oder lang der Gedanke kommen wird, dass Ihre Schamhaare aussehen, als wäre ihm der Bart nach oben verrutscht. Dann beginnen Sie, auf die Geräusche zu achten – und das war's. Bitten Sie ihn daher lieber, Sie zu streicheln, während er Ihre Klitoris stimuliert. Sehr passend ist ein Streicheln Ihrer Brüste, wobei er im Idealfall mit Daumen und Zeigefinger Ihre Nippel massiert. Das erfordert ein gewisses Koordinationsvermögen, ist dafür aber auch garantiert ein Volltreffer.

Alle guten Dinge sind drei

Wenn er es schafft, Ihre Klitoris mit seiner Zunge zu reizen, während er mit einem Finger in Sie eindringt und zugleich sanften Druck auf Ihr Perineum (Damm) - oder sogar Ihren Anus - ausübt, dürfte es für Sie ein sensationelles Erlebnis werden. Wichtig ist allerdings, dass er den Druck gleichmäßig hält und im Takt bleibt, sonst kreiert er bei aller Mühe nur ein heilloses Durcheinander.

Heiß/kalt

Diese Technik ist, bei Ihnen angewandt, deutlich schwieriger als bei ihm, da Ihren Weichteilen die wenigsten Fremdstoffe sonderlich gut bekommen. Champagner könnte gerade noch gehen, sofern Sie nicht überempfindlich auf Kohlensäure reagieren. Alle richtigen Spirituosen sind absolut verboten - ganz egal wie wild und experimentierfreudig Sie gerade gestimmt sein mögen. Warum? Weil Sie von dem Zeug so wund werden, dass Ihnen Hören und Sehen vergeht. Das Eis können Sie ebenfalls in der Truhe lassen, da es auf Sie keinen stimulierenden, sondern eher einen malträtierenden Effekt hat. Also belassen Sie es besser bei einer netten Tasse Tee.

Essen

Auch beim Schlemmen gilt: Was für ihn gut ist, muss für Sie nicht gesund sein. Daher sollten Sie gewisse Grenzen ziehen, um eine schmerzhafte Irritation Ihrer Scheidenflora zu verhindern. Honig eignet sich sehr gut, weil er von Natur aus steril ist. Desgleichen dürften gewaschene Früchte unproblematisch sein. Strengstens meiden sollten Sie alles, was mit Pestiziden, sonstigen Chemikalien oder Nahrungsmittelzusätzen angereichert ist. Kandierte Früchte oder Chop-Suey haben in Ihnen nichts zu suchen, okay?

Auf seinem Gesicht sitzen

Diese Position erinnert recht aufdringlich an schlechte Pornofilme, ist aber trotzdem richtig gut – vorausgesetzt Sie müssen nicht fürchten, dass sich im unpassenden Moment der Krautsalat von gestern rächt. Wenn derlei Bedenken überflüssig sind, suchen Sie sich etwas, woran Sie sich festhalten können. Andernfalls werden Ihre Oberschenkelmuskeln mittendrin schlappmachen und sich schmerzhaft gegen jedwede weitere Belastung wehren. Oder Sie ersticken ihn versehentlich, was Sie vor lauter Erregung erst bemerken würden, wenn es bereits zu spät ist.

Die Lippen spreizen

Damit meine ich nicht, dass Sie Gesichtsyoga betreiben, während er sich unten vergnügt, sondern dass Sie ihm helfen, falls er Probleme damit hat, an Ihre Klitoris zu gelangen. Spreizen Sie Ihre Schamlippen mit Daumen und Zeigefinger, um ihm den Zugang zu den essentiellen Teilen zu erleichtern. Außerdem ist Ihr magischer Punkt damit in einer erhabenen Position, in der er sich noch leichter stimulieren lässt, was Ihrem Orgasmus nur förderlich ist.

Dinge, die man besser lassen sollte

Sie bei ihm

1. Ignorieren Sie alle Erotikratgeber, die Ihnen empfehlen, bei der Mundarbeit zu summen. Die dadurch verursachten Vibrationen sind unspektakulär, aber Sie kommen sich selten blöd vor.

2. Probieren Sie lieber nicht, die verwegene Hexe zu spielen, indem Sie ihm spielerisch an den Hoden knabbern. Er wird Ihnen im Reflex die Knie in den Magen rammen und darauf bestehen, dass Sie ihn sofort ins nächste Krankenhaus fahren.
3. Schlucken Sie sein Sperma auf keinen Fall, wenn Sie vorher schon wissen, dass Sie sich davor ekeln. Nichts ist weniger erotisch als eine Bettgespielin, die nach dem Oralsex würgend über der Kloschüssel hängt.

Er bei Ihnen

1. Er sollte aufhören, wenn Sie offensichtlich gelangweilt sind. Dass Sie es sind, vermitteln Sie ihm am besten, indem Sie seufzen, sich räuspern oder ungeduldig die Hüften hin und her bewegen. Bringen Sie ihm bei, wann er Schluss zu machen hat.
2. Er darf nicht erwarten, dass Sie ebenso schnell zum Orgasmus zu bekommen sind wie er. Aus diesem Grund hat sich die 69-Position auch nie durchsetzen können, weil keiner der Beteiligten wirklich was davon hat. Während er schon im Turbogang durchs Ziel rauscht, haben Sie gerade mal die Startlinie hinter sich gelassen.
3. Er sollte tunlichst nicht mittendrin den Kopf heben, um sich Schamhaare aus dem Mund zu puhlen, oder sich nach vollendeter Tat ausgiebig den Mund abwischen. Und unter gar keinen Umständen darf er zwischendurch stoppen, um Sie zu fragen: „Bist du bald so weit? Mein Kiefer wird langsam taub."

5. Kapitel

Handarbeiten

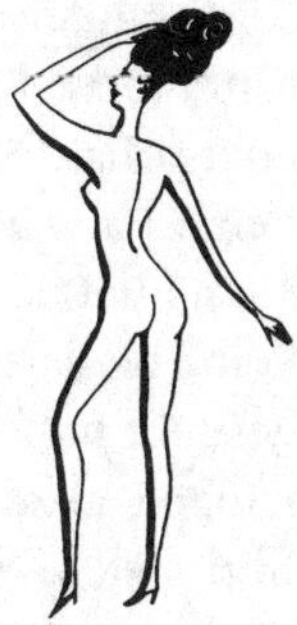

Ich habe schon alle möglichen Arten von Sex ausprobiert. In der klassischen Stellung kriege ich Platzangst, und bei allen anderen bekomme ich entweder einen steifen Nacken oder einen Kiefernkrampf.

Tallulah Bankhead

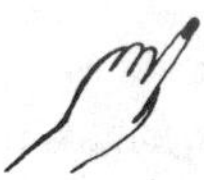

Es gibt Momente, in denen Sie für echten, zeitaufwändigen Sex nicht in der Stimmung sind. Vielleicht haben Sie Ihre Periode, sind müde oder wollen einfach in Ruhe *Ally McBeal* zu Ende gucken. Bei solchen Gelegenheiten ist eine gewisse Handfertigkeit von unschätzbarem Wert. Einen Mann von Hand zu befriedigen ist eine der leichtesten Übungen – wie wir bereits wissen, sind Männer biologisch eher einfach konstruiert. Hingegen rollt auf ihn eine weit kompliziertere Aufgabe zu, wenn er uns per Hand erfreuen möchte. Während er dazu verdammt ist, Anstrengungen zu unternehmen, die einer Steckdosensuche im Dunkeln in nichts nachstehen, ist es umgekehrt für uns kaum schwieriger, als einen Lichtschalter zu betätigen. Na ja, beinahe.

Alles, was Sie brauchen, ist ein fester Griff und ein einigermaßen belastbares Handgelenk. Sollte Ihres eher schwach sein, trainieren Sie es, indem Sie Marmeladengläser auf- und zuschrauben. Er wird sich eventuell wundern, was Sie da tun, aber sobald Sie ihm erklären, welchem Zweck es dient, wird er keine Einwände mehr haben. Natürlich dreht sich nicht alles ausschließlich um seinen Penis. (Ich weiß übrigens wirklich keine bessere Bezeichnung dafür, obwohl ich jahrelang danach gesucht habe. „Willi" klingt nett, aber in manchen Zusammenhängen allzu kindisch, „Pimmel" ist albern, und „Schwanz" hört sich verdächtig nach einer Professionellen an. Andererseits gefällt es vielleicht den Herren …) Mit der Hand können Sie sämtliche erogenen Zonen stimulieren – die sich praktischerweise alle in unmittelbarer Nähe des Penis tummeln. Das wären beispielsweise seine Hoden, die häufig zu Unrecht als die „Handtasche des Penis" bezeichnet werden – „praktisch für den Spermatransport, ansonsten unwichtig". Oder sein Perineum. (Für meinen Geschmack fällt der Name ein wenig zu hart aus, gemessen an der weichen Körperpartie, für die er steht.) Nicht zu vergessen, sein Po – blitzsauber, versteht sich. Letzteres gilt selbstverständlich für sämtliche Teile, an die Sie Hand anlegen möchten: Was strenger riecht als Morgentau auf einer Rose (oder Duschbad auf einem Willi), fassen Sie gar nicht erst an. Meinetwegen dürfen Sie ihm gern sagen, dass dieser Tipp von mir stammt.

Die perfekte Handarbeit

Viele Frauen haben enorme Hemmungen, Ihren Partner von Hand zu befriedigen. Sie haben Angst davor, etwas falsch zu machen. Vor lauter Sorge, ihm womöglich weh zu tun, weil sie zu schnell sind oder zu fest zupacken, lassen Sie es lieber. Dabei sind derlei Bedenken überflüssig und sollten besser auf den eigenen Orgasmus angewandt werden, der weit mehr Stolpersteine bereithält. Bei ihm alles richtig zu machen ist ein Kinderspiel. Achten Sie einfach auf seine Reaktionen. Wenn er stöhnt, keucht und zusammenhanglose Laute ausstößt - „Jaah ... aah! Mmmh ... ja!" - können Sie davon ausgehen, dass Sie auf dem richtigen Weg sind. Brüllt er hingegen unwirsch: „Autsch, verdammt! Was machst du denn da?", läuft irgendetwas falsch. Manche Männer verstummen auch dabei und starren auf einen bestimmten Punkt an der Zimmerwand, wobei ihnen die Augen so weit aus dem Kopf treten, dass sie wie Marty Feldman aussehen. Auch dann dürfen Sie sicher sein, dass es ihm gut geht. Also kullern Sie besser nicht gackernd vom Sofa, sondern machen weiter.

Selbstverständlich darf Ihre Absicht, Zeit und Aufwand zu sparen, Sie nicht verleiten, direkt seinen Reißverschluss zu öffnen und loszulegen. Sie sollten sich schon noch eine Weile vorher küssen, ehe Sie mit der Hand über seine Brust hinab zu seiner Hose gleiten. Damit lassen Sie sich so viel Zeit, wie Sie wollen - allerdings wird er bald ahnen (und freudig erwarten), was als Nächstes kommt, also strapazieren Sie seine Geduld bitte nicht zu sehr. Am Zielort angekommen, brauchen Sie eventuell zusätzliche Flüssigkeit - insbesondere, wenn Sie mit seinem Penis noch nicht richtig vertraut sind. Ist die Oberfläche zu trocken, riskieren Sie, versehentlich an seinen Schamhaaren zu reißen oder Hautfalten zwischen Ihren Fingern einzuklemmen, was ihm zwangsläufig Tränen in die Augen treiben wird. Dem können Sie vorbeugen, indem Sie ein Gleitmittel vorrätig halten. Falls Sie ein Problem damit haben, einschlägige Produkte in der Drogerie zu verlangen, können Sie dem Verkäufer ja extralaut sagen: „Wissen Sie, meine Freundin ist viel zu verklemmt, um sich das Zeug selbst zu kaufen. Deshalb hat sie mich geschickt." Natürlich können Sie Ihren Bedarf auch über den Versandhandel decken - der Katalog sowie Ihre Bestellungen werden im „neutralen Umschlag" zugestellt. Neben eigens für diesen Zweck produzierten Gleitmitteln können Sie auch mit Ihrem Speichel nachhelfen (mmh!) oder notfalls mit Massageöl. Letzteres aber nur, wenn Sie hinterher nicht mit einem Kondom verhüten wollen, da das Öl die Dinger ruiniert.

Packen Sie zu

Nun nehmen Sie seinen Penis fest in Ihre rechte Hand (beziehungsweise in die linke, wenn Sie Linkshänderin sind). Sie sollten ihn mit den Fingern umschließen, mit dem Daumen direkt unterhalb der Eichel. Alle Finger und Ihre Handinnenfläche sollten in Kontakt mit ihm sein, so dass aus Ihrer Faust nur noch seine Spitze hervorlugt, wie eine neugierige Meerkatze. Und denken Sie daran, dass es sich nicht um Ihre Klitoris handelt – zu behutsames Vorgehen wirkt auf ihn wie ein Schlafmittel. Außerdem möchte kein Mann seinen Penis behandelt sehen wie eine Teetasse aus chinesischem Porzellan. Halten Sie ihn lieber wie ein Bierglas – fest genug, damit nichts verschüttet wird, aber nicht so fest, dass das Glas kaputtgeht. Und dann bewegen Sie die Hand auf und ab. Ist doch wirklich einfach, oder? Beginnen Sie mit einem langsamen Rhythmus, den Sie allmählich steigern. Dabei sollten Sie darauf achten, bei jeder Bewegung seine Vorhaut über die Eichel und wieder mit hinabzuziehen. Falls er beschnitten ist (d. h. keine Vorhaut hat), gleiten Sie mit der Hand über die Eichel und wieder hinab, da die Spitze der empfindlichste Teil des Penis ist. Aber hüten Sie sich davor, an ihm zu ziehen, zu kneifen oder die Haut seitlich zu verdrehen, als würden Sie ein Spültuch auswringen – ein erigierter Penis ist zwar fest und halbwegs robust, aber eben auch empfindlich, und ein plötzlicher Ruck kann reichlich schmerzhaft sein. Und widmen Sie Ihre Aufmerksamkeit nicht ausschließlich seinem Penis, sondern streicheln und küssen Sie den dazugehörigen Mann dabei; sonst kommt er sich vor, als würde er stundenweise zahlen und draußen vor der Tür schon der Nächste stehen. Je erregter er ist – was Sie daran erkennen, dass sein Penis größer wird und er lauter stöhnt (es sei denn, er gehört zur glubschäugigen Sorte, dann treten seine Augen bedenklich aus den Höhlen) –, umso mehr sollten sie Ihren Rhythmus beschleunigen. Und wenn er kurz vor dem Orgasmus steht, sollten Sie so schnell werden, wie Sie irgend können. Dieser Teil kann ziemlich anstrengend werden. Falls er länger braucht, können Sie zwischendurch langsamere Phasen einbauen, um Ihr Handgelenk zu entlasten. Keine Sorge, für ihn macht es die Sache extra spannend. Sollten Sie genügend Durchhaltevermögen haben, um ihn auf direktem Wege zum Höhepunkt zu bringen, dürfte sein Orgasmus beeindruckend ausfallen – also halten Sie besser ein paar Papiertaschentücher in greifbarer Nähe. Eine wahre Sexgöttin würde sich wahrscheinlich hinabbeugen, sein Elixier mit dem Mund auffangen und herunterschlucken. Aber er wird Ihnen gewiss nicht gram sein, wenn Sie es nicht tun.

Ziehen Sie auf keinen Fall die Hand ruckartig weg, sobald er zu ejakulieren beginnt. Für ihn sieht das aus, als dächten Sie, „Mein Gott, wie ekelhaft. Ich muss dringend den Sofa-/Bettbezug waschen." Wenn Sie nicht unsensibel wirken wollen, lassen Sie die Hand auf seiner Erektion und streichen Sie noch vier- bis fünfmal sanft auf und ab, bis sein Orgasmus wirklich vorbei ist. Und springen Sie hinterher nicht gleich auf, um hektisch Ihre Hände zu schrubben. Ein diskretes Abwischen im Taschentuch tut's auch.

Handarbeit für Fortgeschrittene

Wenngleich die Mehrzahl der Männer mit der traditionellen Handarbeit über Jahre glücklich und zufrieden lebt, überkommt Sie vielleicht das Bedürfnis, ihn mit etwas extravaganteren Techniken zu beeindrucken. In einigen Sexratgebern werden diese ausgefeilteren Tricks mit Diagrammen, Fußnoten und Pfeilen versehen, weshalb die meisten Frauen zu dem

Schluss kommen, sie könnten eher den defekten Vergaser ihres japanischen Kleinwagens reparieren, bevor sie diese Kniffe lernen. Aber glauben Sie mir: So schwierig ist es gar nicht, und Sie brauchen dafür weder wirre Diagramme noch komplizierte Gerätschaften, sondern lediglich eine funktionsfähige Hand und ein halbwegs sicheres Rhythmusgefühl.

Der „Twist"

Für diese Technik brauchen Sie unbedingt ein Gleitmittel, wenn Sie schmerzende wunde Stellen auf seiner Haut vermeiden wollen. Verteilen Sie das Mittel großzügig auf beiden Händen und beginnen Sie mit einer Hand am unteren Ende seines Penis. Greifen Sie nicht zu fest zu, und bewegen Sie die Hand mit leichten Drehbewegungen (wie bei den Marmeladengläsern) langsam nach oben. Dann folgen Sie mit der anderen Hand. Die Übergänge von einer Hand zur anderen sollten möglichst fließend und nicht ruckartig sein. Wenn Sie die Spitze erreichen, streicheln Sie sie mit dem Daumen. Machen Sie weiter, bis er vor Wonne wimmert; dann gehen Sie zur konventionellen Methode über, um ihn zum Orgasmus zu bringen.

Die Anemone

Wissen Sie, wie Seeanemonen unter Wasser ihre Tentakeln verführerisch hin und her bewegen? Genau diese Bewegungen ahmen Sie bei dieser Technik nach. Sie umschließen seinen Penis mit den Handinnenflächen, damit er sich wohlig warm fühlt, und legen die Finger oben so zusammen, dass sich die Kuppen auf der Eichel treffen. Dann gleiten Sie mit den Fingerspitzen langsam auf der Spitze auf und ab. Ihre Handinnenflächen stimulieren dabei wie von selbst den unteren Teil. Ihr Partner wird sich fühlen wie ein kleiner bunter Südseefisch, der von Seeanemonen gestreichelt wird ... tja, oder er fühlt sich eben wie ein Mann, dessen Freundin gerade ziemlich aufregende Sachen mit ihm macht. Wie dem auch sei: Sein Penis ist zwar eigentlich dafür geschaffen, heftig herumzustoßen, aber dann und wann behagt ihm ein wenig sanfte Zuwendung auch.

Die Ersatzscheide

Diese Technik wendet sich explizit an müde oder wenig tatkräftig gestimmte Frauen. Sie brauchen nichts weiter zu tun, als Ihre Hände mit ausreichend Gleitmittel einzucremen und Ihre Finger so zu verschränken, dass Sie eine Art Höhle bilden, mit der Öffnung zwischen Ihren Daumen. Und nun können Sie sich entspannt zurücklehnen und vor sich hindösen, während er sich in Ihrer „Ersatzscheide" nach Herzenslust austobt. Verschwindend geringer Aufwand – große Wirkung. Werden wir da nicht alle ein bisschen neidisch darauf, mit welch einfachen Mitteln Männer sich zufrieden geben können?

Die Busennummer

Diese Technik hat mit Handarbeit eher wenig zu tun. Und obwohl sie irgendwie an Jodelpornos erinnert, lohnt es sich, sie auszuprobieren. Sie halten Ihre Brüste in der Mitte zusammen und lassen ihn seinen Penis in den Spalt einführen. Dann darf er zustoßen, wie er lustig ist. Das ist für Sie kein bisschen anstrengend, aber dafür fühlen Sie sich wahrscheinlich, als wären Sie versehentlich mitten in die Dreharbeiten von „Krachen in der Lederhose" geraten. Ob dieser Effekt gut oder schlecht ist, liegt ganz bei Ihnen. Eine Warnung sei Ihnen jedoch mit auf den Weg gegeben: Falls Sie ihn nicht dazu verdonnern, ein Kondom zu benutzen, müssen Sie sich auf einen Spermaregen gefasst machen, der Ihr Gesicht und Ihre Haare erwischt. Das nenne ich Porno!

Die Hoden

Wie leicht übersehen wir doch die kleinen Kügelchen, die in einem Beutel an ihm hängen, als gehörten sie gar nicht so recht dazu. Und dabei ist dieser Beutel eine wahre Wundertüte erotischen Potenzials. Wenn Sie also schon einmal dabei sind, sich an seinem Penis zu schaffen zu machen, können Sie bei der Gelegenheit auch gleich seinen Hoden etwas Aufmerksamkeit zukommen lassen. Für diese guten Stücke gilt eine Regel, die Sie nie und nimmer verletzen dürfen: Niemals drücken oder kneifen! Oder, martialisch ausgedrückt: Wenn der Penis in die Spezialtruppe gehört, in der auch manch härterer Einsatz ohne Wimpernzucken durchzustehen ist, dann sind die Hoden die jungen Rekruten, die sich allabendlich in der Kaserne in den Schlaf weinen und eine panische Angst davor haben, dass ihnen wehgetan werden könnte.

Die gute Nachricht ist: Sie können so ziemlich alles mit ihnen anstellen, was Sie wollen, so lange Sie sanft und behutsam zu Werke gehen. Den Sensibilitätsgrad können Sie in etwa mit Ihren Brüsten gleichsetzen. Und da sie sozusagen den männlichen Gegenpart zu Ihrem Busen bilden, können Sie sich auch schon denken, dass die Stimulation an dieser Stelle ausschließlich dann die gewünschte Wirkung zeitigt, wenn Sie als Parallelreiz zu anderweitiger Stimulation eingesetzt wird. Wenn Sie nur seine Hoden befummeln, wird er das zwar nett finden, aber kaum außer sich geraten vor Lust. Einen Orgasmus aufgrund reiner Hodenstimulation hat diese Welt noch nicht gesehen. Aber es gibt ganz bestimmte Kniffe, wie Sie ihn mit oder ohne gleichzeitige Penisreizung ziemlich in Fahrt bringen können.

Zwischen den beiden Kugeln verläuft eine Linie, die direkt in den reizbarsten Punkt mündet, den der männliche Körper zu bieten hat, nämlich den Penisansatz. An dem Übergang zwischen Hoden und Penis befindet sich ein kleiner Hautstrang, auf dem Sie mit Ihrer Zunge wahre Wunder wirken, indem Sie ganz sacht die Linie entlanggleiten und an der entscheidenden Stelle züngelnde Bewegungen vollführen. Ihr Partner wird es Ihnen zu danken wissen. Natürlich können Sie ihn auch schon glücklich machen, wenn Sie seinen Beutel mit beiden Händen umfassen und mit den Fingern seine Hoden streicheln. Andererseits spricht nichts dagegen, dass Sie ihm ein ultimatives Erlebnis zuteil werden lassen und sie beide in den Mund nehmen. (Dafür brauchen Sie, salopp gesagt, eine verhältnismäßig große Klappe, aber dieses Thema hatten wir bereits angeschnitten.) Er jedenfalls schmilzt dahin, wenn Sie beide Hoden in Ihrem Mund haben und Sie per Zunge verwöhnen. Zugegeben, das ist eine reichlich haarige und faltige Angelegenheit, aber denken Sie einmal an Catherine Zeta-Jones: Die hat sogar Michael Douglas geheiratet – und der ist *überall* haarig und faltig.

Das Perineum

Das Perineum ist, wie an anderer Stelle erwähnt, kein besonders ausgeklügeltes Unterwasserfahrzeug oder ein jüngst entdeckter griechischer Tempel aus der Antike, sondern etwas viel weniger Spektakuläres. Unter dieser Bezeichnung rangiert nämlich jener Hautabschnitt, der die primären Geschlechtsmerkmale mit dem Anus verbindet (wenn das keine wahrhaft botanische Sprachwahl ist!). Wir sprechen also über das Stück zwischen Hoden und Hintern. Und weil die Harnröhre unmittelbar hinter diesem Hautstück liegt, das heißt, die Prostata ist gar nicht weit entfernt, fühlt sich eine nett gemeinte Berührung an dieser Stelle richtig prima an. Machen Sie es aber besser nicht so, wie eine gute Freundin von mir, die mit dem spitzen Finger bohrte, als wollte sie einen verstopften Abfluss freilegen. Der Betroffene hat sich nie mehr bei ihr gemeldet.

Also merken Sie sich, dass Sie zwar einen spürbaren Druck mit dem Finger oder der Zunge ausüben dürfen, der in Ergänzung zur entsprechenden Penis-Stimulation eine echte Bereicherung für ihn darstellt, aber Sie sollten es eben nicht übertreiben.

Der Anus

Tja, es war abzusehen, das wir früher oder später hier landen würden. Denjenigen unter Ihnen, die sich allein bei der Vorstellung, einen Finger in den Anus ihres Partners zu stecken, vor Ekel schütteln, empfehle ich, diese Seite einfach zu überspringen. Alle anderen dürfen weiterlesen.

Wahrscheinlich haben Sie bereits in mehr oder minder glaubwürdigen Printmedien etwas über den männlichen G-Punkt gelesen. Das ist nichts weiter als ein lustiges Wort, das sich Autoren von Sexratgebern ausgedacht haben, um die Prostatadrüse druckfähig zu machen. Selbstverständlich verdient dieser Punkt die Beachtung, die ihm zuteil wurde, sobald man ihn aus dem Urologen-Vokabular befreit hatte. Er ist ungefähr so groß wie eine Weintraube und enorm erregbar. Bedauerlicherweise besitzen wir Frauen so etwas nicht. Aber die Tatsache, dass es bei Männern so einen Punkt gibt, macht einleuchtend, weshalb homosexuelle Männer so viel Spaß beim Analverkehr haben können, während wir Frauen uns dabei fühlen wie eine Weihnachtsgans, die bei lebendigem Leib gefüllt wird. Also sollten Sie keine Scheu haben, einen Finger in seinen After zu schieben – wenn es Ihnen hilft, dürfen Sie sich dafür als Krankenschwester verkleiden –, und Sie werden seine Prostata ertasten können, die sich in Richtung seiner Hoden neigt. Diese weintraubenartige Wölbung fühlt sich weich an, aber Sie werden unweigerlich merken, wann Sie den richtigen Punkt erwischt haben, weil er vor Erregung aufschreit –

oder zumindestens sehr tief Luft holt. Nun streicheln Sie besagte Stelle mit den Fingern, während Sie gleichzeitig seinen Penis stimulieren. Er wird Sie dafür wirklich lieben! Und selbst wenn Sie davor zurückschrecken, Ihren Finger in seinen After zu schieben, können Sie immer noch den Eingang streicheln, der sehr berührungsempfindlich ist. Auch dafür wird er Ihnen ewig dankbar sein - es sei denn, Sie machen es, während er gerade in einem Gespräch mit seinem Chef sitzt. Übrigens ist es bei dieser Technik unerlässlich, dass Sie Ihre Fingernägel kürzen, bevor Sie anfangen. Schreiten Sie langsam zur Tat, und halten Sie entsprechende gleitunterstützende Hilfmittel parat. Ihrem Drogisten können Sie vielleicht glaubhaft versichern, dass Sie Langstreckenschwimmerin sind und eine Atlantiküberquerung planen, weshalb Sie besonders viel Gleitmittel brauchen, damit Ihr Neopren-Anzug geschmeidig bleibt.

Und was ist mit Ihnen?

Nachdem wir erschöpfend geklärt haben, was Ihre Hände ihm alles Gutes tun können, sind Sie dran. Nun ist es bei Ihnen bedauerlicherweise nicht mit Zupacken-und-Losrubbeln getan, sondern es erfordert deutlich mehr technische Finesse. Daher beginnen wir mit einer kleinen Führung durch die Bikinizone.

Zwischen Ihren Schamlippen - die meiner Meinung nach mit „Charme-Lippen" treffender bezeichnet wären - finden Sie ganz vorn, unter einer kleinen Hautfalte, Ihre Klitoris. Sie fühlt sich wie eine winzige Erbse an, ist aber um Klassen erregbarer als ein famoses Dosengemüse. Ein Stückchen weiter ist der Ausgang Ihrer Harnröhre, der in der Größe etwa dem Pipi-Loch einer Baby-Born-Puppe entspricht. Deshalb kann man ihn auch - entgegen anderslautender, weit verbreiteter Befürchtungen - nie und nimmer mit Ihrer Scheide verwechseln. Der Scheideneingang befindet sich unmittelbar dahinter, ist erstaunlich elastisch und vermag sich auf dieselbe magische Weise zu öffnen und zu schließen, wie der Höhleneingang in *Tausendundeiner Nacht*. Nun folgen Ihr Perineum und, wie könnte es anders sein, Ihr Anus. Auf den ersten Blick sind das ziemlich viele Teile, die sich in dieser schmalen Spalte verbergen, daher sehen wir es den Männern nach, wenn sie anfangs verwirrt reagieren.

Die Klitoris

Ich bin immer wieder erstaunt, wie viele Frauen sich damit abfinden, dass ihre Partner keinen Schimmer von diesem Teil haben. Sie fuhrwerken daran herum, als handelte es sich um ein Rubbellos, aber ihre Partnerinnen sind zu höflich, um etwas zu sagen. Stattdessen liegen sie stumm da, langweilen sich einen Ausschlag an die Backe und fühlen sich alles andere als wohl. Dabei sollten sie endlich laut losbrüllen: „Herrgott nochmal, ich bin eine Frau und kein Dieselmotor mit Vorwärmer!" Zugegeben, das trifft ihn vielleicht, aber er braucht wahrscheinlich wirklich Hilfe. Andernfalls folgen endlose Jahre, in denen er das beste Stück so stümperhaft bearbeitet wie ein Medizinstudent nach einer 22-Stunden-Schicht. Aber vielleicht gründet die Misere auch darin, dass viele Frauen sich mit ihrem eigenen Körper herzlich wenig auskennen. Deshalb werde ich später noch auf Masturbation zu sprechen kommen, damit auch diejenigen unter Ihnen den Durchblick bekommen, die immer noch glauben, Vibratoren sollten gegen Muskelverspannungen helfen – wie die Packung vorgibt.

Hat er also erst einmal seine Hand da unten und streichelt Sie sanft, aber ungeschickt, hilft es, ihm ein paar Winks zu geben. Vielleicht fällt es Ihnen schwer, über technische Feinheiten zu sprechen, aber Sie können ihm auch problemlos zeigen, was Sie wollen. Bugsieren Sie seine Hand einfach an die richtige Stelle, und stöhnen Sie laut, sobald er das Richtige tut. Jeder Mann ist von dem Ehrgeiz beseelt, ein fantastischer Liebhaber zu sein, und daher wird er bei der kleinsten Ermunterung alles tun, was Sie scharf macht. Er sollte möglichst damit beginnen, Ihren Venushügel mit der ganzen Hand zu streicheln (der Name klingt zwar ein bisschen nach einer altertümlichen Grabstelle, aber einen besseren habe ich noch nicht gefunden), bevor er mit einem Finger zwischen Ihre Schamlippen zu Ihrer Klitoris gleitet. Sobald er sie gefunden hat, massiert er sie sanft – falls er zu grob ist, schieben Sie seine Hand beiseite, blinzeln ihn sinnlich an und hauchen: „Ein bisschen zärtlicher bitte." Die meisten Männer gehen irrtümlich davon aus, die Klitoris wäre so etwas wie ein Mini-Penis. Doch während der Penis durchaus eine festere Hand vertragen kann, muss die Klitoris zärtlich umhegt werden, wenn sie in ihrer ganzen Pracht erblühen soll ... also sollte er auf keinen Fall der Versuchung erliegen, den Druck zu verstärken, weil Sie sichtlich erregt sind. Ebenso wenig darf er zwischendurch die Hand wechseln, das Tempo verändern oder sich plötzlich ganz woanders zu schaffen machen. Der Erfolg seiner Bemühungen hängt einzig davon ab, dass er einen bestimmten Rhythmus beibehält und von Anfang bis Ende entweder in leicht kreisenden Bewegungen oder in sanften Auf- und Abbewegungen streichelt. Wenn Sie kurz vor dem Orgasmus stehen (wobei Sie ihm eine Freude machen, wenn Sie laut „weiter, weiter" rufen und vor Wonne erschaudern), darf er das Tempo ein klein wenig steigern, aber nicht den Druck erhöhen. Vielleicht sollten Sie ihm doch die eine oder andere Zeichnung zukommen lassen, damit er sie in einer stillen Stunde studieren kann.

Die Nippel

(Offiziell lautet die Bezeichnung zwar „Brustwarze", aber das klingt nun wirklich nach Hautausschlag.) Wahrscheinlich ist es Ihrer Erregung förderlich, wenn er Ihre Nippel streichelt oder küsst, während er gleichzeitig Ihre Klitoris reizt. Falls er über ein gutes Koordinationsvermögen verfügt, könnte er sogar die Drei-Punkt-Technik anwenden, die schlicht sensationell ist. Dafür legte er einen Arm um Sie, so dass er mit der Hand von hinten an Ihren einen Nippel kommt, um ihn zu streicheln. Den anderen Nippel liebkost er mit dem Mund, und gleichzeitig streichelt er Ihre Klitoris. Für diese Technik braucht er zwar ziemlich lange Arme, und seine Position ist unter Umständen nicht die bequemste - aber wenn er sieht, welche Wirkung es auf Sie hat, wird er nie mehr davon abzubringen sein. Wichtig ist allerdings, dass er seine Bewegungen nach einem festen Rhythmus koordiniert, sonst werden Sie nicht erregt, sondern irritiert sein. Und er darf niemals (!) an Ihren Nippeln drehen, als säße er mit einem Transistorradio in einem Boot und suchte nach einem Piratensender. Fatal sind auch allzu energische Saugübungen, weil sie unweigerlich in einem scheußlichen Ploppgeräusch münden - nichts tötet die erotische Stimmung zuverlässiger. Es ist vollkommen ausreichend, wenn er sie in sanft kreisenden Bewegungen streichelt oder mit der Zungenspitze reizt. Und erinnern Sie ihn daran, dass Ihr Busen nicht nur aus Nippel besteht.

Der G-Punkt

Unzählige Paare haben sich auf die Suche nach dem G-Punkt gemacht, mit nichts weiter gerüstet als einem Pfefferminzblättchen und einer Taschenlampe. Und sie alle kehrten Stunden später erschöpft und enttäuscht zurück. Dieses teuflische Ding wurde erst im vergangenen Jahrhundert von einem Dr. Graftenberg entdeckt (daher „G-Punkt"; er dürfte wohl der einzige Mann sein, nach dem eine erogene Zone benannt wurde, denn ich kenne niemanden, der „Professor Klitoris" hieß). Sollten Sie also Mühe haben, diesen sagenumwobenen Punkt zu finden, brauchen Sie sich nicht zu wundern. Angeblich ist er so groß wie eine Kidney-Bohne und befindet sich irgendwo in Ihrer Scheide. Nun wird manch eine Frau sich fragen: Was kann an einem Ding erotisch sein, das aussieht wie eine Bohne? Nur Geduld! Dieses bohnenförmige Etwas ist nämlich aus erektilem Hautgewebe, was heißen soll, wenn er es anfasst, reagieren Sie wie ein Vierzehnjähriger auf ein Poster von Liz Hurley im durchsichtigen Bikini. Womit wir auch schon beim schwierigen Teil angekommen wären: Selbst wenn Sie Ihren G-Punkt lokalisiert haben, braucht Ihr Auserwählter sehr lange Finger, um ihn zu erreichen. Sind die Voraussetzungen günstig, kann er den magischen Punkt mit der Fingerspitze umkreisen. Andere Spielarten bieten sich nicht an, da er kaum über eine Giraffenzunge verfügen dürfte. Andererseits sind Giraffenzungen schwarz und circa einen halben Meter lang, weshalb Sie sich das wahrscheinlich so oder so nicht wünschen. Ideale Positionen, um den G-Punkt in Fingerreichweite zu bringen, sind a) Sie hocken auf allen Vieren und er ist hinter Ihnen, oder b) Sie liegen auf dem Rücken und halten die Beine möglichst hoch angewinkelt und er hockt zwischen Ihren Schenkel und sucht. Aber auch wenn Sie Ihren G-Punkt nicht finden können, brauchen Sie nicht gleich zu verzweifeln: Es gibt Vibratoren, die eigens zu diesem Zweck konstruiert wurden. Die Feinfühligkeit gebietet jedoch, dass Sie mit Ihrer neuesten, surrenden Errungenschaft nicht vor seiner Nase herumwedeln und höhnisch ausrufen: „Hah, was du nicht schaffst, schafft der hier spielend!"

Der Anus

Eine Menge Leute denken ungern darüber nach, dass sie einen Anus haben, geschweige denn freunden sich mit dem Gedanken an, jemand anderes könnte ihn berühren. Zugegebenermaßen ist diese Vorstellung gewöhnungsbedürftig, und dennoch empfinden manche Leute es als höchst erotisch, an dieser verbotenen Stelle gestreichelt zu werden. Allerdings ist ein männlicher Finger, der sich in den Anus schiebt, für die wenigsten Frauen der Gipfel des Nervenkitzels – da wir erwiesenermaßen keine Prostatadrüse haben, ist dieses Erlebnis für uns nicht halb so gut wie für ihn. Hingegen kann ein leichtes Streicheln des Eingangs durchaus reizvoll sein, weil das Gewebe hier ziemlich empfindlich ist. Zuvor sollten Sie sich gründlich gewaschen haben, denn wenn Ihnen mittendrin Hygienebedenken kommen, macht die Sache ungefähr so viel Spaß wie ein Einlauf. Die S-Klasse unter den erotischen Techniken dürfte unbestritten eine gleichzeitige Stimulation Ihrer Klitoris, Ihrer Vagina und Ihres Anus sein. Aber solange Sie keinen russischen Akrobaten ins Bett bekommen, bringen Sie Ihrem Liebhaber erst einmal bei, *eine* Sache anständig zu machen. Es lohnt sich!

6. Kapitel

Stellungen

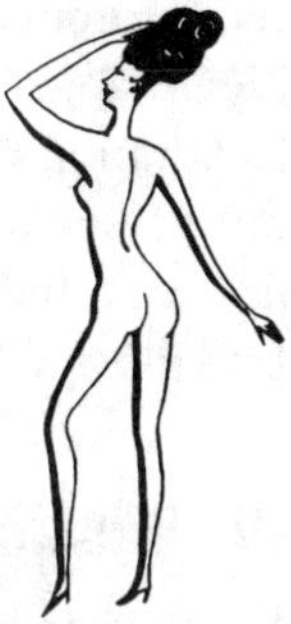

Wer sein Verlangen unterdrücken kann, kann kein wahres Verlangen spüren.

William Blake

Wer das *Kamasutra* auf den internationalen Buchmarkt geworfen hat, gehört geteert und gefedert. Dieses Werk mag ja für Hindus in Ordnung gewesen sein, die ihr Leben lang Yoga gemacht haben und infolgedessen ihre Körper mühelos zu Brezeln verknoten konnten, um einen besseren Orgasmus zu erleben. Aber für den gemeinen Westeuropäer von heute ist es beschämend, eine Abbildung von „Zwei Enten fliegen über eine Ziege“ anzusehen und sich sagen zu müssen, dass die eigenen Gliedmaßen diese Verrenkungen niemals unbeschadet überstehen könnten. Ergo fühlt man sich unfähig, steif und blöd. Ich sage: Schluss damit! Es ist vollkommen überflüssig, dass Sie sich die Beine hinter den Kopf klemmen, während Ihr Partner mit den Schenkeln Ihr Becken stützt oder ähnlich absurde Stellungen einnimmt. Sie werden keine Freude am Sex haben, sondern Dinge denken wie: „Autsch“ oder: „Ich komme mir irgendwie albern vor“ oder gar: „Ich hasse es, wenn mein Bauch aussieht wie ein Stapel alter Autoreifen." Genau genommen gibt es nur fünf Positionen, die für angenehmen Sex geeignet sind – alle übrigen sind reine Dekoration oder dienen dazu, die Welt einmal aus einer anderen Perspektive zu sehen. Ideal sind natürlich alle Stellungen, in denen beide Partner sich gleichermaßen behaglich fühlen. Und glücklicherweise gibt es solche.

Die Missionarsstellung

Gehen wir der Einfachheit halber einmal davon aus, dass Sie im Bett Sex haben. Dieser Ort ist insofern praktisch, weil das Bett gemütlich und flach ist und Sie im Normalfall nicht Gefahr laufen, mittendrin herauszuplumpsen. Außerdem erlaubt es größtmögliche Vielseitigkeit, was die Stellungen angeht. Wahrscheinlich haben Sie sich schon eine Weile mit Ihrem Partner herumgewälzt, und nun beginnt der eigentliche Sexteil. Da seine genetische Programmierung vorsieht, Sie zu schwängern, werden Sie schon bald feststellen, dass er sich irgendwie auf Sie gelegt hat. Mithin fußt die Missionarsstellung auf biogenetischen Gegebenheiten. Mit den Jahren ist sie allerdings in Verruf geraten, weil mehr und mehr Frauenmagazine behaupteten, sie wäre langweilig. Der Name rührt übrigens daher, dass christliche Missionare heidnischen Dschungelbewohnern angeblich gesagt haben, dies wäre die einzige moralisch haltbare Position für den Geschlechtsakt. Da fragt man sich natürlich, wieso sie ihre kostbare Zeit damit verbrachten, Eingeborenen beim Kopulieren zuzusehen.

Wie dem auch sei, diese Position ist nicht nur moralisch einwandfrei, sondern auch fantastisch praktisch – Christen wussten offenbar, wie man sich die langen dunklen Nächte angenehm gestaltet. Außerdem eignet sie sich hervorragend für ein reibungsloses Zusammenspiel unterschiedlicher Körpermaße. Obwohl Sie eventuell die „Frau-obenauf"-Stellung vorziehen werden, falls Ihr Traummann das Dreifache Ihres Gewichts auf die Waage bringt. Aber normalerweise ist die Missionarsstellung gerade für Frauen wunderbar: Sie liegen auf dem Rücken, und er macht die ganze Arbeit allein. Darüber hinaus haben Sie Ganzkörperkontakt, und Sie können einander küssen – aber nicht während der heftigeren Phase, weil Sie dann die Zähne zusammenschlagen wie Percussion-Spieler, die unerlaubten Aufputschmitteln frönen. Nicht zu vergessen, dass Sie seinen Po nach Lust und Laune anfassen, streicheln und kneten können. Ansonsten brauchen Sie nichts weiter zu tun, als Ihre Beine zu spreizen, damit er sich zwischen Ihre Schenkel legen kann wie ein Spaceshuttle, das an das Mutterschiff andockt.

Sollten Sie sehr viel kleiner sein als Ihr Partner, reicht es unter Umständen nicht, dass Sie Ihr Becken heben, um ihn eindringen zu lassen. In diesem Fall können Sie ein Kissen unter Ihren Po legen. Damit dürfte das Problem gelöst sein, und zusätzlich hat er einen hübschen Ausblick auf Ihre Scheide. In dieser Position kann er sogar Ihren G-Punkt erreichen – sofern Sie an die Existenz dieses Punktes glauben –, und wenn er zwischen den Stößen seine Hüften hin und her bewegt, kann er nebenher Ihre Klitoris stimulieren. Falls es nicht auf Anhieb klappt, brauchen Sie nicht zu verzweifeln. Spreizen Sie die Beine so weit wie möglich (wo stecken diese Pornoregisseure, wenn man sie wirklich braucht?); damit dürfte Ihre Klitoris genügend hervorragen, um auch etwas davon zu haben. Einige Frauen schwören allerdings auch darauf, die Beine möglichst dicht zusammenzupressen, weil sein Penis dann während der Stöße den gesamten Schambereich entlangreibt. Aber wenn es Ihnen mit der Klitorisstimulation während des Sexes wirklich ernst ist, sollten Sie vielleicht die nachfolgende Stellung ausprobieren, deren Abkürzung lustigerweise CAT heißt. Sie beugen sich über eine Schale Milch, während er Ihnen den Rücken krault … nein, war nur ein Scherz. Wie's wirklich geht, verrate ich Ihnen sofort.

Die „Coital Alignment Position" (CAT)[1]

Anfangs befinden Sie sich in der Missionarsstellung – übrigens sollten Sie diesen Teil auswendig lernen, da Sie wohl kaum mit dem Buch hinter seinem Rücken herumfuchteln wollen, während Sie versuchen, die richtige Position zu finden. Sobald er in Sie eingedrungen ist, pressen Sie die Beine zusammen, und er bewegt sich auf Ihnen ganz langsam nach oben, bis Sie Becken auf Becken liegen. Vielleicht hat er Angst, sein bestes Stück könnte nach hinten wegbrechen, aber das wird es nicht. Er muss nur so weit nach oben kommen, bis sein Beckenknochen auf Ihrem Klitorisbereich liegt. Und nun sollte er nicht auf und ab hüpfen wie ein Hase, dessen Hintern voller Schrotkugeln steckt, sondern seine Hüften langsam gegen Ihre reiben. Sie werden unweigerlich mitmachen – ob Sie wollen oder nicht – und wenn Sie alles richtig machen, werden Sie einen Superorgasmus erleben, während er in Ihnen ist. Für eine erschreckend große Anzahl Frauen kommt das sonst nicht vor. Falls es beim ersten Mal nicht klappt, verzagen Sie nicht gleich. Nehmen Sie beim zweiten Mal vielleicht etwas Gleitmittel zu Hilfe, und probieren Sie weiter – aber achten Sie darauf, nicht zu energisch zu reiben, damit Ihre Schamhaare nicht mittendrin Feuer fangen.

Variationen der Missionarsstellung

Das Schöne an dieser Stellung ist, dass sie zahlreiche Variationen zulässt, in denen verschiedene Bereiche stimuliert werden – und alles, während Sie auf Ihrem faulen Hintern liegen.

---

1) sinngem. Eine Stellung, in der beide Partner gleich stark stimuliert werden, *Anm. d. Übers.*

Gefüllte Gans

Schon gut, der Name ist von mir. Meinetwegen können Sie diese Stellung auch „Kongress der Wasserbüffel" nennen, aber das ändert nichts an der Tatsache, dass Sie dabei aussehen wie ein ofenfertiges Geflügel. Sie ziehen die Beine an und stützen Ihre Füße auf seiner Brust ab (Schuhe aus, Mäuschen!). Das sieht seltsam aus, beschert Ihnen beiden aber Hochgefühle, für die manche Menschen noch ganz andere Dinge tun würden. Er sollte knien und sich leicht vornüberbeugen. Am besten lassen Sie das Licht an, denn er wird gern sehen wollen, wie er in Sie eindringt. Da Ihre Füße ihn halten, kann er sich mit seinen Händen nützlich machen – insbesondere indem er Ihre Brust und Ihre Klitoris streichelt. Für ihn ist diese Stellung reizvoll, weil er alles sieht – und wie wir alle wissen, lebt die Porno-Industrie nicht schlecht davon, dass Männer gern Großaufnahmen von Genitalien beim Verkehr angucken. Für Frauen ist der Anblick ungefähr so stimulierend wie kopulierenden Kopfläusen zuzuschauen, aber lassen wir ihm seinen Spaß. In dieser Stellung wird der empfindliche Scheideneingang wunderbar stimuliert, und Ihr G-Punkt (falls ... Aber das hatten wir schon) wird Purzelbäume schlagen vor Begeisterung. Dennoch gibt es folgende Punkte zu bedenken:

a) Sie werden nicht allzu lange in dieser Stellung bleiben können, denn ganz gleich wie fit Sie sind, irgendwann müssen Sie wieder richtig atmen können.
b) Achten Sie darauf, dass er nicht zu kraftvoll zustößt, weil er sonst rausrutscht.
c) Denken Sie auf keinen Fall darüber nach, wie Sie in diesem Moment aussehen, weil Ihnen dann unweigerlich Dinge wie „Schwabbelbauch" oder „Speckfalte" in den Sinn kommen, und das zieht Sie garantiert runter. Außerdem würde

er niemals finden, dass diese Stellung nicht figurfreundlich ist – glauben Sie mir.

Die Ganzkörperumarmung

Diese Stellung eignet sich besonders für Paare, die bis über beide Ohren verliebt sind. Sie gibt ihnen das Gefühl tiefer Verbundenheit. Wohlgemerkt, ich spreche hier von einem Gefühl – schließlich kann man nie sicher sein, ob er nicht nebenbei auch noch Ihre Mutter vernascht. Aber trotzdem sollten Sie dieses Gefühl genießen, so lange es dauert. Und nun machen Sie genau das, was der Titel sagt: Umarmen Sie ihn mit allem, was Sie haben, d. h. legen Sie Ihre Beine um seinen Rücken und ziehen Sie ihn bei jedem Stoß weit zu sich heran. Wenn Sie zusätzlich ein Kissen unter Ihrem Po haben, wird er tiefer in Sie eindringen können als in irgendeiner anderen Stellung. Aber achten Sie darauf, dass er nicht jedes Mal gegen Ihren Muttermund rammt. Dabei kann Ihnen zwar nicht direkt etwas passieren, doch es fühlt sich ziemlich merkwürdig an. Diese Position ist fantastisch, um schwanger zu werden, also ist Vorsicht geboten, falls Sie gerade nicht schwanger werden wollen. Ein entscheidender Vorteil ist, dass sich Ihre Körper sehr, sehr nah sind, und wenn Sie wirklich richtig doll und absolut unglaublich in ihn verliebt sind, werden Sie nicht mehr wissen, wo er aufhört und Sie anfangen. Falls nicht, ist es immer noch nett – und Sie dürfen sich damit trösten, dass Ihre Mutter die Beine bestimmt nicht so weit um ihn schlingen kann wie Sie.

Der Adler

Auch hier gilt: Einfacher geht's nicht. Sie spreizen die Beine, so weit Sie können. Aber machen Sie das besser erst, wenn er schon in Ihnen drin ist, sonst will er möglicherweise erst mal nur gucken und Fotos machen. Für ihn ist auch das ein Riesenspaß, aber Sie werden sich vorkommen wie ein geographisches Phänomen und nicht wie eine heiße Braut. Also: Sobald er eingedrungen ist, strecken Sie Ihre Beine entweder weit zur Seite oder nach oben. Damit sensibilisieren Sie Ihren gesamten Genitalbereich, weil die Schamlippen auseinander gehen und Ihre besten Teile ans Sonnenlicht bringen - oder wenigstens seinen Augen und Händen zugänglich machen. Wahrscheinlich hilft ihm diese Stellung, Ihre Klitoris auf Anhieb zu finden, was schon mal ein Pluspunkt ist. Und er wird begeistert sein, denn bis heute dachte er möglicherweise, so etwas machen nur die Mädels in den Hochglanzheften.

Frauen nach oben

Trotz all der Wonnen, die die Missionarsstellung bereithält, genügt sie Ihnen manchmal vielleicht nicht, weil sie nicht der verwegenen Sexgöttin entspricht, als die Sie sich gerade sehen. Außerdem wird er sich irgendwann darüber beklagen, dass die ganze Arbeit an ihm hängen bleibt. Ganz abgesehen davon hat er in der klassischen Missionarsstellung keine Möglichkeit, Ihre Brüste - und die anderen Teile - zu streicheln. Deshalb sollten Sie dann und wann den Cowboyhut aufsetzen und nach oben gehen. Und glauben Sie ja nicht, es könnte ihm nicht gefallen. Die einzigen Männer, die etwas dagegen haben, sind solche, die Frauen ausschließlich zur Erhaltung des Stammbaums vögeln und von ihnen erwarten, dass sie stumm im Dunkeln liegen bleiben, bis der unselige Akt vorbei ist. Aber Sie werden wohl kaum Sex mit Ihrem ehemaligen Schuldirektor haben wollen, oder? Also bitten Sie ihn, sich auf den Rücken zu legen, und klettern auf ihn drauf. Er braucht übrigens weder Kissen noch sonst etwas, was ihn gewiss erfreuen wird. Einige Männer nehmen ihren Willi gern in die Hand und suchen selbst nach dem richtigen Eingang, während andere es vorziehen, von Ihnen an die richtige Stelle geführt zu werden.

Ich persönlich plädiere für letztere Variante, da Sie genau wissen, wo er hin muss, er aber nicht. Und begehen Sie nicht den typischen Anfängerfehler, zu meinen, Sie setzen sich langsam auf ihn drauf und alles wird gut. Wird es nicht, sondern Sie verbiegen ihm seinen Penis, was er als ziemlich schmerzhaft und Sie als peinlich empfinden dürften. Wenn Sie also nicht planen, den Rest der Nacht mit verzweifelten Entschuldigungen zu verbringen, nehmen Sie die Hand zu Hilfe.

Sobald sein Penis ganz drin ist, wird er vor Begeisterung stöhnen, und für Sie fühlt es sich hoffentlich auch gut an. Falls es schmerzhaft ist, sitzen Sie wahrscheinlich zu weit hinten, so dass seine Penisspitze gegen Ihren Gebärmutterhals drückt. Rutschen Sie ein Stückchen vor, und dann beginnen Sie, sich vor und zurück zu bewegen. Aber fangen Sie bloß nicht zu schnell an - wenn er länger braucht, bis er kommt, werden Sie sich irgendwann wie ein Olympialäufer fühlen, der um Atem ringt und versucht, die fiesen Seitenstiche zu ignorieren, bis er die Ziellinie passiert hat. Die beste Bewegungsform ist ein leicht pumpendes Vor und Zurück. Gehen Sie nicht zu wild zur Sache (sein Willi ist in einer ziemlich heiklen Position). Erst wenn Sie, bildlich gesprochen, kurz vorm Überkochen stehen, können Sie etwas forscher werden, indem Sie ihn bei jeder Bewegung beinahe - wohlgemerkt: *beinahe* - freigeben, um ihn mit der vollen Länge wieder eindringen zu lassen. Sollte diese Aktion für Ihr sensibles Gemüt unangenehm nach „Reit' schneller, Cowgirl" riechen, reiben Sie stattdessen Ihr Becken an seinem. Die Reibetechnik wird in den meisten Schlafzimmern schändlich unterbewertet, obwohl man mit ihr Stellen berühren kann, die bei der Stoßtechnik nie angesprochen werden. Bewegen Sie Ihre Hüften im Uhrzeigersinn - oder in einer Schleife (wie eine 8), wenn Sie es sich zutrauen. Damit machen Sie ihn unter Garantie wahnsinnig vor Lust. Und das

Schönste an dieser Übung ist, dass sie kein bisschen anstrengend ist und Ihre Klitoris erfreut.

Und es gibt eine Variante bei dieser Technik, die Sie sich auf keinen Fall entgehen lassen sollten, wenn Ihnen der Sinn nach einem echten Erdbeben steht. Für den neutralen Betrachter ist diese Stellung wieder einmal eher fragwürdig, aber wer kümmert sich um neutrale Betrachter, wenn ein Orgasmus wie ein Gewitter zu haben ist? Anstatt sich über ihn zu knien, hocken Sie sich so hin, dass Ihre Füße neben seinen Hüften sind und lassen sich auf seinen Penis herab, der möglichst gerade wie ein Fahnenmast in Ihnen stecken sollte (oder wie ein Cocktailwürstchen, je nachdem). Für Ihren G-Punkt ist das der siebte Himmel, allerdings die Hölle für Ihre Oberschenkelmuskeln. Hier helfen hochhackige Schuhe. Stützen Sie sich mit den Händen auf seinen Bauch (aber nur leicht, sonst fällt ihm demnächst das Abendessen aus dem Gesicht) und bewegen Sie sich auf und ab, wobei Sie darauf achten, dass er so steil nach oben gerichtet bleibt wie möglich. Und halten Sie den Rücken gerade – sobald Sie sich nach vorn beugen, ist der schöne G-Punkt-Zauber vorbei. Wenn Sie diese Technik durchhalten, werden Sie am Ende fasziniert sein, zu welchen Wonnen Sie kommen können. Nicht zu vergessen, dass er in dieser Stellung nach Herzenslust Ihren Busen streicheln kann, sofern Sie es wünschen. Einige Frauen (zu denen ich mich übrigens nicht zähle) schwören auf die rückwärtige Obenauf-Stellung. Das bedeutet nichts weiter, als dass Sie auf ihm sitzen und seine Füße angucken. Diese Position mag Ihnen ein paar neue Sinneseindrücke bescheren, und er wird begeistert sein, Ihren rotierenden Po betrachten zu dürfen, wohingegen Ihre visuelle Stimulation eher in den Minusbereich abgleitet – oder hegten Sie immer schon eine heimliche Vorliebe für knochige, krumme Zehen? Außerdem geht der schöne Nebeneffekt der Obenauf-Position verloren, dass die Hände absolute Bewegungsfreiheit genießen. Andersherum nämlich dürfen Sie nach Belieben hinter sich fassen und seine Hoden und Schenkel streicheln, oder Sie können seine Brust kraulen. Sie können ihn sogar küssen, wenn Sie das Bedürfnis überkommt. Und er kann mit Ihrem Busen spielen oder Ihre Klitoris streicheln – obwohl er kurz vor dem Höhepunkt wahrscheinlich aus dem Rhythmus kommen wird. Den echt verwegenen Mädels unter uns bleibt natürlich noch die Alternative, das mit der Klitoris selbst zu übernehmen, wenn wir orgasmustechnisch auf Nummer sicher gehen wollen.

Die Hundetechnik

Tja, da wären wir mal wieder beim komplizierteren Teil angekommen. Mit Hundetechnik meine ich nämlich, dass Sie auf allen Vieren hocken und er hinter Ihnen steht – und nicht, dass Sie hinter der Frisbee-Scheibe herlaufen und ihn anschließend mit Matsch bespritzen. Nicht wenigen Frauen bereitet diese Position gewisse psychologische Probleme. Zugegeben, es hat etwas Unterwürfiges, sich „von hinten nehmen" zu lassen, wobei Sie nicht einmal sein Gesicht sehen können. Möglicherweise stellt er sich vor, auf der anderen Seite Ihres Hinterkopfes wäre Angelina Jolies Gesicht, oder – noch schrecklicher – er malt sich aus, dass Pamela Andersons Superbrüste da wären, wo Sie nur mit einem Paar Spiegeleiern aufwarten können. Hinzu kommt, dass diese Position nicht sonderlich liebevoll wirkt, weshalb sie genau diejenige wäre, die sich ein Mann von Ihnen wünscht, wenn er Sie benutzen und hinterher Ihren Namen aus seinem Gedächtnis löschen will. Aber vergessen wir all das mal für einen Moment und gehen wir davon aus, dass er Ihren Namen schon länger kennt. Des Pudels Kern (ha-ha) ist doch: Sie wollen etwas Aufregendes erleben und stimuliert werden; und in dieser Hinsicht haben die Hunde uns mehr voraus, als Sie ahnen. Glauben Sie mir, diese Stellung ist ein ech-

ter Bringer. Und er wird Ihnen mit an Sicherheit grenzender Wahrscheinlichkeit keine fremden Gesichter andichten, weil er viel zu sehr damit beschäftigt sein wird, lustvoll auf Ihren Po zu starren.
So, da nun glücklich sämtliche Bedenken aus dem Weg geräumt sind, können Sie in Position gehen. Das heißt: halt! Eine Bemerkung möchte ich mir vorher doch noch erlauben: Falls er Sie ausschließlich in dieser Stellung will, könnte er ein Intimitätsproblem haben – oder ein Psychopath sein.

Po hoch!

Mit Händen, Knien und fröhlichem Drauflosstoßen ist es keineswegs getan. Es reicht nicht, wenn Sie sich in eine Stellung begeben, als suchten Sie auf dem Teppich nach Ihrer linken Kontaktlinse, sondern Sie müssen Ihr Hinterteil in eine Position bringen, die –

a) den Zugang leicht auffindbar macht
b) Ihre Scheide stimuliert
c) ihn wahnsinnig vor Verlangen macht.

Vergessen wir nicht: 98 Prozent unserer DNS sind deckungsgleich mit der von Affen, und was zeigen Affen, um andere Affen in Fahrt zu bringen? Richtig, sie zeigen ihnen ihren Hintern. Sobald Sie also auf Händen und Knien hocken, strecken Sie die Hände vor; das ist insofern praktisch, als Sie andernfalls wie ein Kartenhaus zusammenfallen werden, wenn er energischer zustößt. Und nun heben Sie das Becken, bis Ihr Po fast steil nach oben ragt. In dieser Stellung haben so gut wie alle Frauen eine Wespentaille – eine Nebenwirkung, die nicht zu verachten ist. Nun spreizen Sie die Beine ein wenig, damit er von hinten in Sie eindringen kann. Übrigens kommt er hervorragend an Ihre Brüste, die in dieser herabhängenden Position besonders leicht zu reizen sind, und er kann mühelos unter sich greifen, um Ihre Klitoris zu streicheln. Aber wahrscheinlich wird er sich darauf beschränken, munter drauflos zu stoßen. In dieser Stellung empfinden Sie seinen Penis als besonders intensiv, weil er die gesamte Länge Ihrer Scheide ausfüllt – also dürfen Sie damit rechnen, dass es ein richtig nettes Erlebnis wird. Sollten zwischendurch Ihre Arme nachgeben, können Sie sich vorn ruhig hinunterbeugen, bis Ihr Kopf auf dem Kissen liegt. Ihr Po sollte allerdings oben bleiben. Außerdem kann er in dieser Position zwischen Ihren Schenkeln knien und sich mit dem Becken darauf abstützen, so dass es für Sie beide etwas weniger anstrengend wird. Sie können diese Stellung auch dahingehend variieren, dass Sie auf dem Bett knien und er vor dem Bett steht – das verleiht dem Ganzen etwas von „Herr und Dienerin". Dafür wird er umso kräftiger zustoßen können, weil er mit seinem gesamten Körpergewicht dabei ist. Die Hundeposition beschert Ihnen die stürmischsten Orgasmen, aber Sie sollten sie unbedingt für Gelegenheiten aufsparen, in denen Sie sich physisch und psychisch stabil fühlen.

Auf seinem Schoß sitzend

Wollten Sie Sex in einem gut besuchten Nachtclub haben, wäre dies die Stellung, die sich anbietet, vorausgesetzt Sie tragen keine Hotpants. Überhaupt können Sie in dieser Position überall Sex haben (in Bussen, auf Zugtoiletten, in Flugzeugen, auf Parties ...), und natürlich auch zu Hause, wenn Sie gerade keine Lust haben, zum Poppen nach oben ins Schlafzimmer zu gehen. Alles, was Sie brauchen, ist ein standfester Stuhl, also nach Möglichkeit kein schwedisches Selbstbaumodell, das Ihrer leidenschaftlichen Begegnung ein jähes Ende mit gebrochenen Knöcheln bescheren könnte. Empfehlenswert ist ein solider Küchenstuhl. Vergessen Sie den Quatsch mit den

Schaukelstühlen, denn der Schaukeleffekt ist gleich null. Ziehen Sie Ihrem Partner die Hose runter (oder aus) und setzen Sie ihn auf den Stuhl. Dann hocken Sie sich rittlings - aber möglichst elegant - mit hochgezogenem Rock (oder nackt) auf seinen Schoß. Im Grunde genommen ist es egal, wie herum Sie sitzen, doch gerade wenn Sie zu Hause sind, sollten Sie ihn besser dabei ansehen - und küssen - können. Falls Ihre Füße nicht den Boden berühren, sollte er entweder Ihren Po stützen oder Sie anderweitig festhalten, während sein Willi eindringt. Das war's schon, jetzt können Sie munter drauflospoppen. Auf Stoßbewegungen sollten Sie besser verzichten, da der Stuhl dabei gefährlich ins Wackeln kommt. Wiegen Sie sich einfach sanft hin und her. Wenn Sie eine wahre Sexgöttin sind und Ihren Partner mit Sex in der Öffentlichkeit erfreuen möchten, können Sie auch allein mit den Scheidenmuskeln arbeiten, indem Sie seinen Penis damit abwechselnd fest umschließen und wieder loslassen - keine Sorge, ich erzähle Ihnen später ausführlicher, wie das funktioniert. Beim Vögeln unter Fremden empfiehlt sich die Damensattelstellung, in der Sie sich ganz dezent wiegen - was Sie gerade tun, ist nämlich offensichtlicher, als Sie vielleicht glauben. Ansonsten eignet sich die Schoßstellung auch fürs Bett. Er sitzt oder kniet dabei auf dem Bett, und Sie haben ungehinderten Kontakt zu seinem Oberkörper. Wenn er dabei die Beine nach vorn ausstreckt und Sie Ihre seitlich neben ihm haben, befinden Sie beide sich in einer wunderbar intimen Stellung, die eine beachtlich tiefe Penetration zulässt. Und das ist immer eine schöne Sache.

Die Löffelstellung

Diese Stellung ist ideal für alle Gelegenheiten, bei denen man zwar Sex haben will, sich aber gerade sehr, sehr träge fühlt. Sie ist wie geschaffen für leicht verkaterte Morgen, extrem späte

Abende und überhaupt all jene Momente, in denen Sie nicht einsehen, warum Sie für Ihren Orgasmus herumhüpfen müssen wie ein nackter Cheerleader. Und sie ist lächerlich einfach. Sie beide liegen hintereinander auf der Seite, und er hebt ein Bein über Ihre Hüfte. Dann dringt er ein und wiegt sich langsam vor und zurück, während er Ihren Busen und Ihre Klitoris streichelt. Ist er ein richtig netter Kerl, wird er auch noch Ihren Nacken küssen, weil er weiß, wie schön sich das anfühlt. Und Sie könnten mit einer Hand nach hinten greifen und seine Hoden oder seinen Hintern streicheln. Falls Ihnen das zu unpersönlich ist, können Sie es auch andersherum machen. Dafür müssten Sie sich nur umdrehen und ein Bein über seine Hüfte legen. Aber bedenken Sie, dass Ihr Atem heute Morgen eventuell nicht nach Rosen riecht, und Ihre Frisur dürfte verdächtig an „Edward mit den Scherenhänden" erinnern. Na ja, nobody's perfect. Versuchen Sie auf keinen Fall, ein Bein unter seine Hüfte zu schieben - sozusagen als Sockel für den Beinstapel. Binnen dreißig Sekunden wird es taub sein, und Sie schreien vor Schmerzen.

Im Stehen

Sex im Stehen ist fantastisch, wenn Sie beide exakt 1,75 m groß sind - oder beide exakt 1,60 m, falls Sie auf kleine Männer fliegen. Bei unterschiedlich großen Menschen ist die Standnummer so prickelnd, wie ein Puzzle zu legen, bei dem die Hälfte der Teile fehlt: Sie kriegen es nicht zusammen. Schade, denn der senkrechte Sinnenrausch ist fantastisch. Er hat etwas Wildes, was der Leidenschaft durchaus förderlich sein kann, und er ermöglicht freien Zugang zu Ihren Körpern. Daher lohnt es sich unbedingt, Ihre entscheidenden Teile irgendwie auf eine Höhe zu bringen. Zum Beispiel könnten Sie hochhackige Schuhe tragen, aber vielleicht mögen Sie keine hohen

Absätze (warum eigentlich nicht?). Dann bleibt Ihnen die zweite Variante, bei der Sie sich mit dem Gesicht zur Wand stellen, die Hände abstützen und Ihren Po so weit nach hinten ausstrecken, dass er von hinten in Sie eindringen und sich dabei ebenfalls mit den Händen an die Wand lehnen kann. Aber imitieren Sie um Gottes willen nicht die Schlüsselszenen aus *Der letzte Tango von Paris*, in denen Maria Schneider die Beine um Marlon Brandos Hüften schlingt, während er wie wild auf sie einstößt. Im richtigen Leben endet diese Übung damit, dass er schmerzgeplagt vornüberkippt, weil seine Lendenwirbelsäule ihm den Dienst versagt. Wer kann schon sportliche Höchstleistung vollbringen, wenn ihm fünfzig Kilo zusätzliches Gewicht wie eine Klette am Bauch kleben? Wenn Sie ihn dabei ansehen wollen, werden Sie feststellen, dass es praktisch unmöglich ist, ihn eindringen zu lassen - es ist schon schwer genug, einen Tampon im Stehen einzuführen, aber achtzehn Zentimeter pulsierende Männlichkeit? Vergessen Sie's. (Nicht dass mit den achtzehn Zentimetern, die jeder Frau gegönnt sein sollten, sondern das andere.) Sollten Sie dennoch erfolgreich sein, müssen Sie ein Bein in seiner Hüfthöhe halten, was eine ziemlich wacklige Angelegenheit ist. Und nur weil Kylie es in dem *Kids*-Video schafft, heißt das noch lange nicht, dass Sie es auch können, klar? Außerdem hatten die beiden nicht wirklich Sex.

Andere Stellungen

Sie brauchen keine anderen Stellungen. Was Sie bisher wissen, wird Sie und ihn über Jahre glücklich und zufrieden machen. Und falls irgendwann Langeweile eintritt, fangen Sie einfach nochmal von vorn an. „Weißt du noch, was wir damals immer gemacht haben, bevor die Kinder geboren waren?" „Hmm, na klar. Warte, ich lag doch so …" Na ja, und so weiter. Im Übrigen bleibt Ihnen die Möglichkeit, andere Möbel als das Bett zu benutzen, als da wären …

Die besten Möbel für den Sex (und die besten Stellungen dabei)

1. Der Küchenstuhl: Er setzt sich drauf, Sie hocken sich auf seinen Schoß, mit dem Gesicht zu ihm, und wiegen sich sanft.
2. Der Küchentisch: Er steht davor, Sie liegen mit dem Rücken auf der Tischplatte und stützen die Beine auf zwei Küchenstühlen ab. Sicherer Halt ist wichtig, wenn Sie sich bei dem wilden Vor und Zurück nicht wund scheuern wollen.
3. Die Waschmaschine: Sie sitzen auf der Kante, schalten den Schleudergang ein und schicken ihn putzen, während Sie dem Orgasmus entgegenrütteln. Alternativ dazu können Sie sich auch darauflehnen, während er Sie von hinten nimmt.
4. Das Sofa: Ein bisschen wie im Bett, aber enger. Er sitzt aufrecht, und Sie knien rittlings auf ihm. Am besten sitzen Sie so, dass Sie ihn ansehen (es sei denn, der Film ist wirklich spannend).
5. Die Dusche: Wieder von hinten. Beide stehen, und Sie stützen sich mit den Händen an der Wand ab und strecken den Po raus. Aber denken Sie in Gottes Namen an die Antirutschmatte!

Die schlechtesten Möbel für den Sex

1. Der Couchtisch: Er wird zusammenbrechen, und mindestens einer von Ihnen beiden wird sich auf dem Teppichboden die Haut abraspeln.

2. Der Sessel: Wie stellen Sie sich das bloß vor? Na ja, Sie könnten sich hineinknien, und er kniet hinter Ihnen – aber im Ernst: Diese Nummer ist im Bett weit komfortabler zu haben.
3. Das Spülbecken: Spülbecken befinden sich oft unterhalb des Küchenfensters, welches wiederum das Fenster ist, in das all Ihre Nachbarn hineinsehen können. Möchten Sie wirklich in einem Porno für Hausmeister mitspielen?
4. Die Badewanne: Stellen Sie sich vor, Sie wollen mit bloßen Händen einen Goldfisch aus einer Abwaschschüssel angeln. Eine ähnlich glorreiche Figur geben Sie beim Sex in der Wanne ab. Ist es das wert?
5. Vor dem Kamin: Klingt romantisch, ist es aber nicht. Sie werden (hoffentlich) über weitere Strecken unachtsam sein, und hinterher sehen Sie aus wie eine halbgare Pute. Wollen Sie das wirklich?

7. Kapitel

Größe ist unwichtig … oder etwa nicht?

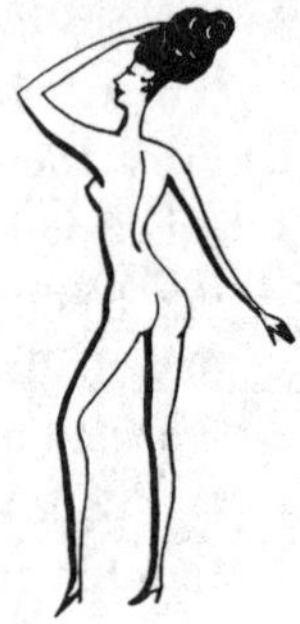

Kondome sollten in drei verschiedenen Größen angeboten werden: Jumbo, Kolossal und Super-Kolossal. Das erspart den Männern die Schmach, in der Drogerie nach den kleinen zu verlangen.

Barbara Seaman

Der gemeine Mann plagt sich seit frühester Kindheit, als sein Willi so groß war wie ein Klicker, mit dem Gedanken, sein bestes Stück könnte nicht groß genug sein. Aus irgendwelchen Gründen – die herauszufinden sich größere Denker als ich aufmachen müssten – glauben Männer, ein großer Penis wäre der Inbegriff der Maskulinität. Eine XXL-Ausstattung kommt für sie einem Plastikanhänger mit „Access all Areas", dem Fahrersitz eines Formel-1-Wagens und dem entscheidenden Tor für Inter-Mailand gleich – alles auf einmal, versteht sich. Dabei ist unklar, ob sie einen großen Penis mit einer überdurchschnittlichen Spermaproduktion assoziieren, mithin glauben, mehr Frauen befruchten zu können als andere Männer und dadurch den Erhalt des Familiennamens über die nächsten Jahrtausende zu sichern. Vielleicht betrachten sie ein wohldimensioniertes Privatteleskop ja auch als ein Garant für Macht und strotzende Kraft, wie das Haar von Samson. Möglicherweise erkennen sie darin ihre reelle Chance, in naher Zukunft zum Wirtschaftsmagnaten aufzusteigen, der sich in der Öffentlichkeit mit einem Schwarm von Bond-Girls am Arm zeigt. Aber wahrscheinlich haben sie bloß Angst, von größeren Jungen mit größeren Willis im Umkleideraum der Schulturnhalle gehänselt zu werden. Was den Wunsch nach dem Wunderwilli ganz gewiss nicht begründet, ist ein tiefes Bedürfnis, dem anderen Geschlecht damit Freude zu bereiten. Na gut, eventuell spielt es für ein paar Männer eine kleine Rolle.

Aus weiblicher Sicht liegt die ideale Größe bei 15-18 cm, was ein absoluter Durchschnittswert ist. Natürlich werden Sie kaum Ihr Maßband hervorkramen wollen, wenn er die Hosen fallen lässt. Trotzdem werden Sie auf Anhieb bemerken, wenn er den Richtwert deutlich überschreitet: Sie bekommen große Augen und klemmen reflexartig die Beine zusammen, weil Sie sich ungefähr ausmalen können, was es heißt, dieses Ding in eine vertretbare Position zu bringen. Auch falls obiges Durchschnittsmaß auffallend unterschritten werden sollte, regen sich gewisse Vorbehalte. Sie werden fürchten, dieses kleine Ding könnte in Ihnen herumirren wie ein Höhlenforscher, der sich verlaufen hat und um Hilfe ruft. Aber selbst wenn Ihnen Ihr neuer Freund soeben einen feuchten Knallfrosch – oder einen Fernsehturm – enthüllt hat, müssen Sie nicht gleich weglaufen, denn die Länge ist nicht alles, was zählt. Die Dicke ist ebenfalls entscheidend (für all diejenigen, die während der Mathestunden von Jungs träumen, wäre das der Durchmesser). Und sollte er diesbezüglich aussehen, als wäre das Design auf akute Raumnot ausgerichtet, brauchen weder Sie noch Ihr Partner zu verzweifeln. Glücklicherweise existieren Techniken, mit denen der Sex selbst dies- und jenseits der Richtwerte Spaß machen kann.

Wenn *er* zu groß ist

Genau genommen gibt es ein „zu groß“ gar nicht. Aber genau genommen sind die Monthy Pythons auch ein ziemlich dröger Haufen. Gehen wir für unsere Zwecke einmal davon aus, dass wir unter „zu groß“ verstehen, dieses Ding braucht wahrscheinlich Hilfe, um ohne Kollateralschaden in eine Scheide einzudringen - als müsste man einen sehr dicken Mann durch die Sicherheitsschranke eines Flughafens bringen. Oder, um ein konkretes Beispiel anzuführen, Ihre Fingerspitzen treffen sich nicht, wenn Sie die Hand darumlegen. Vielleicht sieht er aber auch beängstigend lang aus - aber in diesem Fall dürfen Sie sich entspannen. Wer bestimmt schließlich, dass er mit der vollen Länge eindringen muss, um an Ihren Gebärmuttermund zu trommeln wie ein unwirscher Gerichtsvollzieher? Außerdem reicht es vollkommen aus, wenn er ihn zu zwei Dritteln einführt, weil Ihre Scheide ohnehin nur auf den vorderen acht Zentimetern mit Nervenenden ausgestattet ist. Das bedeutet zwar nicht automatisch, ein Mini-Max tut's allemal - aber es veranschaulicht uns nachhaltig, dass zwanzig Zentimeter pulsierende Männlichkeit nicht der Königsweg zur weiblichen Glückseligkeit sind. Es sei denn, sie sind aus Plastik und batteriebetrieben.

Auf geht's!

Der Schlüssel zum guten Sex mit einem XXL-Exemplar sind Gleitmittel. Zugegeben, die Vorstellung des Schmierens und Ölens will nicht recht mit unserem romantisch verklärten Bild geteilter Sinnenlust harmonieren, aber mir ist bis heute noch keine hübsche Umschreibung dafür eingefallen. Sollten Sie diesbezüglich Vorschläge machen wollen: Postkarte genügt. Aber falls Ihre natürlichen Mittel versagen - was sie eigentlich nicht dürften, wenn er das mit dem Vorspiel einigermaßen hinbekommt -, bleiben klassische Gleitmittel als einzige Alternative. Sie tragen ein bisschen davon auf Ihrem Scheideneingang und seinem Penis auf, und damit dürfte es klappen. Wenn nicht, verspannen Sie sich eventuell zu sehr, in welchem Fall er Sie so lange streicheln sollte, bis Sie wieder locker werden. Er kann auch einen Finger oder den Daumen benutzen, um den Eingang behutsam zu weiten – wobei „behutsam" absolut zwingend ist, weil Sie sich gewiss nicht fühlen möchten, als stünden Sie kurz vor der Entbindung in einem Feldlazarett auf der Krim.

Die einzige echte „Gefahr" besteht darin, dass er möglicherweise doch den Drang verspürt, seine volle Länge in Sie hineinzubringen. Falls er im Eifer des Gefechts zu schnell vorgeht, kann es wehtun. Also sollten Sie wissen, welche Stellungen sich für den Sex mit Mr. Big Willi eignen und welche nicht. (Übrigens dürfen Sie ihn gern so nennen, wenn Sie möchten, dass sein Ego anschwillt wie ein Heißluftballon. Na gut, dann eben nicht.)

Stellungen für Große

Am einfachsten kontrollieren Sie die Wirkung eines großen Penis, indem Sie eben liegen. In dieser Stellung kann er praktisch nichts tun, was Sie ihm nicht gestatten – sofern er nicht zufällig ein Bodybuilder mit extrem elastischen Hüften ist. Und denken Sie daran, dass Sie nicht auf seinem Willi rauf und runterrutschen müssen wie eine Trampolinspringerin. Lassen Sie ihn nur so weit eindringen, wie Sie als angenehm empfinden – sagen wir, die ersten 28 Zentimeter oder so, ho, ho –, und wiegen Sie die Hüften in kreisenden Bewegungen. Dann dürften Sie ungefähr das erleben, wovon alle Frauen schwärmen, wenn sie von Superdingern fantasieren und dabei nicht meinen, dass sie so gern mal ein Spanferkel wären.

Eine andere günstige Stellung ist die, in der Sie Ihre Beine möglichst weit spreizen – wogegen er sicher nichts einzuwenden haben wird. In dieser Haltung dehnen Sie Ihre Scheide optimal. Aber lassen Sie diesmal das Kissen unter Ihrem Po weg und winkeln Sie die Knie so an, dass Sie damit seine Hüften auf dem richtigen Abstand halten können. Auf diese Weise haben Sie die Kontrolle darüber, wie weit er in Sie hineinstößt. Einfach, oder?

Die Vorteile eines großen Penis

1. Sie haben in Ihrem Partner einen außergewöhnlich selbstbewussten Mann, der wahrscheinlich nicht von dem Drang erfüllt ist, sich „Potenzverlängerer“ wie Ferraris, Harley Davidsons oder Lear-Jets zu kaufen. Sie können also begründete Hoffnung hegen, dass er die Wochenenden nicht in der Garage, sondern bei Ihnen im Bett verbringt.
2. Er füllt Sie vollständig aus und ist damit in der Lage, Ihre sämtlichen Nervenenden zu stimulieren, was Ihnen fantastische Orgasmen bescheren kann. Wer will sich da beklagen?
3. Wenn Sie Spaß daran haben, männliche Prachtstücke zu betrachten, liefert er Ihnen ein todsicheres Mittel gegen langweilige Sonntagnachmittage und öde Fernsehprogramme.

Die Nachteile eines großen Penis

1. Er kann weh tun.
2. Ihr Partner betrachtet sich möglicherweise als ein Gottesgeschenk und zeigt infolgedessen Defizite, was partnerschaftliche Treue angeht. Vielleicht meint er, so etwas Schönes wäre zu gut für nur eine Frau …
3. Sie brauchen ein ausgiebiges Vorspiel, damit er problemlos in Sie eindringen kann – für einen Quickie vor dem Mittagessen ist er also denkbar ungeeignet.

Wenn *er* klein ist

Zunächst einmal sollten Sie bedenken, dass Ihr Traummann zeit seines Lebens mit seinen Miniaturmaßen aufgezogen wurde. Hinter ihm liegen bereits Jahre, in denen er sich unter Schwimmhallenduschen gekrümmt hat, über Vakuum-Pumpen nachdachte und sich vergebens einredete, er sähe von vorn vielleicht größer aus als von oben. Sie sollten daher alles zusammenkratzen, was Sie an Sensibilität besitzen, und sich auf keinen Fall zu Offenheit und Direktheit hinreißen lassen. Diesem Mann können Sie unmöglich sagen: „Hey, der ist aber ziemlich winzig, da sollten wir mal diese Stellung probieren, was?" Bringen Sie ihn diplomatisch und diskret in die richtige Position. Die gute Nachricht ist: Wenn er kurz aber dick ist, haben Sie eigentlich kein Problem, weil er Sie glücklicher machen kann als ein langes dünnes Exemplar. Wie bereits erwähnt, ist der Druck auf den vorderen Scheidenbereich ausschlaggebend. Sollte er klein *und* dünn sein, müssen Sie ein bisschen mehr Einfallsreichtum beweisen, um auf Ihre Kosten zu kommen. Aber das ist immer noch kein Grund, die Beziehung auf der Stelle zu beenden - es sei denn, er hegt nebenher Gefühle für Phil Collins.

Gehen Sie kreativ mit dem um, was Sie haben. Vom rein medizinischen Standpunkt aus betrachtet, ist nämlich alles „normal", was über sechs Zentimetern liegt (darunter spricht man von einem „Micro-Penis", aber diesen Ausdruck müssen Sie sich nicht merken, weil Ihr kleiner Süßer kaum darüber wird sprechen wollen). Wie auch immer, machen Sie das Beste draus.

Auch bei einem kleinen Penis brauchen Sie hinreichend Gleitflüssigkeit, damit er in Sie eindringen kann - wenngleich Sie wohl nicht dieselben Mengen benötigen wie bei Mr. Big Willi. Wie zuvor festgestellt, ist die Größe nicht so wichtig wie gern angenommen, aber es ist schon wichtig, dass Sie ihn in sich fühlen. Ansonsten können peinliche Situationen entstehen („Bist du schon drin?“). Es gibt zwei Methoden, mit denen Sie derlei Peinlichkeiten sicher umschiffen können.

Nützliche Tricks

Spannen Sie Ihre Muskeln an

Mir ist durchaus klar, dass das jetzt in etwa so klingt wie: „Er hat kein Geld, also kann ich mir keine Schuhe kaufen.“ Richtig. Was können Sie dafür? Andererseits werden Sie beide mehr Spaß haben, wenn Sie bereit sind, Ihren Teil beizutragen. Außerdem verlangt niemand von Ihnen überwältigende Glanzleistungen, die Sie ausschließlich mit Ihrem Vaginalmuskel vollbringen – vorausgesetzt Sie sind keine thailändische Bardame, die mit ihrem Innenmuskel Pingpongbälle quer durch den Raum schießen kann. Aber auch Sie können Ihre Muskelarbeit verbessern, falls Sie müssen. Dafür machen Sie die Kegel-Übungen (die ihren Namen einem Dr. Kegel verdanken, der wahrscheinlich ein enger Freund von Dr. Graftenberg aus dem letzten Kapitel war. Ich kann mir lebhaft vorstellen, wie die beiden manch lauschige Stunde damit verbracht haben, sich über weibliche Anatomie auszutauschen.) Und verzagen Sie nicht, denn von allen bekannten Muskeltrainingsformen ist diese die denkbar einfachste. Sie müssen nur den Muskel finden, mit dem Sie auf der Toilette den Strahl stoppen – beispielsweise wenn Johnny Depp klingelt und Sie fürchten, er könnte für immer verschwinden, wenn Sie nicht schnell genug vom Klo kommen. Es handelt sich um den Beckenbodenmuskel, den Sie trainieren, indem Sie ihn anspannen und lockerlassen. Falls es Ihnen hilft, dürfen Sie bei jedem Anspannen „Johnny!“ murmeln. Und das Schöne ist, dass Sie diese Übungen praktisch überall machen können, weil sie inwendig staffinden, weshalb die ganze Schwitz-und-Keuch-Nummer wegfällt. Man sieht Ihnen nichts an – außer Sie sind in einer Bar in Bangkok und bei der Sache mit den Pingpongbällen angekommen. Aber dann bräuchten Sie meinen Rat sowieso nicht.

Spannen und entspannen Sie diesen Muskel mehrmals hintereinander – so oft Sie mögen. Bei täglicher Übung wird sich innerhalb weniger Wochen eine deutliche Verbesserung bemerkbar machen. Und sobald er mit seinem Penis in Sie eindringt, können Sie mit Ihrem Scheidenmuskel fester zupacken als ein Matrose, der die Segel festzurrt. Für Sie heißt das, Ihre Nervenenden werden spürbar stärker stimuliert. Und für ihn – aber hören Sie mal, Sie tun ihm schließlich einen Gefallen, also was interessiert Sie der Rest?

Machen Sie *ihn* größer

Nein, rufen Sie nicht die 0190-Nummer an, die Sie in dieser fragwürdigen Illustrierten auf dem Innenrücktitel gefunden haben (falls Sie solche Illustrierte überhaupt anfassen, wozu ich Ihnen nicht raten kann). Ihr Ziel ist es, seinen Penis so groß werden zu lassen, wie es die Natur der Sache irgend hergibt. Und Sie dürfen mir ruhig glauben, dass er mit der richtigen Stimulation zu seiner vollen Form auflaufen kann. Natürlich haben Sie schon mal gehört oder gelesen, dass eine Erektion entsteht, weil sich im Penis befindliche Kammern bei Erregung mit Blut füllen. Sie hatten doch gewiss nicht gedacht, dass es sich um kleine Knochen handelt, die sich zu einem Mini-Eiffelturm stapeln und hinterher wieder zusammenkrachen, oder? Oder?

Wir können also scharfsinnig kombinieren: Je mehr Blut sich an prägnanter Stelle sammelt, umso härter und mithin auch größer wird das Ganze. Und genau hier kommen Sie ins Spiel. Nehmen wir zunächst einmal an, dass er bereits eine recht ordentliche Erektion hat, weil er Sie nackt sieht. Nun gilt es, sie noch ordentlicher zu machen. Wollen Sie sie zu Ihrer ganzen Pracht wachsen lassen – insbesondere an der Spitze –, dann sind Sie mit ein wenig Zungenarbeit immer auf der sicheren Seite. Halten Sie ihn unten mit der Hand und kitzeln Sie die Spitze mit Ihrer Zunge. Eigentlich machen Sie alles genauso wie beim Blow-Job. Das wird ihn gewaltig freuen und entsprechend gewaltig wird seine Erektion ausfallen. Sie können auch nur mit der Hand arbeiten, aber vergessen Sie nicht aufzuhören, sobald er seine volle Größe erreicht hat – und natürlich bevor er einen Orgasmus hat. Und dann darf er herein – größer denn je.

Sollte er außergewöhnlich winzig sein und die obigen Tricks nicht das gewünschte Ergebnis erzielen – sprich, er fühlt sich nach wie vor an wie ein Mofa-Fahrer im Gotthardt-Tunnel –, bleiben Ihnen trotzdem noch Chancen, sensationelle Orgasmen zu erleben (nein, nein, nicht mit seinem besten Kumpel ...). Sie müssen einfach lernen, sich mit dem zu arrangieren, was Sie haben. Hat Ihnen das nicht schon Ihre Mutter gesagt, als Sie sechzehn waren und sich über Ihren flachen Busen beklagten?

Praktische Techniken

Positionieren Sie seinen Penis so, dass der Schaft zwischen Ihren Schamlippen liegt und die Spitze auf Ihrer Klitoris. Sie müssten hinreichend feucht sein, denn er gleitet nun auf und ab, wobei er Ihre gesamte Scham entlangreibt, was sich für Sie sensationell anfühlt – und für ihn übrigens auch. Und bei dieser Methode ist vollkommen schnurz, ob er mit einem fingerhutgroßen Willi gerüstet ist oder nicht. Es kann gar nichts schief gehen.

Lasst die Knie zusammen, Mädels ...

Je kleiner sein Prachtstück ist, umso mehr müssen Sie auf den Reibungseffekt setzen. Eine besonders empfehlenswerte Stellung ist daher die, in der er auf Ihnen liegt (an sich schon immer gut) und die Beine gespreizt hat, während Sie Ihre zusammenlassen. Wenn sein Penis in dieser Stellung eindringt, wird er sich allein durch die begrenzte Ausdehnung Ihrer Scheide größer anfühlen, und Sie spüren seine Stöße intensiver. Sie müssen lediglich der Versuchung widerstehen, die Beine zu spreizen, um ihn tiefer zu spüren. Ein anderer praktischer Trick ist die Benutzung eines gerippten Kondoms. Einige Sexperten empfehlen mehrere Kondome übereinander, aber mal ehrlich: Wie wird er sich wohl fühlen, wenn Sie ihn einpacken wie einen Sechsjährigen, der im Schnee spielen geht? Wenn Sie ein bisschen Feingefühl haben, belassen Sie es bei einem Kondom.

Weitere gute Stellungen sind all jene, die eine tiefere Penetration erlauben. Und die beste darunter ist die „gefüllte Gans“: Er kniet sich hin, und Sie legen Ihre Füße über seine Schultern – oder, falls Sie besonders agil sind, ziehen Ihre Knie weit hoch bis auf Ihre Brust. In dieser Stellung kann er alles sehen, was ihm reichlich gut gefallen dürfte, und er kann gleichzeitig darauf achten, nicht mittendrin herauszurutschen. Für Sie ist der Winkel, in dem Scheide und Penis zueinander stehen, ideal, so dass eventuell sogar eine G-Punkt-Stimulation dabei herausspringt.

Alle Stellungen, in denen er von hinten eindringt, sind ebenfalls günstig bei einem kleinen Willi, weil er zum einen tiefer eindringen und Ihnen zum anderen die Klitoris streicheln kann. Und wenn er kurz, aber dick ist, eignet sich diese Stellung besonders gut, weil sämtliche Nerven Ihres Scheideneingangs gereizt werden. Aber selbst wenn nicht, kann es immer noch ziemlich nett sein.

Etwas Psychologie zwischendurch

Ich möchte noch einmal betonen, dass Sie niemals und unter gar keinen Umständen das Wort „klein“ im Zusammenhang mit seinem Penis benutzen dürfen. Das ist ungefähr so, als würde er die Worte „fett" und „dein Bauch" in einem Satz sagen – na ja, eigentlich schlimmer, denn selbst wenn Sie einen fetten Bauch hätten, der Sie stört, könnten Sie die Schokolade weglassen und ein bisschen Bauch-Beine-Po-Gymnastik machen. Er hingegen weiß, dass er gegen seinen kleinen Penis reinweg gar nichts unternehmen kann. Und wenn er Ihnen sagt, „mir ist klar, dass er kleiner ist als die anderen", dann nicken Sie nicht mütterlich-mitleidig, sondern widersprechen ihm (ein richtiger Satz wäre: „Für mich sieht er größer aus als die meisten anderen.") Er weiß schließlich nicht, ob der letzte Mann, mit dem Sie im Bett waren, eine Nordmanntanne in der Hose hatte. Und wenn, wird er Ihnen kaum dafür danken, dass Sie es ihm erzählt haben.

Kleine Vorteile

1. Sie können beim Oralsex keinen Würgereiz kriegen. Überhaupt macht der Blow-Job bei kleineren Ausführungen mehr Spaß, weil Sie die Zunge freier bewegen und entsprechend Tricks anwenden können, für die Ihnen bei einem größeren Exemplar schlicht der Platz fehlt.
2. Er wird ein eher unsicherer Mann sein, der nicht mit der nächstbesten Mieze von dannen zieht, weil er fürchtet, sie könnte über ihn lachen. Und er wird Sie vergöttern, weil Sie nicht einmal zu bemerken scheinen, wie klein er ist. Oder weil Sie es ihm wenigstens nicht bei jeder unpassenden Gelegenheit auf die Nase binden.
3. Er wird Ihnen keine unangenehmen Reizungen und Entzündungen verpassen, weil er mit einem viel zu großen Willi in Ihnen herumhämmert. Und – was noch besser ist – er fährt wahrscheinlich einen Ferrari.

Kleine Nachteile

1. Sie müssen vielleicht mit einigen Entbehrungen leben, bis er ein paar Feinheiten beherrscht, mit denen sich mangelnde Größe beim Sex kompensieren lässt.
2. Er kämpft wahrscheinlich mit ernsten Minderwertigkeitskomplexen, und Sie müssen Stunden damit verbringen, ihm zu sagen, was für ein begehrenswerter Mann er ist.
3. Sie dürfen nie auch nur die leiseste Kritik üben, selbst wenn der Sex mit ihm unterirdisch ist.

Eine kurze Anatomie des Penis

Ob groß oder klein, ein fundiertes anatomisches Wissen über das, was Ihr Traummann Ihnen an Rüstzeug präsentiert, kann nie schaden. Sollten Sie bis heute gedacht haben, sein bestes Stück wäre ein Stehaufmännchen, das rauf und runter hüpfen kann, lesen Sie weiter. Sie könnten etwas dazulernen.

Die Vorhaut

Hinter der nur bedingt treffenden Formulierung „beschnitten oder unbeschnitten" verbirgt sich nicht etwa eine Bezeichnung, die vornehmlich für Transsexuelle relevant ist. Vielmehr spielen die danach Fragenden darauf an, ob die Vorhaut noch da ist oder nicht. Eine unbeschnittene Vorhaut stülpt sich im Normalzustand über den größten Teil der Eichel (wie ein Sechsjähriger, der sich Papis Pullover geliehen hat). Falls Ihr Traummann der jüdischen Religion angehört, können Sie ziemlich sicher davon ausgehen, dass er beschnitten ist. Auch andere Männer lassen sich die Vorhaut entfernen – weil sie Angst vor Infektionen haben oder die Vorhaut verengt war. Eine beschnittener Penis gilt als hygienischer, und er hat darüber hinaus den Vorteil, dass die Eichel besonders sensibel wird, weil sie bar jeglicher Hülle ist. Die Handarbeit gestaltet sich allerdings ein bisschen anders: Sie brauchen Gleitmittel, bevor Sie die Hand auf seiner Erektion auf und ab bewegen können. Aber mit ein wenig Fingerspitzengefühl und dem richtigen Rhythmus sollte das kein Problem sein.

Wenn die Vorhaut noch in Gänze vorhanden ist, sollte er unbedingt darauf achten, sich täglich darunter zu waschen, weil sich hier sonst alle möglichen unschönen Dinge einnisten – und die wollen Sie gewiss nicht in Ihrer Scheide abgestreift wissen. Interessant ist übrigens, dass sein Orgasmus enorm beschleunigt wird, wenn Sie während des Sexes seine Vorhaut zurückhalten (man nennt das die „florentinische Methode"). Na ja, gut zu wissen, aber ich würde nicht im Traum dran denken.

Die Eichel

Das ist dieses glühbirnenartige Ding an der Spitze – beachten Sie das winzige Löchlein, aus dem das Sperma kommt. Nebenbei bemerkt, sein Urin benutzt denselben Ausgang, aber ich hoffe doch für Sie, dass Sie mit diesem anatomischen Aspekt eher weniger zu tun haben werden. Die Eichel ist ausgesprochen empfindlich und reagiert auf zartes Lecken und Streicheln. Sie sollten jedoch niemals zudrücken – sie ist schließlich nicht der Loriot'sche Familienbenutzer.

Das Frenulum

Hier wird's jetzt etwas technischer. Das Frenulum ist jenes Hautbändchen auf der Unterseite des Penis (d.h. Auf der Seite, die Sie angucken, wenn er erigiert ist), das die Eichel mit dem Schaft verbindet. Es ist so extrem sensibel, dass manche Männer dort nicht berührt werden wollen. Aber einige lieben es auch. Am besten gleiten Sie mit der Zungenspitze darüber oder lassen Ihre Zunge an dieser Stelle leicht flattern. Die Finger zu benutzen, ist weniger empfehlenswert, weil eine unangenehme Reibung entstehen könnte. Wenn Ihnen das passiert, werden Sie nicht länger behaupten können, Sie wären diejenige, die sich mit ihren besten Stücken so anstellt.

Der Schaft

Dies ist der Teil, den Sie bei der Handarbeit fest umfassen. Der Schaft ist weit weniger sensibel als der Rest seines Penis, weshalb er einiges verträgt – außer nach hinten gebogen zu werden. Beschränken Sie sich also auf ein kraftvolles Auf- und Abreiben. Die Vene, die auf der Vorderseite der Erektion verläuft, ist am ehesten berührungsempfindlich. Sie dürfen jedoch nicht draufdrücken, weil Sie damit praktisch die Blutzirkulation unterbrechen, was kaum in Ihrem Interesse sein dürfte.

Wäre sein Willi ein Eis, dann wäre der Schaft die Waffel. Und der Sex wäre eine ziemlich frostige Angelegenheit. Okay, es ist nicht alles ein Vergleich, was hinkt. Aber auf jeden Fall würde jedwedes übertriebene Drücken und Ziehen ihn schneller in sich zusammenfallen lassen als ein Gummiboot, das gegen ein Korallenriff stößt. Andererseits sollten Sie auch nicht allzu scheu und behutsam in der Handhabung sein, weil Männer zumeist nicht begeistert sind, wenn ihr vor Verlangen pulsierender Willi wie eine welke Nelke behandelt wird.

Die Hoden

Leider werden diese Zauberkugeln, in denen all das wertvolle Sperma produziert wird, oft schmählich vernachlässigt. Dabei bilden sie eine eigenständige erogene Zone, die sehr empfänglich ist für liebevolle Streicheleinheiten. Falls Sie einen Hoden – oder sogar beide – in den Mund bekommen können, fühlt sich das für ihn wohlig warm an, wie ein Weihnachtsfilm aus den Fünfzigern mit einem Hauch lüsterner Sinnlichkeit. Wenn nicht, können Sie ihn mit sanftem Streicheln und Küssen glücklich machen – aber passen Sie auf Ihre Zähne auf. Sollten Sie in Feldforscherlaune sein, dürfen Sie sich ein Stückchen weiter nach hinten vorwagen und moderaten Druck auf die Stelle zwischen seinen Hoden und seinem Anus ausüben. Hier befindet sich seine Prostatadrüse, mittels derer Sie sämtliche Empfindungen seines Penis noch steigern können. Aber ich weise noch einmal darauf hin, dass „sanft und fest" nicht dasselbe ist wie „tierisch hart". Wenn Sie beide nicht gerade auf wilde Doktorspiele stehen, reicht Streicheln vollkommen aus – idealerweise gepaart mit einer Stimulation seines Penis. Und hören Sie auf meinen Rat: Drücken Sie niemals und unter keinen Umständen seine Hoden „zum Spaß", es sei denn, Sie wollen den Typen schnellstmöglichst in die Wüste schicken.

Dinge, die Sie niemals über seinen Penis sagen sollten

1. Ist er schon drin? Ach Gott, tut mir Leid, ich habe gar nichts gemerkt.
2. Wie süß! Der sieht ja wie ein richtiger Penis aus, nur kleiner.
3. Na ja, wenn er erstmal steht, wird es schon gehen … was, er steht schon?
4. Weißt du, ich kann mir nicht vorstellen, dass er bis an meinen G-Punkt reicht. Macht es dir was aus, wenn ich meinen Vibrator benutze?
5. Könntest du ihn bitte kurz waschen gehen? Er riecht irgendwie komisch.
6. Hey, der sieht ganz anders aus als die andern ... Ich meine, ist nicht schlimm, ich hatte nur nicht damit gerechnet.
7. Muss der so krumm sein?
8. Ach, da fällt mir ein: Ich muss meine Mitgliedschaft im Naturschutzbund verlängern. (Schützt die kleinen schwachen Kreaturen!)
9. Na ja, das muss ja nicht schlimm sein, oder?

8. Kapitel

Orgasmus

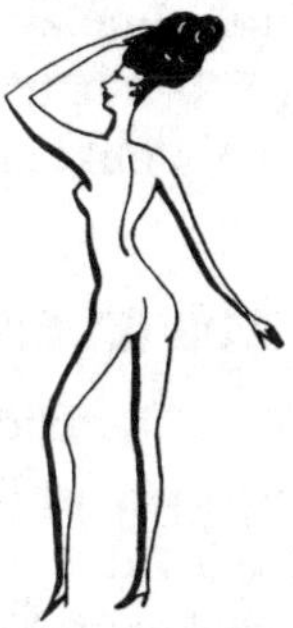

Bei einigen Frauen dauert es eine Weile, ehe sie ihren Orgasmus kriegen. Also bevor man sich auf diesen Typ Frau einlässt, sollte man bereit sein, etwas Zeit mitzubringen, sagen wir mal, einen Monat. Wenn man darüber nicht verhungern will, kann man sich ja Sandwiches liefern lassen.

Bruce Jay Friedman

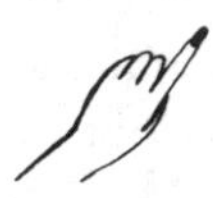

Wenn es ein Thema gibt, das unter Garantie Bettprobleme macht, dann ist es der Orgasmus. Dabei ist auf den ersten Blick alles ganz einfach – Sie beide haben Ihre erogenen Stellen, die Sie einfach nur zusammenfügen müssen, ein bisschen herumfummeln, und bingo! Dann kommt das Feuerwerk, und Wogen der Sinnlichkeit mitsamt knallenden Champagnerkorken beherrschen das Bettgeschehen. Wenn es doch nur so simpel wäre! Stattdessen wandelt auf diesem Planeten kaum eine Frau, die nicht wenigstens phasenweise verunsichert ist, was die Verlässlichkeit ihres Höhepunktes angeht. Natürlich haben auch Männer diesbezüglich ihre Schwierigkeiten („Wie bringe ich fünfzehn Stück in einem normalen Arbeitstag unter?"), aber sie fürchten eher selten bis nie, ohne zu bleiben. Und weil Frauen sich gemeinhin schwerer damit tun, zu kommen, wann sie wollen, sollten wir diesem Punkt ein wenig Aufmerksamkeit schenken.

Was ist ein Orgasmus?

Es ist wirklich erstaunlich, wie viele Frauen nicht sicher sind, was genau ein Orgasmus ist. Ist es dieses Gefühl nach dem Sex? Oder vielleicht dieses lustige Kitzeln da unten? Oder dieses komische Dings, das sich wie ein leichter Nieser anfühlt? Nein, das ist es schon mal alles nicht. Rein technisch gesehen erleben Sie einen Orgasmus, wenn Ihr gesamter Genitalbereich verstärkt durchblutet wird und Ihre Nervenenden förmlich nach Entspannung schreien – jeder einzelne Muskel in Ihrem Körper spannt sich an, und sollte die Stimulation fortgesetzt werden, tritt eine plötzliche Entspannung ein. Ihre Vagina zieht sich fünf- bis sechsmal zusammen, Ihre Brüste schwellen circa um ein Drittel an (was für alle Wonderbra-Trägerinnen sehr erfreulich ist), und es fühlt sich an, als würde Ihr gesamter Körper gekitzelt. Dieser letzte Teil ist unbeschreiblich toll, wenngleich ihn jede Frau ein wenig anders beschreiben würde. Für einige ist es, als würden sie in der ersten Reihe der Achterbahn mitfahren, andere vergleichen es eher mit einer Nase Koks, die sie auf Brad Pitts Knien verkonsumieren. Und wieder andere schwören auf einen Orgasmus als todsicheres Mittel gegen Einschlafstörungen und kalte Füße.

Obwohl einige Mädels behaupten, sie bekämen schon einen Orgasmus, wenn man ihnen nur die Brüste streichelt – die besonders geltungsbedürftigen verbreiten gern, dass sie kommen, sobald ihnen jemand den großen Zeh/den Ellbogen/die Nase leckt –, herrscht im Allgemeinen Übereinstimmung darüber, dass Orgasmen auf die Stimulation des Genitalbereichs angewiesen sind. Diskussionen über vaginalen und klitoralen Orgasmus haben zwar viel kostbare Zeit verschlungen, aber in jüngster Zeit überwiegt die Meinung, dass sich hinter den beiden ein und dasselbe verbirgt. Letztlich läuft es darauf hinaus, dass der gesamte Bereich zwischen unseren Beinen mit reichlich Nerven ausgestattet ist – wobei die Klitoris als eine Art Miniaturpendant zum männlichen Penis anzusehen wäre. Deshalb braucht es nicht mehr und nicht weniger als die richtige Stimulation, und der Orgasmus stellt sich unweigerlich ein. Soviel zur Theorie. In der Praxis können Frauen Stunden brauchen, um einen Orgasmus zu bekommen, insbesondere dann, wenn sie nicht hundertprozentig entspannt sind. Falls Sie nicht in Stimmung sind, kann ihr Liebhaber noch so begnadet sein, ohne das irgendetwas passiert. Selbst wenn er sich zwei Stunden lang mit der Hand, der Zunge, einem Riesenvibrator und einer rotierenden Banane abmüht, wird sich nichts regen. Während Männer praktisch immer und überall kommen können, ganz gleich wie mies ihr Tag war oder wie erschöpft sie sind, tut sich bei Frauen gar nichts, solange ihr Kopf nicht mitmacht. Es ist, als gäbe es bei Frauen eine Hotline zwischen Gehirn und Schritt: „Sie macht sich Sorgen wegen der Präsentation morgen früh – umgehend Notstopp veranlassen!“ Hingegen scheint diese Leitung bei Männern eher andersrum zu funktionieren – vom Schritt zum Gehirn: „Ich weiß ja, dass du müde bist, aber guck sie dir doch an! Sie trägt Strapse! Nun mach schon, streng dich ein bisschen an …“ So ähnlich muss es wohl sein, denn anders kann ich mir kaum erklären, warum wir nicht so prompt abfliegen können wie die Jungs.

Wie man einen Orgasmus bekommt – Reiben Sie Ihre besten Stücke

Wenn es nicht auf Anhieb klappt – und davon kann man in den meisten Fällen ausgehen – helfen vielleicht ein paar technische

Tipps. Nachdem nun geklärt wurde, dass Sie für einen Orgasmus hinlänglich entspannt und ausreichend erregt sein müssen, gibt es mehrere Methoden, Ihren Höhepunkt auf den Weg zu bringen. Sie alle beinhalten eine Stimulierung Ihrer Klitoris, wobei hier oberste Regel ist: Ohne Not wird nichts geändert. Wenn er Sie so streichelt, dass Sie sich minütlich besser fühlen, sollten Sie ihn unbedingt davon abhalten, mittendrin die Position zu wechseln, „um ein bisschen Farbe ins Spiel zu bringen". Sobald er das tut, werden Sie wieder auf Null zurückfahren, und anstelle der Farbe stellt sich ein schwarzer Bildschirm ein.

Vorausgesetzt Sie beide stehen am Anfang Ihrer gemeinsamen Poppära, sollten Sie - und er - vor allem Geduld mitbringen. Sie werden nämlich Zeit brauchen, bis Sie beide herausgefunden haben, wie es im Bett am besten läuft. Einige Frauen kommen innerhalb von zehn Minuten zum Orgasmus, während andere eine Stunde und mehr benötigen. Falls Sie diesen halblauten Stöhner erwischt haben, der ein bisschen fummelt und dabei alle fünf Minuten auf die Uhr sieht, können Sie sich direkt von Ihrer Hoffnung auf ein gigantisches Gewitter verabschieden. Wahrscheinlich werden Ihre Gedanken dann ohnehin zur nächsten *ER*-Folge schweifen, oder Sie fürchten sich gar, dass ihm der Geduldsfaden reißt. Dabei gibt es kein sichereres Mittel, einen Orgasmus von Anfang an auszuschließen, als ihn beschleunigen zu wollen. Sie müssen ihn sich wie ein scheues Reh vorstellen, auf das Sie nicht einfach zurennen und es packen können. Vielmehr will es behutsam angelockt werden, damit es sich vorwagt.

Der Anfang

Um die Dinge beim Namen zu nennen: Sie müssen ausreichend feucht sein, bevor irgendetwas geht. Wenn er Ihre Klitoris streichelt, solange sie knochentrocken ist, wird sie höchstens schmerzhaft wund. Sollten Sie also nicht bereits vor Wonne ergriffen sein, weil er sich Ihnen in seinen Homer-Simpson-Boxershorts zeigt, sind mal wieder die guten alten Gleitmittel gefragt. Hmm! Mit ein bisschen Zaubergel auf dem Finger braucht er anfangs nichts weiter zu tun, als in sanften Kreisen um Ihre Klitoris zu streicheln. Direkter Druck dürfte in den meisten Fällen zu viel des Guten sein - auch wenn die meisten Männer davon ausgehen, dass sie heftig zur Sache gehen sollten, weshalb sie sich wie Fensterputzer im Akkord gebärden. Dadurch erreichen sie lediglich, dass sich Ihre Klitoris beleidigt zurückzieht. Vielleicht sollten Sie ihm den Tipp geben, so zu streicheln, als würde er einen edlen Schmuckstein polieren. Sind Sie erstmal richtig erregt, was er an Ihrem Stöhnen und Ihrem unregelmäßigen Atmen erkennen dürfte, kann er ein wenig - aber nur ein wenig! - forscher werden. Entweder stimuliert er nun zusätzlich einen anderen Teil Ihrer Scham (oder besser: Ihrer charmantesten Teile) oder er gleitet mit einem Finger in Ihre Scheide. Sollte er allerdings irgendetwas unternehmen, wonach Ihnen so ganz und gar nicht der Sinn steht, sagen Sie es ihm besser gleich, anstatt dazuliegen und sich innerlich vor Frust zu verzehren. Sie können beispielsweise seine Hand dorthin bugsieren, wo Sie sie haben möchten, und hingebungsvoll hauchen: „Da, ja, da fühlt es sich großartig an" oder: „Ja, das ist fantastisch, kannst du da weitermachen?" Geben Sie ihm nicht das Gefühl, total danebenzuliegen, während der Ärmste vielleicht einen schmerzhaften Krampf im Zeigefinger hat. Aber machen Sie ihm auch nicht etwas vor, das Sie gar nicht empfinden - damit verschwenden Sie nur Ihrer beider Zeit.

Je erregter Sie sind, umso mehr Spielarten sind nebenher zulässig. Die sicherste Methode, einen richtig guten Orgasmus zu erlangen, ist und bleibt jedoch die, dass er Ihre Klitoris und zugleich Ihre Brüste streichelt. Dabei darf er nach Herzenslust reiben und lecken – Hauptsache er kaut, saugt und bläst nicht wie ein Staubsauger, der seinen Beutelinhalt auf dem Wohnzimmerteppich verteilt.

Wie es weitergeht

Die wenigsten Frauen erreichen einen Orgasmus allein durch Vaginalstimulation – die Zahl derjenigen, die so zum Höhepunkt kommen können, bewegt sich unter 25 Prozent. Also dürfen Sie ihm guten Gewissens einen Vogel zeigen, falls er irgendwelchen Blödsinn redet, von wegen: „Bei jeder Frau hat das geklappt, wieso bei dir nicht?" Die meisten Frauen fühlen sich beim Geschlechtsverkehr auch wohl, wenn sie keinen Orgasmus bekommen – und die wenigsten haben einen, denn wenn sein Penis nicht zufällig so gebaut ist, dass er an Ihren G-Punkt kommt, sind und bleiben Sie Lichtjahre vom Höhepunkt entfernt. Es funktioniert nun einmal nicht, solange Ihr Kitzler nicht involviert ist. Dafür müssen Sie entweder eine Stellung wählen, in der sein Penis diesen Bereich entlangreibt oder in der Ihr Partner mit seinen Fingern oder einem Vibrator nachhilft. Falls Sie sich einen russischen Akrobaten geangelt haben, ist die Zunge natürlich super. Aber ganz gleich, welche Methode Sie wählen, es dauert seine Zeit. Frauen, die sich bei der ersten Berührung durch einen Penis in orgastischen Schreien winden, finden Sie nur in jenen Pornomagazinen, aus denen 15-jährige Jungen ihr Wissen über Sex beziehen. Und falls Sie mich fragen, sollte Ihr Traummann dieses Stadium bereits hinter sich gelassen haben.

Beim Sex

Technisch gesehen ist eine Stimulierung Ihrer Klitoris, während er gleichzeitig munter in Ihnen auf und ab stößt, eine echte Herausforderung an sein Koordinationsvermögen. Wie an anderer Stelle erwähnt, erinnert es ein bisschen an die

Übung, bei der man sich mit einer Hand auf den Kopf klopft und mit der anderen kreisende Bewegungen auf dem Bauch macht. Die Missionarsstellung dürfte für diese Zwecke kaum in Betracht kommen, weil dabei ernste Verletzungsgefahr für alle Beteiligten droht. Eher schlägt er Ihnen dabei mit dem Kinn das Gesicht grün und blau, als dass Sie einen Orgasmus bekommen. Die Chancen stehen ungleich besser, wenn Sie nach oben gehen, aber selbst dann sollten Sie auf wilde Stoßbewegungen verzichten, sondern sich darauf verlegen, dass er seinen Finger (oder, noch besser, seinen Daumen) auf Ihre Klitoris legt, und Sie sich auf ihm wiegen. Falls er gleichzeitig versucht, mit den Hüften aufwärts zu stoßen, kommen Sie aus dem Rhythmus - und alles geht den Bach runter, garantiert.

Hervorragend geeignet wäre außerdem die Seitwärtsstellung. Sie liegen einander zugewandt auf der Seite, Ihr eines Bein auf seiner Hüfte. Nun kann sein Penis in Sie eindringen, während er mit der Hand Ihre Klitoris streichelt.

Ein praktisches Hilfsmittel

Ein todsicheres Mittel gegen die Finger-gegen-Willirhythmus-Misere ist ein Vibrator. Sie brauchen nichts weiter zu tun, als den Schalter zu betätigen und das Wunderding an Ihre Klitoris zu halten. Wenn er will, kann er damit auf und ab oder im Kreis reiben. Ebenso gut kann er ihn aber auch einfach gegen Ihre Klitoris halten, während er nach Lust und Laune zustößt. So ersparen Sie ihm schmerzende Zeigefinger und erhöhen die Wahrscheinlichkeit eines Orgasmus beim Geschlechtsverkehr um ein Vielfaches. Achten Sie aber darauf, kein allzu großes Modell zu wählen, sonst fängt er mittendrin an, Ihren 30-Zentimeter-King-of-Love mit seiner Stangenbohne zu vergleichen, was gewiss nicht zum Gelingen des Unternehmens beiträgt.

Multipler was?

Die Meinungen darüber, was genau ein multipler Orgasmus ist, gehen ziemlich weit auseinander. Heißt das, Sie haben mehrere Orgasmen mit ein und demselben Mann an ein und demselben Abend? Oder ist es ein Orgasmus, der sich über eine längere Zeit hinzieht, während derer er kontinuierlich rauf und runterplätschert? Oder handelt es sich vielleicht doch um einen Mythos, den sich übermütige Redakteure von billigen Pornomagazinen ausgedacht haben, um heranwachsenden Knaben weiszumachen, dass weibliche Wesen sich permanent im Zustand äußerster Erregung befinden? Ganz genau kann das keiner sagen. Sollten Sie jedoch in der glücklichen Lage sein, bei einer heißen Nummer mehrere Orgasmen zu bekommen, kann es Ihnen verhältnismäßig schnuppe sein, wie man das nennt – Hauptsache, der Trick funktioniert. Eine Methode, möglichst lange etwas vom Orgasmus zu haben, ist die Aufhören-und-Wiederanfangen-Technik, auf die kalifornische Sexgurus schwören. Ich für meinen Teil stamme aus Manchester, aber hier funktioniert es ebenso gut.

Diese Technik erfordert allerdings ein bisschen Selbstkontrolle von Ihnen beiden. Vornehmlich jedoch von Ihnen. Dafür mag es hilfreich sein, wenn Sie sich vorher festbinden lassen – das gibt dem Ganzen obendrein eine gewisse Würze. Nun darf er Sie küssen, Ihren Busen streicheln und überhaupt Ihren erogenen Zonen jedwede Aufmerksamkeit zukommen lassen. Dabei sollte er Ihre Klitoris so weit stimulieren, bis Sie unmittelbar vor dem Orgasmus stehen. Sobald dieser Punkt erreicht ist (und er kann ihn gar nicht verfehlen, weil Sie vor Wonne schreien), hört er auf und wendet sich für einen Augenblick ausschließlich Ihrem Busen oder Ihrem Hals zu. Dann beginnt er erneut, Ihre Klitoris zu reiben, lässt diesmal einen Finger in Ihre Scheide gleiten, und macht so lange weiter, bis Sie wieder kurz vorm Abheben sind. Und stoppt wieder. Wenn er das drei-

oder viermal gemacht hat, werden Sie mit an Sicherheit grenzender Wahrscheinlichkeit einen gigantischen Orgasmus erleben, von dem Sie so schnell nicht wieder herunterkommen. Der Trick besteht einzig darin, dass er genau den Moment abpasst, in dem Sie unmittelbar vor der Explosion stehen.

Wie alle schönen Dinge im Leben, hat dieser „multiple" Orgasmus selbstverständlich auch einen Haken: Ihre besten Teile werden hinterher für eine Weile dermaßen überhitzt sein, dass sie eine Verschnaufpause brauchen. Er sollte also nicht direkt mit der Hand weitermachen. Falls er jedoch gern mit dem Mund fortfahren würde, spricht nichts dagegen, dass er Ihre sensibelsten Stellen mit der Zunge umkreist, ohne sie direkt anzusteuern. Sobald Ihre Klitoris sich einigermaßen erholt hat, darf er sich näher heranwagen. Wenn er nun mit dem Mund - der sich entschieden sanfter anfühlt als ein Finger - behutsam um Ihre empfindlichsten Teile streicht, wird sich Ihr Orgasmusgefühl schneller wieder einstellen, als Sie zuvor für möglich gehalten hätten.

Simultanorgasmus

Dass beide Partner zugleich den Höhepunkt erreichen, kommt gelegentlich vor und ist technisch nicht von vornherein ausgeschlossen. Doch wir alle sollten uns damit abfinden, dass es ungefähr so „normal" ist wie Schnee am Weihnachtsabend. Und genauso sollten Sie dieses Phänomen auch behandeln: Wäre schön, alle würden sich freuen, wird aber wohl eher nicht passieren. Außerdem wird der Simultanorgasmus meiner Meinung nach hoffnungslos überbewertet. Eigentlich ist es weit reizvoller, dem Partner zuzusehen, wenn er seinen Höhepunkt erreicht, weil einem das dieses wunderbare „Das hab ich gemacht"-Gefühl gibt. Dieser Moment entgeht Ihnen, sollten Sie darauf konzentriert sein, Ihrem eigenen Höhepunkt entgegenzufliegen. Also dürfen Sie getrost diesen tantrischen Eine-

Seele-sein-Kram vergessen – es sei denn, Sie heißen zufällig Sting. Aber für den Normalsterblichen geht's auch prima ohne.

Trotzdem bleibt es Ihnen natürlich unbenommen, gleichzeitig mit Ihrem Partner zum Orgasmus kommen zu wollen. Der sicherste Weg dahin ist der, während des Sex genau darauf zu achten, wie weit beide sind. Und das bedeutet, dass Sie es einander immer wieder sagen – woran sonst wollen Sie es merken, wenn Sie selbst kurz vorm Höhepunkt stehen. Außerdem wird er sich nach Ihnen richten müssen und nicht umgekehrt, da Männer ihren Orgasmus besser kontrollieren können, indem sie im entscheidenden Moment ihren Rhythmus beschleunigen und binnen Sekunden kommen. Also sagen Sie ihm Bescheid, wenn Sie spüren, dass Ihr Orgasmus unmittelbar bevorsteht. An diesem Punkt erweist sich übrigens ein Vibrator als ausgesprochen nützlich, weil Sie gewiss nicht wollen, dass er nun plötzlich Ihren Rhythmus mitverändert. Dann brauchen Sie ihm nur noch zuzuflüstern, wann er in den Endspurt gehen kann.

Mit ein bisschen Glück sind Sie beide bereits dadurch äußerst erregt, einander in diesem losgelösten Zustand zu beobachten – wie zwei aneinander gekettete Gipfelstürmer eben –, und kommen tatsächlich zeitgleich. Und wenn nicht, wird er immer noch seine Freude daran haben, Ihren Orgasmus direkt nach seinem erleben zu können. Auch nett, oder?

Der Geräuschpegel

Einer der fragwürdigsten Aspekte beim Sex ist wohl der, wie viel Lärm normal ist. Während einige Frauen formvollendete *Harry-und-Sally*-Kreischerinnen sind, machen andere weniger Geräusche als eine Maus, der ein Fellkloß im Hals steckt. Beides ist normal. Sollten Sie zur ersten Sorte gehören, ist es Ihnen möglicherweise peinlich, wenn Sie im entscheidenden Moment „Oh! Mein Gott!" schreien oder beim Orgasmus wie von Sinnen kreischen. Das braucht es nicht zu sein, da die allermeisten Männer vor Stolz außer sich sind, wenn sie eine Frau dazu bringen, vor lauter Lust die Fassung zu verlieren. Er wird kaum daliegen und denken: „Um Himmels willen, kann sie denn nicht mal ruhig sein?“, sondern eher: „Hey, ist ja gigantisch, was ich für eine Wirkung auf sie habe! Ich muss ein echter Stier im Bett sein.“

Außerdem können Sie so oder so herzlich wenig dagegen unternehmen, weshalb Sie sich besser einfach entspannen und die Dinge kommen lassen, die ohnehin kommen, weil Sie sonst nicht kommen werden. Zugegeben, die Nachbarn sind ein schlagendes Gegenargument. Falls deren Schlafzimmer direkt neben Ihrem liegt, sollten Sie sich vielleicht die Decke über den Kopf ziehen, bevor Ihre Stimme sich Bahn bricht – andernfalls werden die Ärmsten grün vor Neid.

Sind Sie eher der Typ „Mäusemädchen“, ist das keineswegs ein Fehler. Kümmern Sie sich nicht darum, wenn Ihr Freund Sie wieder und wieder fragt: „Ist es gut für dich?“ oder: „Du bist so still, mach ich etwas falsch?“ Wenn diese Operndiva-am-letzten-Abend-in-der-Scala-Nummer nun mal nicht Ihr Ding ist, wird er sich eben damit abfinden müssen. Lassen Sie ihn einfach auf Ihre Art wissen, dass Sie Ihren Spaß haben – hier und da ein tiefes Luftholen oder ein wonniger Seufzer dürften vollkommen ausreichen. Irgendetwas müssen Sie ihm allerdings schon bieten, weil er sonst vermuten wird, Sie würden im Geiste Ihre Wäscheschublade sortieren, während er Ihnen vergebens an die Wäsche geht. Und sollte das tatsächlich der Fall sein, müssten Sie beide sich einmal ernsthaft unterhalten.

Der gespielte Orgasmus

Es gibt keine Entschuldigung dafür, einen Orgasmus vorzutäuschen. Vergessen Sie den ganzen Quatsch von wegen: „Ich täusche doch nur vor, um seine Gefühle zu schonen“ oder: „Ich bin müde, aber er soll nicht glauben, dass er nicht gut genug ist" Alles Käse! Das Einzige, was Sie damit erreichen, ist eine Barriere zwischen Ihnen beiden zu errichten. Letztlich ist ein vorgetäuschter Orgasmus nichts anderes, als dass Sie ihn in einem Moment belügen, der für Sie beide ganz besonders vertraut sein sollte. Ganz zu schweigen von der Tatsache, dass Sie nichts, aber auch rein gar nichts, davon haben. Im Gegenteil: Sie werden hinterher frustriert sein, während er in der Überzeugung lebt, alles richtig zu machen. Also wird er genauso weitermachen. Wenn Sie meinen, Ihre Beziehung wäre nicht stabil genug, um ihm offen zu sagen: „Hör mal, ich schlafe gern mit dir, aber ich werde heute wahrscheinlich keinen Orgasmus haben - mein Körper streikt offenbar" oder etwas in der Richtung, dann sollten Sie lieber gar nicht erst mit ihm ins Bett gehen.

Und falls Sie bisher jedes Mal vorgetäuscht haben und einsehen, dass das langfristig keine wirklich geniale Lösung ist, glauben Sie bloß nicht, Sie könnten nicht mehr zurück. Benutzen Sie Ihr kluges Köpfchen, indem Sie ihm beispielsweise sagen: „Ich weiß ja, dass wir so immer eine Menge Spaß hatten, aber lass uns doch mal das hier ausprobieren. Ich habe gehört, das soll noch besser sein." Wenn alle Stricke reißen, dürfen Sie meinetwegen gern mich zitieren, aber hören Sie in Gottes Namen auf, ihm etwas vorzumachen, weil Sie damit weder ihm noch sich selbst einen Gefallen tun.

Sein Orgasmus

Wie bereits gelegentlich erwähnt, lässt sich sein Orgasmus weit leichter bewerkstelligen als Ihrer, was eventuell damit zusammenhängt, dass er einfach kommen muss, wenn die Menschheit fortbestehen soll. Wohingegen Ihrer ungefähr gleichrangig mit einem Bonus-Track auf einer CD ist - schön, aber längst nicht auf jeder dabei. Doch wenn er zufällig kein Sechzehnjähriger ist, der schon beim Anblick weiblicher Beine, eines Hauchs von Wäsche oder überhaupt eines Geschöpfes, das bisweilen in Röcken wandelt (einschließlich Mutter Beimer), einen Orgasmus bekommt, braucht auch er gewisse Schlüsselreize, um zum Höhepunkt zu gelangen.

Wie man einen Mann dazu bringt, zu kommen

Man reibt seinen Willi, und das war's. Ziel ist der Ausstoß von grob gerechnet 500.000 Spermien, die so weit wie möglich katapultiert werden sollten (an guten Tagen bis zu sechzig Zentimeter oder bis in die Spitze eines Kondoms, je nachdem). Sperma braucht für seine gefährliche Reise in die Welt hinaus nichts weiter als Reibung. Woraus folgt, je fester Sie reiben oder er stößt, umso näher rückt sein Orgasmus. Gemeinhin haben Sie also keinerlei Probleme zu erwarten. Und sollten Sie dennoch irgendetwas falsch machen, werden die meisten Männer Ihnen beizeiten erklären, wie Sie es richtig machen, anstatt dazuliegen und zu denken: „Hoffentlich hört sie bald auf, ich möchte schlafen." Dennoch gibt es gewisse Dinge, die, ähm, Schwierigkeiten bereiten könnten.

Vorzeitiger Samenerguss

Mit diesem Problem war so gut wie jeder Mann irgendwann schon einmal konfrontiert, und ihnen allen war es gleichermaßen peinlich. Sie waren beschämt und fühlten sich ein Stück weit um die segensreichen Vorzüge ihrer Männlichkeit betrogen. Unterdessen fühlten Sie sich wahrscheinlich geschmeichelt, weil er so offensichtlich hin und weg von Ihnen war. Sollten sich diese kleinen Ausrutscher jedoch häufen, dürfen Sie nicht missbilligend mit der Zunge schnalzen und sagen: „Mein Gott, du bist doch keine 13 mehr! Kannst du dich denn nicht mal fünf Sekunden zusammennehmen?" Er könnte möglicherweise nie wieder eine Erektion bekommen, was kaum in Ihrem Interesse sein wird. Glücklicherweise gibt es einige zuverlässige Techniken, die Sie ausprobieren können, um seinem Hochspannungswilli ein wenig Durchhaltevermögen anzutrainieren und nebenher sein Vergnügen zu verlängern. Die Ursache für den vorzeitigen Samenerguss liegt meist in übertriebener Erregung oder schierer Panik – alles beides Phänomene, die ausschließlich zu Beginn einer Bettbeziehung auftreten und meist verschwinden, sobald Sie ein eingespieltes Team sind. Falls nicht:

Zusammendrücken

Das leichte Zusammendrücken ist so gut wie immer eine sichere Methode. Kurz bevor er den Punkt erreicht, von dem es kein Zurück mehr gibt, drücken Sie seinen Penisschaft, wobei Ihre Fingerspitzen direkt unterhalb der Eichel drücken. Falls er gerade in Ihnen ist, reicht auch ein leichter Druck auf dem unteren Schaft. Da Sie damit für kurze Zeit den Blutzufluss unterbrechen, sollte sich jetzt selbst ein Schnellschusswilli für einen Moment beruhigen.

Stoppen-und-Starten

Dieser Trick ist besonders hübsch, weil er Ihr Vergnügen bei der Sache gleich mitsteigert. Lassen Sie ihn bis auf etwa eine halbe Minute an seinen Orgasmus herankommen – dann halten Sie für circa dreißig Sekunden inne. Am besten funktioniert es, wenn Sie ihn mit der Hand befriedigen oder auf ihm sitzen. Andernfalls könnte es Ihnen gut passieren, dass er noch nicht einmal „Aufhören? Klar, ja" zu Ende gemurmelt hat, bevor er kommt. Aber gehen wir einmal davon aus, dass er mit dieser Technik einverstanden ist, und Sie einigermaßen die Kontrolle behalten: Sie werden also mehrmals hintereinander stoppen und neu starten, bis Sie Ihren Spaß hatten und er richtig in Fahrt ist – wenn Sie schließlich bis zu seinem Orgasmus weitermachen, wird er die sensationellste Explosion seines Lebens haben.

Erst Onanie, dann Halali

Wenn alles andere nicht wirkt, bleibt noch ein letzter Trick: Bringen Sie ihn dazu, eine halbe Stunde vor dem Sex mit Ihnen zu masturbieren (oder befriedigen Sie ihn vorher per Hand). Falls er noch nicht fortgeschrittenen Alters ist, sollte er innerhalb von dreißig Minuten nach dem ersten Samenerguss eine Erektion bekommen können, bei der er etwas länger durchhält – rein theoretisch. Andererseits kann es auch passieren, dass er durch den vorherigen Orgasmus hoffnungslos übersensibilisiert ist und Sekunden später wieder kommt. Na ja, aber dann können Sie immer noch Ihr Gewissen damit beruhigen, wirklich alles versucht zu haben.

Sollte sich seine vorzeitige Ejakulation zu einem Problem ausweiten, dass Ihre gemeinsamen Schlafzimmerabende über Monate begleitet, steckt wahrscheinlich Angst dahinter. Vielleicht sagen Sie vor dem nächsten Mal nicht: „Gucken wir mal, wie lange du heute durchhältst, mein kleiner Schnellzünder" oder lassen das mit dem Kichern. Und wenn Sie ein richtig netter Mensch sind, können Sie ihm vorschlagen, eine psychosexuelle Beratung mitzumachen.

Impotenz

Beinahe alle Männer leiden gelegentlich unter Impotenz. Der Grund kann Stress, nervliche Anspannung, Erschöpfung oder Krankheit sein. Falls es sich nicht um ein vorübergehendes Phänomen handelt, sollte er seinen Hausarzt konsultieren. Ist der Hausarzt ein alter Freund der Familie, möchte er eventuell lieber einen Facharzt aufsuchen. Auf jeden Fall sollte er klären, ob seine Impotenz psychische oder physische Ursachen hat.

Im Idealfall unterstützen Sie ihn nach Kräften, da Männer im Bezug auf ihre Potenz ausgesprochen sensibel sind. Er wird also wahrscheinlich Ihre Hilfe brauchen, die sich nicht allein darauf beschränken sollte, dass Sie im Internet Viagra bestellen und das Telefon aushängen, bevor Sie mit ihm ins Bett hüpfen. Ich gebe zu, das klingt alles in allem nicht direkt nach Spaß.

Dinge, die Sie beim Orgasmus hauchen/sagen/kreischen dürfen

1. Ist der riesig!
2. Oh Gott! Oh mein Gott!
3. Oh ja, __________ [fügen Sie hier seinen(!) Namen ein]
4. Ich liebe dich! (Es sei denn, dies ist Ihr erstes Date, in welchem Fall Sie Ihren Orgasmus wahrscheinlich allein erleben werden.)
5. Weiter! Ja! Jaahh!

Dinge, die Sie beim Orgasmus weder hauchen noch sagen noch kreischen dürfen

1. Gib's mir!
2. Oh, Mammi/Papi!
3. Oh, __________ [fügen Sie hier den Namen Ihres Ex-Lovers ein]
4. Nein, nicht! Nein! (Das verwirrt ihn.)
5. Oh, verdammt, ich hasse dich! Du Tier! (Das mag für Sie der Gipfel der Leidenschaftlichkeit sein, aber für ihn ist es lediglich eine Verunglimpfung seiner Person.)

9. Kapitel

Sexspielzeuge

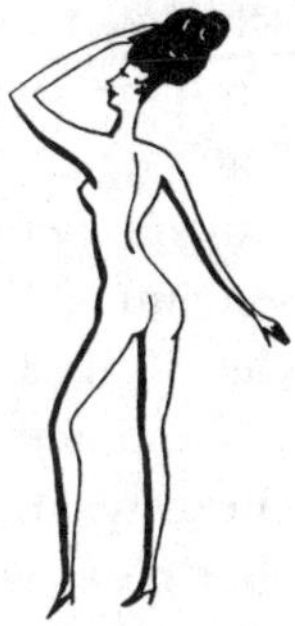

Es gibt eine Menge mechanische Vorrichtungen, mit denen sich sexuelles Verlangen steigern lässt, insbesondere das von Frauen. Die beste dürfte zweifellos ein 380er Mercedes-Cabrio sein.

P. J. O'Rourke

Manchmal reichen die Körperteile von zwei Leuten allein nicht aus, um Ihnen den Spaß zu bereiten, den Sie sich wünschen. Für besonders abenteuerlustige Stimmungen gibt es Sexspielzeuge. Deren Nutzen dürfte hinreichend bewiesen sein, wenn man bedenkt, dass seit Menschengedenken alle möglichen leblosen Objekte benutzt wurden, um die Lust zu zweit zu steigern – angefangen von hölzernen Dildos bis hin zu geknoteten Seidenschals. (Na na, mal nicht so ungeduldig! Die Details werden folgen.)

Ehedem wurden derlei Dinger unter „eheliche Hilfsmittel" gefasst und wandten sich vornehmlich an Paare, deren Orgasmuschancen ohne mechanische Hilfe im Nullbereich rangierten. Deshalb durften sie sich mit fleischfarbenen Vibratoren behelfen, die unangenehm an geschrumpfte Beinprothesen erinnerten. Nein, es lässt sich nicht leugnen, dass der Fortschritt auf diesem Sektor wahre Wunder gewirkt hat. Immerhin haben wir heute eine Riesen-Nobel-Boutiquenauswahl an Spielsachen für Große, an denen keine aufdringlichen Zeichnungen kleben, die erektile Dysfunktionen in sämtlichen Erscheinungsformen darstellen. Damit ist allerdings noch nicht das Problem beseitigt, dass wir anhand des Beate-Uhse-Kataloges und anderer einschlägiger Produktlisten zwar sehen, welche gewaltige Auswahl uns zur freien Verfügung steht, dafür aber nicht wissen, welcher dieser Kunstwillis uns in ekstatische Höhenflüge versetzt und welcher uns lediglich Sondermüll in Form von leeren Batterien und eine wunde Scheide beschert. Erschwerend kommt hinzu, dass wir nicht einfach fröhlich drauflosbestellen können, um die Rohrkrepierer nach missglücktem Probelauf postwendend zurückzuschicken. (Das begreifen Sie nicht? Na ja, es geht eben nicht, klar? Weil's irgendwie unhygienisch ist.) Außerdem haftet dem Einkaufen von Sexspielzeugen nach wie vor eine gewisse Peinlichkeit an, und das obwohl Gott und Lotte diese Dinger kaufen – nun, auf jeden Fall wohl manch eine Nonne, ein Vikar oder ein Bischof. Aber das macht die Sache an sich nicht einfacher. Trotzdem sollte jede Frau von heute ihre kleine Trickkiste haben. Sie müssen sie ja nicht mitnehmen, wenn Sie auf einen Transatlantikflug gehen und nicht wollen, dass Ihr Super-Riesenvibrator und Ihre Plüschhandschellen in Lebensgröße auf dem Röntgenschirm aufleuchten und zur Belustigung des Bodenpersonals beitragen.

Warum Sexspielzeuge?

Warum nicht? Schieben Sie doch mal für einen Moment diesen Unsinn beiseite, dass zwei Körper in perfekter Harmonie der Gipfel der Glückseligkeit sind. Natürlich stimmt das, aber manchmal möchten Sie eben keinen guten Wein, sondern einen Cocktail mit einem Schirmchen und einer Maraschinokirsche obendrauf. Zumindest wenn Sie von derselben bescheidenen Verwegenheit sein sollten wie ich. Sexspielzeuge sind nun einmal der bunte Tequila Sunrise des Sex. Sie können den Akt harmonischer Zweisamkeit beleben, dem Raus-Rein-Mumpitz eine neue Dimension verleihen, und sie sind enorm praktisch, falls eine längere männerlose Phase eintritt. Sie müssen sich lediglich davor hüten, den batteriebetriebenen Wunderwaffen zu sehr zu verfallen – Sie wollen schließlich nicht, dass Ihr nächster Lover eines Nachts wach wird und Sie neben sich in leidenschaftlichem Zwiegespräch mit einem summenden, dreißig Zentimeter langen Silikonkerl vorfindet. Vibratoren sind durchaus geeignet für Gelegenheiten, bei denen seine Finger an den Rand der Belastbarkeit gekommen sind oder Sie sich gern der Fantasie hingeben würden, von zwei Penissen gleichzeitig stimuliert zu werden – immerhin ersparen Sie ihm die Schmach, einen zweiten echten Kerl im Bett zu akzeptieren –, ganz zu schweigen von Momenten, in denen Ejakulations-/Impotenz-/Persönlichkeitsprobleme die Beziehung über Gebühr belasten. Ihr Liebhaber hat grundsätzlich also keinerlei Veranlassung, sich angesichts der bloßen Existenz von batteriebetriebenen Hilfsmitteln in Ihrem Haushalt unnötig zu échauffieren, weil sie grundsätzlich ihm ebenso dienlich sein können wie Ihnen. Genau genommen gibt es gerade mal zwei Regeln, die bezüglich des Gebrauchs von Sexspielzeugen unbedingt einzuhalten sind.

1. Halten Sie die Dinger sauber.
2. Verstecken Sie sie, wenn Ihre Mutter übers Wochenende zu Besuch kommt.

Was es alles gibt

Nein, es ist illusorisch, Ihnen innerhalb dieses kleinen Büchleins einen Überblick über das Sortiment einschlägiger Kataloge zu verschaffen, da ich nicht vorhabe, mich hüfthoch in waberndem Silikon und rotierendem Hartgummi zu verfangen (klingt zwar verlockend, führt aber zu nix). Deshalb werde ich mich darauf beschränken, Ihnen die Grundtypen der verschiedenen Spielzeuge zu erläutern, deren Variationen Sie auf eigene Faust erkunden dürfen. Je nach persönlichem Gusto werden Sie eventuell schon rundum glücklich und zufrieden sein, wenn Sie einen kleinen, wirkungsvollen Beglücker in Ihrer Nachttischschublade haben – oder Sie finden keine Ruhe, bevor Sie nicht einen ganzen Schrankkkoffer voll mit allen möglichen esoterischen Requisiten angehäuft haben, die Sie hervorholen können, wann immer dem Bettleben die Würze fehlt. Wie dem auch sei, ich werde es bei einem groben Überblick belassen.

Vibratoren

Vibratoren gibt es in weit mehr Farb-, Größen- und Materialvariationen als Penisse. Glücklicherweise sind die meisten Männer mit einem gesunden Selbstbewusstsein gesegnet, sonst würden sie sich wahrscheinlich wimmernd in die Ecke hocken, weil sie glauben, uns könnte nichts außer einem dreißig Zentimeter langen nachtblauen Silikondildo mit einer gigantischen Brombeerspitze zufrieden stellen. Na ja, möglicherweise stimmt das sogar. Auf jeden Fall hat sich das Sortiment während der letzten Jahre dramatisch vergrößert, obwohl der Bestseller nach wie vor der „Rampant Rabbit" ist, ein großer Vibrator mit rotierender Spitze, die mit kleinen Kügelchen gefüllt ist, und einem integrierten Klitorisstimulator. Doch falls Ihnen nicht der Sinn nach einem Spielzeug stehen sollte, dessen Zweck in der Form so offensichtlich vermittelt ist, gibt es auch eine Vielzahl von diskreteren Modellen, mit denen Sie Ihre Fantasie, ähm, anregen können.

Batteriebetrieben

Batteriebetriebene Kunststoffvibratoren sind normalerweise recht klein - um die vierzehn bis zwanzig Zentimenter. Dies sind die Pragmatiker der Vibratorwelt, d.h. sie tun genau das, was auf der Packung steht, ohne viel Schnickschnack oder lustige Anhängsel. Gemeinhin verfügen sie über zwei Geschwindigkeitsstufen (langsam und schnell). Sie sind ideal, wenn Ihnen an einem schnellen Orgasmus gelegen ist, Sie aber auf großartige Sex-Simulation verzichten wollen. Die Vorteile sind: Die Dinger sind klein, diskret und leise. Die Nachteile sind: Sie fühlen sich durch und durch künstlich an, sind ziemlich hart und wenngleich sie für den Spaß am Kitzler hervorragend geeignet sind, möchten Sie sie wahrscheinlich nicht in Ihre Scheide stecken. Nicht zu vergessen, dass Ihnen mitten im schönsten Spaß die Batterie versagen könnte.

Elektrisch

Hier sind wir bei der PlayStation de Luxe unter den Vibratoren. Sie sind deutlich leistungsfähiger und langlebiger als ihre batteriebetriebenen Vettern. Außerdem sind sie normalerweise größer (bis zu 32 Zentimeter - hmm), haben diverse Geschwindigkeitsstufen und zahlreiche Extras zur Stimulation der Klitoris, des G-Punkts oder des Anus, die Sie nach Belieben an- und abbauen können. Diese Vibratoren wenden sich an die Frau, die den richtig intensiven Kitzel sucht. Allerdings empfehle ich dringend, dass Sie die Dinger nur benutzen, wenn Sie allein sind, weil Sie unter Umständen ein bisschen komisch aussehen, wenn Sie sich mit einem gigantischen, brummenden Dildo vergnügen, dessen Kabel quer übers Bett verläuft. Aber einige Frauen brauchen nun mal ziemlich viel Stimulation, um einen Orgasmus zu erleben, und diese Vibratoren liefern sie – ungefähr so als säßen Sie auf einer Waschmaschine im Schleudergang, die in einem Expresszug steht, der durch das Epizentrum eines Erdbebens rauscht. Eine ziemlich ernst zu nehmende Angelegenheit also.

Aus Silikon

Silikon ist eine gelartige Substanz, die Körperwärme deutlich schneller aufnimmt als Plastik, weshalb sich die Silikonvibratoren „echter“ anfühlen. Daher eignen sie sich besonders gut, wenn Sie die Augen schließen und sich vorstellen möchten, anstelle eines 18 Zentimeter-Stabes Brad Pitt im Bett zu haben, der unglaublich wild auf Sie ist. Außerdem sind Silikonvibratoren viel beweglicher als ihre Kumpels aus Kunststoff, was besonders günstig ist, falls Sie sie einführen und an Ihrem G-Punkt vibrieren lassen wollen. Sie fühlen sich beinahe wie ein richtiger Penis an. Ich sagte „beinahe“! Darüber hinaus gibt es sie in allen erdenklichen Farben und Ausstattungen. Mithin kann ich all diejenigen Mädels beruhigen, die keinen Penisersatz wollen (weil sie vielleicht gerade eine militante Lesbierinnenphase durchmachen), dass ein blinkender blauer Zauberstab mit einer Miniaturgöttin an der Spitze – die gibt's, ich habe sie gesehen – kein bisschen wie ein Penis aussieht. Dafür bereitet Ihnen dieses Ding eine Menge Spaß, wenn Sie es anschalten und an Ihre Klitoris halten. Natürlich können nur Sie selbst wissen, welche Variante Ihnen das größtmögliche Vergnügen verschafft – der mit der rotierenden Spitze, der mit dem vorhautähnlichen Überzug oder der mit den Bommeln, die die Klitoris kitzeln? Grundsätzlich können Sie mit zwanzig Zentimetern Silikon jedenfalls nicht viel falsch machen, so lange unterschiedliche Geschwindigkeitsstufen eingebaut sind. Aber denken Sie daran, dass es immer noch Dinge gibt, für die Männer praktisch sind. Schließlich wird Ihr Vibrator für

Sie keine Spinnen aus dem Bad entfernen. Andererseits könnte er sie durch seine geballte Kraft und Größe vielleicht in die Flucht treiben.

Der Schmetterling

Diese Dinger sind ausschließlich für Frauen gedacht. Sie bestehen aus einem Paar elastischer Flügel mit einer kleinen, vibrierenden Scheibe in der Mitte. Sie tragen sie wie eine Einlage in Ihrem Slip, wobei die Scheibe auf Ihrer Klitoris liegt – und, voilà, nun können Sie einen Orgasmus bekommen, wann und wo immer Sie wollen. Es gibt den Schmetterling auch mit Fernbedienung. Wenn Sie möchten, dürfen Sie Ihrem Freund den Fernzünder in die Hand drücken, und dann kann er Ihnen vom anderen Ende der Kneipe sinnliche Freudenschreie entlocken. Aber seien Sie vorsichtig, wann Sie ihn tragen, da Sie gewiss nicht mitten in Ihrem Vorstellungsgespräch einen Orgasmus haben möchten, es sei denn, es handelt sich um ein Vorsprechen für *Harry und Sally.*

Dildos

Der Klassiker unter den Sexspielzeugen ist penisförmig und vibriert nicht. Er ist sehr passend, wenn Sie mal wieder das Gefühl einer ausgefüllten Scheide oder gern etwas in Ihrem Anus haben möchten, während der Penis Ihres Partners die andere Seite übernimmt. Die meisten Leute benutzen für diese Zwecke ausgeschaltete Vibratoren, aber Sie können eben auch spezielle Dildos kaufen, aus Plastik, Silikon oder Gummi. Das angsteinflößendste Modell dürfte der Doppeldildo sein, der sich bei Homosexuellen besonderer Beliebtheit erfreut. Aber Sie können ihn selbstverständlich auch benutzen, indem Sie beispielsweise ein Ende in den Anus Ihres Partners stecken und das andere bei sich selbst einführen – und auf geht's. Das hat was, ehrlich.

Analperlen

Der Name klingt ein bisschen schräg, aber mit diesen Dingern können Sie Ihren Freund glatt wahnsinnig vor Wonne machen. Und falls ein Wahnsinniger im Bett Sie nicht schreckt, sollten Sie sie unbedingt ausprobieren. Es handelt sich um mehrere unterschiedlich große Perlen, die auf eine Schnur aufgezogen sind. Sie bestreichen sie mit etwas Gleitmittel und stecken sie in seinen Anus - aber achten Sie darauf, das eine Ende festzuhalten. Sobald er kurz vor dem Orgasmus steht, ziehen Sie sie mit demselben Schwung heraus, mit dem ein Trickkünstler ein Tischtuch herunterzieht, ohne dass die Teller auf dem Tisch zu Bruch gehen. Die plötzliche Reibung entlang der Prostata wird den Orgasmus Ihres Freundes um ein Dreifaches intensiver ausfallen lassen. Sie selbst können die Dinger übrigens auch benutzen, indem Sie sie zwischen Ihre Schamlippen legen und langsam hin und hergleiten lassen, so dass jede einzelne Perle über Ihre Klitoris streicht. Allerdings sollten Sie sie vorher waschen, wenn Sie gerade erst im Anus Ihres Liebsten steckten.

Handschellen

Gegen Rollenspiele ist absolut nichts einzuwenden, und ein bisschen gemäßigtes S&M ist unschlagbar - so lange niemand dabei zu Schaden kommt, versteht sich. Wenn doch, handelt es sich um richtiges Sadomaso, und Sie werden über kurz oder lang in den Abendnachrichten landen, weil Sie von Ihrer Doppelhaushälfte aus einen Hardcore-Pornoring betreiben. Aber wenn Sie es bei harmlosen Spielchen belassen wollen, für die Sie nicht gerade Ihre besten Seidenschals opfern möchten, sollten Sie in ein paar Handschellen investieren. Ich empfehle Ihnen dringend, welche aus Plüsch zu nehmen - die Metallvariante ist reichlich schmerzhaft, und obwohl sie offiziell als „Sexspielzeug" gehandelt werden, dürfte Ihre Fantasie mit diesen Dingern eher in Richtung „eine Nacht Gefängnis wegen

Drogenmissbrauchs" abdriften. Meiden Sie sie besser - es sei denn, die Assoziation mit der Zelle gehört für Sie zum Rollenspiel. Mit den Plüschhandschellen sehen Sie zwar aus wie eine verhaftete Muppets-Puppe, aber dafür sind sie entschieden bequemer. Und dieser Aspekt ist nicht zu unterschätzen, falls Sie im Eifer des Gefechts die Schlüssel verlieren.

Am besten funktioniert das Spiel mit den Handschellen, wenn Sie auf dem Bett sitzen und sich die Hände auf dem Rücken an das Bettgestell fesseln lassen. Im Liegen empfiehlt sich diese Befestigungsart ganz und gar nicht, weil zum einen Ihre Arme binnen Minuten weh tun werden und zum anderen Ihre Brust extrem flach aussieht, wenn Sie die Hände über dem Kopf halten. Ebenso wenig sollten Sie sich im Liegen die Hände auf den Rücken fesseln lassen - das tut geradezu grotesk weh, wenn Sie sich versehentlich darauflegen, und auch sonst fühlt es sich lächerlich an, die Hände zu einem klumpigen Rucksack verschnürt auf dem Po zu haben. Ansonsten sind die Vorzüge eingeschränkter Bewegungsfreiheit nicht zu unterschätzen. Er stellt die wildesten Sachen mit Ihnen an, während Sie wehrlos daliegen. Sie sollten jedoch immer - ausnahmslos - vorher absprechen, dass auf ein bestimmtes Zeichen hin die Fesseln umgehend zu entfernen sind. Schließlich wollen Sie nicht, dass ihn plötzlich der Übermut packt und er sich einbildet, ein südafrikanischer Drogenfahnder zu sein, der ein Geständnis von Ihnen fordert - außer wenn genau das auf dem Spielplan stand.

Penisringe

Diese kleinen Dinger sehen aus wie Tintenfischringe. Ihr Sinn und Zweck besteht darin, über seinen Penis gestülpt zu werden, um das Blut darin zurückzuhalten. Auf diese Weise wird seine Erektion härter und hält länger an. Zumindest ist das der Plan. Andererseits dürfte die Angelegenheit für ihn reichlich schmerzhaft werden, falls der Ring zu eng ist, und irgendwann wird seine Mannespracht schwarz und fällt ab. Daher überlasse ich es Ihnen, ob Sie Penisringe benutzen möchten oder nicht.

Alternativ dazu gibt es Gummimanschetten, die auf der Innenseite stoffbezogen sind. Sie werden über den Penisschaft gezogen, um beispielsweise bei der Handarbeit zusätzliche Stimulation zu bieten. Wahrscheinlich halten Sie derlei Zubehör für überflüssig, aber wenigstens tut es nicht weh. Und sein Willi sieht damit echt lustig aus.

Nippelklemmen

Autsch! Es gibt allerdings Frauen, die es schätzen, wenn Ihre Nippel durch kleine Klemmen stimuliert werden – und wir alle wissen, dass zwischen unseren Brüsten und unseren Genitalien eine direkte Verbindung besteht. Nichtsdestotrotz können diese Klemmen unangenehme Schmerzen verursachen, um es vorsichtig zu formulieren, und Sie kommen sich wahrscheinlich vor wie ein Auto, dessen Batterie versagt hat. Da ist es doch um Klassen besser, Ihren Partner mit Daumen und Zeigefinger arbeiten zu lassen – zumal Sie bei dieser Methode kein Starthilfekabel brauchen.

Wo kauft man das alles?

Beate Uhse beispielsweise verfügt über ein reichhaltiges Sortiment an einschlägigen Spielzeugen, und Sie können vollkommen beruhigt sein: Die Verkäufer in diesen Läden haben wirklich schon alles gesehen. Aber falls Sie sich nicht mit dem Gedanken anfreunden können, am helllichten Tage Regale mit Schokoladenwillis und Zofenkostümen entlangzuschlendern (als ich das letzte Mal Einkaufen war, hat ein armes Bürschchen einen ganzen Ständer mit Vibratoren umgestoßen und stand minutenlang wie versteinert da), können Sie auch auf den Katalogversand ausweichen. Der Versand erfolgt mit äußerster Diskretion, Sie brauchen also nicht zu fürchten, dass auf Ihrem Päckchen in fetten Lettern „DILDO XXL" steht. Trauen Sie sich ruhig. Suchen Sie nach einem besonders frauenfreundlichen Geschäft, empfehle ich SH! in London (in einer Nebenstraße der Old Street). Der Laden ist ganz in Pink gehalten und sehr anheimelnd. Hier treffen Sie jede Menge sympathischer Frauen, die verträumt die verschiedenen Gleitmittelsorten mustern. Einen normal-schmierigen Sexshop finden Sie in jeder mittelgroßen Stadt, und niemand wird Sie entsetzt anstarren, wenn Sie hineingehen. Aber vielleicht bringen Sie einfach nicht die Nerven auf, durch die Tür im hinteren Teil des Ladens zu treten, auf der *Nur für Erwachsene - XXX Spaß* steht. Da ist das Internet doch ein wahrer Segen - Sie tippen bei einer Suchmaschine einfach ein, wonach Sie suchen und binnen weniger Augenblicke erscheint ein Verzeichnis der Fachhändler auf dem Bildschirm. Sie sollten jedoch prüfen, ob die Website mit einem Sicherheitsserver ausgestattet ist, bevor Sie Ihre Daten eingeben. Außerdem würde ich Ihnen raten, direkt einzutippen, dass Sie KEINE XXX sind, KEINE vollbusige Lesbierin und KEINE heißen, heftigen Nummern lieben, weil Sie sonst 10.000 unerbetene Links präsentiert bekommen.

Do it yourself!

Es gibt eine ganz einfache Methode, wie Sie sich peinliche Einkaufsbummel ersparen können: Do it yourself! Ihr Haus ist voll mit nützlichen Gegenständen, die sich dafür anbieten, zu Orgasmushilfen umgewandelt zu werden. Allerdings sollten Sie genau wissen, was funktioniert und was nicht, bevor Sie in Ihren vier Wänden auf Erotika-Plündertour gehen. Ein Paar Dinge sind absolut unentbehrlich ...

Handschuhe und Schals

Die Haut ist ein ausgesprochen sensibles Organ, das wunderbar auf Berührung mit den unterschiedlichsten Materialien reagiert. Sammeln Sie möglichst viele verschiedene Handschuhe – perfekt sind alle aus Samt, Fell, mit Federapplikationen oder aus Leder. Sollten Sie derlei extravagante Stücke nicht besitzen, tun es auch Wollhandschuhe oder Pelzfäustlinge, die nicht ganz so sexy sind. Dann verbinden Sie ihm die Augen mit einem Schal (lieber aus Seide als aus Wolle, weil ihm sonst binnen Sekunden der Schweiß ausbricht) und streicheln ihn überall, wobei Sie für bestimmte Zonen bestimmte Materialien nehmen. Anschließend darf er dasselbe mit Ihnen machen. Und wenn Ihnen das zu langweilig wird, können Sie sich gegenseitig mit Ihren Schals fesseln.

Obst und Gemüse

Sie werden Ihren Gemüsehändler nie mehr mit denselben Augen betrachten wie vorher. Falls Ihnen hölzerne Dildos und Plastikvibratoren nicht liegen, finden Sie perfekte Alternativen dazu in Ihrer Obstschale. Naja, vorausgesetzt Sie bewahren Ihr Gemüse in der Obstschale auf. Die meisten Gemüse wirken auf den ersten Blick nicht sonderlich erotisch – wer träumt schon von einer Aubergine? Aber sobald sie blank geschrubbt ist, kann sie – je nach Umfang – für die abenteuerlustige Frau einen prima Penisersatz abgeben. Die handelsübliche Salatgurke ist ein echter Spitzenreiter, was offensichtlich sein dürfte, kommt sie doch wie ein grüner Superdildo nach einer Viagrakur daher. Sie können sie entweder allein benutzen oder Ihren Freund bitten, sie vorsichtig in Sie einzuführen, aber in letzterem Fall sollten Sie sicher sein, dass sein Selbstwertgefühl hinlänglich stabil ist. Ich brauche wohl kaum zu betonen, dass Vorsicht absolut geboten ist, weil diese Dinger wirklich groß sind. Außerdem sollten Sie sie vorher gründlich abwaschen, wenn Sie keinen Pestizidcocktail in Ihrer Scheide mixen wollen.

Die Zucchini ist eine weitere nützliche Gemüseart – sie sieht ja schon beinahe aufdringlich nach einem Penis aus – und in der Handhabung etwas harmloser als die Gurke. Maiskolben sind als Gemüse blanke Verschwendung – nicht umsonst fertigt man sogar Vibratoren nach ihrem Vorbild. Möglicherweise können Sie sich auch mit einer geschrubbten Wurzel eine nette Zeit machen. Getrost links liegen lassen dürfen Sie hingegen Kartoffeln und Zwiebeln, und ehrlich gesagt sind champignonbelegte Brüste ebenfalls nicht der Gipfel des Erotischen. Nachdem Sie nun also Ihre Gemüsevorräte geplündert haben (und lassen Sie Ihren Geiz nicht Amok laufen, indem Sie hinterher einen Eintopf daraus kochen), sollten Sie sich wieder Ihrer Obstschale zuwenden. Hier gibt es einige Sachen, die Ihrer Sinnenlust förderlich sein können, zumal Obst den unschlagbaren Vorteil hat, dass Sie und Ihr Partner es sich gegenseitig vom Körper essen können, wohingegen rohes Gemüse weit weniger prickelnd ist.

Frucht und Spiel

Früchte sind sozusagen natürliche Sexspielzeuge, weil sie weich, ansprechend, ungiftig und essbar sind. Genau genommen eignet sich so gut wie jede Frucht dazu, auf Ihnen (oder ihm) zum erotischen Einsatz zu kommen. Allerdings sind beispielsweise Erdbeeren eher geeignet als große grüne Äpfel oder eine ganze Ananas. Wunderbar zweckmäßig sind Melonen (mit Ausnahme von Wassermelonen, wenn Sie die nächsten Tage keinen kernigen Ausfluss haben wollen), Kirschen, Himbeeren, Bananen (geschält), Mandarinenspalten, kernlose Weintrauben, Pfirsiche, Mangos und Kiwis. Gänzlich unerotische Früchtchen sind Granny Smith, Riesenorangen, Birnen, Granatäpfel und Grapefruits.

So, nachdem Sie nun Ihre Lustschale zusammengestellt haben, brauchen Sie nur noch alles in kleine Stücke zu schneiden und auf Ihren erogenen Zonen zu verteilen. Er kann Erdbeeren aus Ihrer Scheide essen – achten Sie jedoch darauf, dass die Dinger nicht zu weit hochflutschen –; Sie können Ananasringe über seinen Penis streifen und anschließend abknabbern; er kann Melonenstückchen von Ihren Nippeln lutschen ... die Möglichkeiten sind schier unbegrenzt. Sollte Sie das Verlangen überkommen, sich etwas Fruchtiges einzuführen, wobei eine Banane wohl die nahe liegendste Wahl wäre, achten Sie darauf, dass sie a) geschält und von sämtlichen Fäden befreit ist und b) schieben Sie sie um Gottes willen nicht so wild hin und her, dass sie durchbricht. Neigen Sie zu allergischen Ausschlägen oder Infektionen – jetzt wird's richtig lecker, was? –, sollten Sie besser darauf verzichten, sich irgendetwas in die Scheide zu stecken, was normalerweise nicht dorthin gehört. Selbst der sensationellste Sex wird Sie nicht über die Peinlichkeit hinwegtrösten, anschließend im Gynäkologenstuhl erklären zu müssen, wie die Brombeerkerne in Ihre inneren Schamlippen geraten konnten. Das ist es doch nicht wert, oder?

Der Duschkopf

Wenn Sie an Do-it-yourself-Sex denken, sollten Sie Ihren Duschkopf auf keinen Fall vernachlässigen. Aber nein, Sie wollen sich doch nicht allen Ernstes mit Ihrem Partner in die Duschkabine zwängen und sich in drängeligen Fummeleien verzetteln, nur um einen netten Orgasmus zu bekommen, oder? Gönnen Sie sich den Spaß besser allein. Ich muss wohl kaum erwähnen, dass ein Brausekopf mit verschiedenen Strahlstärken unbedingt einem müden Rinnsal vorzuziehen ist, dessen Temperatur alle vier Sekunden zwischen brühend heiß und eiskalt wechselt und das gänzlich versiegt, sobald Ihre Mitbewohnerin sich in der Küche Teewasser abfüllt. Aber gehen wir der Einfachheit halber einmal davon aus, dass Sie eine funktionstüchtige Dusche mit einem Power-Duschkopf besitzen und Ihre Mitbewohnerin derzeit Urlaub in Übersee macht. Sie brauchen nichts weiter zu tun, als die Beine zu spreizen und den Strahl auf Ihre besten Stücke zu richten - *auf* nicht *rein*, mit Wasserdruck ist schließlich nicht zu spaßen. Wenn Sie die richtige Strahlstärke und Temperatur gefunden haben, werden Sie schon bald ein seltsames, aber sehr angenehmes Gefühl verspüren. Ja, genau, das ist gut - das wird der beste Orgasmus Ihres Lebens, und Sie verdanken ihn einzig Ihrer Dusche. Schicken Sie Ihren Kerl in die Wüste und gehen Sie ins Bad. Na ja, oder auch nicht.

Andere leckere Spiele

Natürlich gibt es noch andere essbare und trinkbare Sachen, die Ihre Sinnenlust enorm steigern können. Besonders gut geeignet ist Honig - aber passen Sie auf, dass er nicht auf die Bettwäsche oder den Teppich tropft, weil Sie ihn nie wieder herausbekommen werden, ganz gleich wie viel Super-Flecken-Powerreiniger Sie kaufen. Tragen Sie etwas Honig auf Ihre und seine Genitalien und/oder Po auf, und lecken Sie ihn sich gegenseitig ab. Sollte er allerdings sagen: „Ich weiß, wie das Spiel geht: Du bist Tigger und ich bin Winnie the Pooh", dann ist er ein armes, krankes Würstchen, und Sie sollten ihn dringend verlassen.

Eiskrem ist ebenfalls eine schöne Sache, aber lassen Sie es langsam angehen - das Zeug ist verdammt kalt. Nichtsdestotrotz wirkt ein Mundvoll Eiskrem beim Blow-Job wahre Wunder auf ihn - und auf Sie selbstverständlich auch, sofern es sich um Ihre Lieblingssorte handelt. Außerdem wäre da noch Joghurt, wobei ich persönlich linksdrehenden Lactosebakterien als Sexhilfe wenig abgewinnen kann, weil a) die Bettlaken nach abgelaufener Milch riechen und b) Joghurt so unglaublich gesund ist. Mir fehlt einfach der verwegene Rock-'n'-Roll-Touch, wenn zwei Leute sich mit fettarmen Fruchtträumen einschmieren. Da kann man doch gleich nach einer kalorienarmen Minutenterrine greifen.

Soll es richtig nach Rock-'n'-Roll schmecken, können Sie mit Champagner nichts falsch machen; entweder indem Sie ihn trinken oder in moderaten Mengen auf Ihre besten Teile gießen. Die kleinen Bläschen kitzeln fantastisch, und all Ihre Hemmungen schwinden dahin, sobald Sie einen kleinen Schwips haben. Wie gesagt, mit Champagner kann gar nichts schief gehen. Aber benutzen Sie auf keinen Fall die Flasche als Hilfsmittel – es entsteht ein unangenehmes inneres Vakuum, und Sie landen in der nächsten Notaufnahme, wo Sie um eine überzeugende Geschichte verlegen sein dürften.

Haushaltsgegenstände, die Sie besser nicht benutzen sollten

1. Büroklammern auf den Brüsten: Schmerzhaft, blöd, und Sie sehen lachhaft damit aus (wie ein Schreibtischaccessoire).
2. Flaschen – siehe oben: Vakuumproblem. Ganz zu schweigen von der Bruchgefahr und den daraus resultierenden Schnittverletzungen sowie eingerissenen Schraubverschlusskappen. Autsch!
3. Toast: Bringen Sie niemals einen Toast auch nur in die Nähe Ihrer Schlafgelegenheit, wenn Sie die nächsten sechs Wochen nicht mit pieksigen Krümeln leben wollen.
4. Rosen: Rosenblätter sind okay, vollständige Rosen nicht. Irgendwo wird garantiert ein Dorn sein, den Sie übersehen haben, und wahrscheinlich auch die eine oder andere Blattlaus.

5. Geschmolzene Schokolade: Klingt gut, sieht aber richtig fies aus. Sie werden unweigerlich an scheußliche Haushaltsunfälle aus Ihrer Kindheit denken müssen, was dem Sinn und Zweck des Unternehmens wenig zuträglich ist.
6. Geschmolzenes Wachs: Klingt gut, fühlt sich aber grässlich an. Aber falls Sie schon immer scharf auf mörderische Schmerzen und schlimme Hautverbrennungen waren, sind Sie hier genau richtig.
7. Haustiere: Erklärung überflüssig.
8. Wäscheleine (als Fesselmaterial): Sie bekommen sie nie wieder ab. Nie.
9. Eiswürfel: Bitterkalt, nass, feuchte Flecken auf dem gesamten Laken. Wollen Sie eine Froschnummer nachstellen?
10. Plastiktüten: Sie ersticken dabei, Sie Dummchen.

10. Kapitel

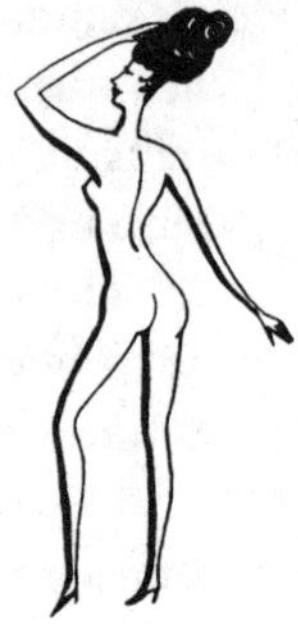

Fantasien

Sex zu zweit ist eine wunderbare Sache – zu fünft ist es fantastisch.

Woody Allen

Einer der schwierigsten Bereiche, die es beim Sex zu erklären gibt – na ja, oder mindestens genauso schwierig wie: „Warum treibst du es mit meiner Mutter?“ – ist der sexueller Fantasien. Sie sind eine ausgesprochen private Angelegenheit, und die Bandbreite warmer Gedanken ist derart groß, dass die meisten Frauen nie über ihre Wunschvorstellungen sprechen würden. Viele schämen sich ihrer Fantasien, andere wollen sie nicht preisgeben, um etwas für sich ganz allein zu haben. Letzteres ist vollkommen legitim, ehrlich. Was könnte enervierender sein als ein Freund, der einen ansieht und fragt: „Woran denkst du gerade?“, während vor dem geistigen Auge soeben ein nackter Araberscheich ins Zelt geritten kommt und sein feierliches Schwert schwenkt. Oder wenn man sich in diesem Augenblick vorstellt, wie einem sein bester Freund zeigt, was er alles mit einem Stück Seife anstellen kann. Und wahrscheinlich möchten Sie gar nicht wissen, was Ihr Süßer mit Liz Hurley und den extralangen Stiefeln plant, oder? Eben. Das bedeutet allerdings nicht, dass sexuelle Fantasien etwas sind, wofür man sich schämen müsste, zumal sie für viele Frauen (und nicht ganz so viele Männer) eine entscheidende Rolle beim Sex spielen. Eine beachtliche Anzahl Menschen ist ohne zusätzliche Beflügelung durch die eigenen Gedanken überhaupt nicht erregbar.

Warum Frauen Fantasien brauchen

Nun, es fängt schon damit an, dass unsere sexuellen Gedanken unseren sexuellen Organen recht ähnlich sind – der wesentliche Teil ist säuberlich versteckt und braucht Zeit und Zuwendung, um in Schwung zu kommen. Es erfordert zarte Stimulation, bevor er sich vorwagt und sich in seiner ganzen Pracht zeigt. Wohingegen die männliche Programmierung darauf ausgerichtet ist, möglichst viel Samen durch die Weltgeschichte zu spritzen, weshalb sich das männliche Sexualitätszentrum bei dem kleinsten Anzeichen einer Begattungsgelegenheit in höchste Alarmbereitschaft versetzt. Daher braucht er seine Einbildungskraft nicht unbedingt überzustrapazieren, damit sich bei ihm etwas regt. Wenn männliche Sexfantasien auch nur ansatzweise so gut wären wie weibliche, würden die Pornobarone dieser Welt wohl kaum so fürstlich leben können, wie sie leben, sondern in miesen Absteigen arbeitslos vor sich hinvegetieren. Die Erregbarkeit von Frauen wird weitestenteils von ihrer Einbildungskraft kontrolliert. Während ein Mann bloß „Strapse! Arsch!" zu denken braucht, um eine Erektion zu kriegen, die es locker mit dem schiefen Turm von Pisa aufnehmen kann, müssen wir unseren Grips deutlich mehr anstrengen, damit unsere private Liveshow losgehen kann.

Wir sind weit weniger ansprechbar für visuelle Reize als Männer (oder kennen Sie einen weiblichen Picasso? Nein? Na also.) Ist die männliche Sexualität über bildliche Stimulation zu wecken (siehe: „Die süße Kimberley, 18 Jahre, liebt es, nackt in der Sonne zu liegen"), schwinden uns beim Anblick eines haarumkränzten Willis nicht gleich die Sinne vor lauter Lust. Aus diesem Grunde meldet sich unsere Einbildungskraft jedes Mal dann zur Stelle, wenn sich am fernen Horizont eine Chance auf Sex abzeichnet. Zwar vermag uns die Aussicht darauf, mit einem richtig netten Mann ins Bett zu hüpfen, einigermaßen zu erregen, aber ungleich besser geht es uns doch, wenn wir das aktuelle Geschehen um unsere Wunschvorstellungen bereichern. Wir sichern sozusagen den Erfolg des Ganzen, indem wir uns ausmalen, wie ein Saal lüsterner Traumkerle uns beim Stripteasetanzen zusieht, oder wie uns ein George-Clooney-Verschnitt mitten in der Wüste auf der Kühlerhaube seines Cabrios vernascht, oder was auch immer Sie sich gern vorstellen.

Sollten Sie es ihm erzählen?

Schwer zu sagen. Das Problem ist, dass die meisten Männer eher schlicht gestrickt sind und durch die Abgründe weiblicher Fantasie schnell überfordert werden. Sie würden also ernsthaft annehmen, dass Sie die Dinge, von denen Sie träumen, im wirklichen Leben machen wollen. Schließlich kreisen ihre eigenen Wunschvorstellungen um ziemlich einfache, alltägliche Dinge, die sich ohne große Schwierigkeiten realisieren lassen – oder wenigstens mit viel Glück und einer Menge Hilfsmitteln. Männliche Traumszenarien umfassen Dinge wie: „Zwei blonde Schwestern, die mit mir Sex in allen Stellungen haben" oder „Ich überrede meine Freundin, dieses durchsichtige Dings anzuziehen, und dann treiben wir's in der Küche" – nur mal als grobe Richtung. Sie selbst hingegen gestalten Ihre Fantasiewelt bis ins letzte Detail, angefangen damit, welche Dessous Sie tragen, bis hin zu dem Tapetenmuster in der Bar, in der Sie sich gegen Geld ausziehen. Der Unterschied besteht allerdings darin, dass die meisten Ihrer Träume Sie nicht direkt glücklich machen würden, sollten sie wahr werden. Ganz besonders dann nicht, wenn Gewalt oder Nötigung im Spiel sind – etwa zwölf Hell's Angels, die Sie reihum auf einem nächtlichen Parkplatz nehmen. In Wirklichkeit würden Sie sofort den Notrufknopf Ihres Handys drücken und sich mit Händen und Füßen gegen diese schmierigen Typen wehren, aber in Ihrer Fantasie liegen Sie auf dem breiten Sitz einer Harley und hauchen dem Gangleader ein verzücktes „Oh, ja, du bist so groß!“ zu. Womit wir auch wieder bei unserer Ausgangsfrage gelandet wären, ob Sie Ihrem Freund von Ihren erotischen Träumen erzählen sollten, falls er Sie danach fragt.

Rein theoretisch würde er Ihnen sogar glauben, wenn Sie ihm sagten: „Aber das ist nur eine Fantasie und bedeutet überhaupt nichts.“ Aber Sie könnten nicht verhindern, dass er sich den ganzen nächsten Monat schlaflos in den Laken wälzt, während in seinem Kopf Ihr Harley-Abenteuer in einer Endlosschleife läuft und er sich ohne Unterlass fragt, ob ein Mann jemals genug für Sie wäre. Ganz abgesehen davon, dass es ihn im Grunde genommen gar nichts angeht. Möglicherweise verfügen Sie über ein ganzes Repertoire von Intimfiktionen und verspüren nicht die geringste Lust, sie jemand anderem mitzuteilen, entweder weil die Spannung flöten wäre oder weil Sie sich ungemein blöd vorkämen. Und manche Dinge würden ihn wahrscheinlich vor den Kopf stoßen – „Mein bester Freund? Mein dämlicher *Bruder*? Sag mal, spinnst du?“

So gesehen ist es durchaus empfehlenswert, eine Alibi-Fantasie zur Hand zu haben, auf die Sie im Notfall zurückgreifen können. Legen Sie sich etwas richtig Harmloses zurecht, und wenn er Ihnen zärtlich zuflüstert: „Woran denkst du?“, und Sie nicht unsicher: „An gar nichts“ quietschen möchten, servieren Sie es ihm. Irgendetwas, worin Sie beide, ein Strand auf einer einsamen Insel und leidenschaftlicher Sex vorkommen, dürfte ausreichen. Oder eine romantische Mr. Darcy-Fantasie, in der er Kniehosen und ein zerrissenes Hemd trägt und Sie in die Büsche entführt. Auf jeden Fall sollten Sie ihn der Freundlichkeit halber darin auftreten lassen, und ersparen Sie ihm die hechelnde Zuschauermenge, die Sie sich dazuerfunden haben.

Sollten Sie der festen Überzeugung sein, Sie müssten ihm die ganze Wahrheit sagen, selbst wenn er in Ihrer Fantasie faktisch nicht existent ist, dann gehen Sie bitte schonend zu Werke. Und versichern Sie ihm immer wieder: „Das ist nur eine Fantasie, ich würde das nie wirklich tun wollen." Beten Sie es ihm vor wie ein Mantra. Noch eine letzte Warnung: Falls in Ihrer Fantasie sein bester Freund, sein Bruder oder sein Vater auftauchen, erzählen Sie ihm nichts davon. Nie. Unter gar keinen Umständen.

Sollten Sie nach seinen Fantasien fragen?

Männerfantasien sind etwas bodenständiger als die von Frauen. Beispielsweise beginnen wir eine erotische Fiktion, indem wir denken: „Hmm, wie wäre es wohl mit einem Matador inmitten einer Stierkampf-Arena? Warte mal, da wäre die tobende Zuschauermenge, die stampfenden Bullen … nein, das ist zu gefährlich. Apropos gefährlich, habe ich eigentlich die Fenster verriegelt, bevor ich ins Bett gegangen bin? Da stand doch was von einem Irren in der Zeitung, der … na, ich gehe mal besser nachsehen." Und ehe wir's uns versehen, sind wir in Gedanken meilenweit von Erotik und Wundermatadoren entfernt. Das liegt daran, dass wir dafür geschaffen wurden, Feuer zu entzünden, aufzupassen, dass die Babies nicht in selbigen landen, einen Eintopf zu kochen und nebenher Lendenschurze zu flicken, während Männer ausschließlich dazu gedacht waren, Bisons zu erlegen, was eine Menge Konzentration erforderte. Mit dem Sex verhält es sich ebenso.

Männer kommen keineswegs ohne Fantasie aus, aber sie brauchen sie nicht, um ihren müden Willi auf Touren zu bringen, sondern um auf kürzestem Weg zum Orgasmus zu kommen, sobald sich in ihrer Hose etwas bewegt. Gefühle spielen so gut wie keine Rolle, und sie erfinden sich auch keine aufwändigen Kulissen um ihre Traumfrauen herum – außer vielleicht Silicon Valley. Deshalb dürfte seine Antwort auf Ihre Frage eher simpel ausfallen – „ein flotter Dreier", zum Beispiel, oder „jede Menge richtig geile Frauen, die über mich rüberkrabbeln".

Falls Sie ihm mitten im Vorspiel in die Augen schauen und flüstern: „Woran denkst du gerade, Liebling?", wird er sich verpflichtet fühlen, zu antworten: „Nur daran, wie wunderschön du bist, Knackärschchen." Ihm ist nämlich sehr wohl bewusst, was geschieht, wenn er Ihnen die Wahrheit sagt: „Na, ich stelle mir deine beste Freundin vor, die gefesselt vor mir liegt und deren absolut gigantische Titten zwischen den Seilen hervorquellen". Sie würden ihn umbringen und verlassen, und zwar in dieser Reihenfolge. Eventuell behauptet er sogar, gar keine Fantasien zu haben, weil Sie ihm vollauf genügen. Das zeigt, wie viel er bereits über weibliche Unsicherheit gelernt hat, die bekanntlich zu einer rachsüchtigen und allmächtigen Göttin mutieren kann. Und er hat gewiss keine Lust, sich auf eine dieser Unterhaltungen einzulassen, die mit den Worten beginnen: „Nein, ist schon okay. Du darfst schließlich denken, was du willst. Ich bin halt ein wenig überrascht, das ist alles", in deren Verlauf Sie zusehends frostiger werden und an deren Ende Sie im Schlafzimmer umhereilen und Ihre Klamotten zusammensammeln. Sollten Sie dennoch meinen, seine Fantasien zu kennen, könnte Ihrer Beziehung dienlich sein, müssten Sie den Zeitpunkt Ihrer inquisitorischen Befragung mit äußerster Sorgfalt wählen – und selbst wenn Sie ihm nicht ganz glauben, was er da zusammenstammelt, belassen Sie's dabei, verstanden? Weder Ihr Leben noch Ihr Liebesleben wird sich wesentlich verbessern, wenn Sie erfahren, dass er sich gern vorstellt, mit Ihren sämtlichen Freundinnen eine heiße Nummer zu schieben – ausgenommen Sie haben eine stark masochistische Veranlagung. Aber natürlich besteht die Chance, dass ihm Derartiges gar nicht vorschwebt. Vielleicht brennt er direkt darauf, Ihnen von seinen Fantasien zu erzählen, damit er sie mit Ihnen zusammen wahr machen kann. Hiermit wären wir an dem Punkt angekommen, wo es richtig in die Hose gehen kann ...

Sollten Sie Ihre Fantasien in die Realität umsetzen?

Kommt ganz darauf an, wie diese Fantasien aussehen. Doch bevor Sie mit irgendwelchen schrägen Inszenierungen beginnen, sollten Sie sich darauf besinnen, dass, was im Kopf supererotisch ist und tadellos funktioniert, in der Wirklichkeit meist weniger brillant aussieht. Ihn dürfte diese Erkenntnis spätestens dann mit voller Wucht treffen, wenn Sie in Schwesterntracht vor ihm stehen, Gesicht und Hals bedrohlich rot gefärbt, und mit wackliger Stimme stottern: „Drehen Sie sich bitte um, ich muss Sie untersuchen ..."

Jedwede Fantasie, die bislang unbeteiligte Dritte einschließt, dürfte so oder so außer Betracht stehen. Ganz gleich wie reizvoll der Gedanke an Swinger-Clubs aus sicherer Distanz sein mag, am Ende handelt es sich dabei um nichts weiter als einen Haufen verklemmter Buchhalter, die einander auf Dralonsofas begrabschen. Also bleiben Sie lieber bei Ihrer Fantasie. Ebenso laufen „flotte Dreier" weit häufiger darauf hinaus, dass alle Beteiligten rasend vor Eifersucht werden und sich gegenseitg aufs Übelste beschimpfen, als dass irgendjemand dabei einen Orgasmus kriegt. Finden Sie Kompromisse, beispielsweise indem Sie sich beim Sex auf Video aufnehmen und es sich später gemeinsam ansehen. Das kann reizvoll sein und schadet der Beziehung nicht.

Wenn er eine seiner Fantasien mit Ihnen durchspielen möchte, sollten Sie vorher ausführlich darüber reden; andernfalls kann es Ihnen passieren, dass Sie sich im Zofenkostüm am Autobahnrand wiederfinden, ohne Skript in der Hand und in tiefer Verzweiflung – oder zumindest hilflos kichernd. Genaue Kenntnis des geplanten Szenarios und Ihrer beider Rollen verhindert unerwünschte Peinlichkeiten. Auf diese Weise vermeiden Sie, dass Sie in Ihrem Zofenfummel dastehen, in freudiger Erwartung eines Lords aus dem 17. Jahrhundert, der seine unschuldige Maid zart umwerben wird, während er seine Rolle eher darin sieht, Ihnen ein donnerndes „Auf die Knie, du d-r-reckige Sch-a-lampe!“ entgegen zu brüllen. All die schönen Vorbereitungen wären umsonst und führten zu nichts außer Tränen und bitteren Vorwürfen.

Falls in der betreffenden Fantasie irgendwelche Sadomasochismen oder Gewaltelemente sonstiger Natur vorkommen, lassen Sie besondere Sorgfalt walten. Sie müssen unbedingt vorher ein Wort oder ein Zeichen vereinbaren, auf das hin sofort unterbrochen wird – und wenn Sie einander fesseln, binden Sie sich unter keinen Umständen etwas um den Hals, und ziehen Sie die Fesseln nicht zu stramm an. Erotische Wunschvorstellungen, die mit Grobheiten, Gewalt oder Nötigung zu tun haben, sind verhältnismäßig häufig, können aber in der Umsetzung traumatisierende Wirkung haben, weshalb Sie sie besser auf Ihre Fantasie beschränken sollten. Desgleichen gilt für alle Spiele, die mit Schmerz verbunden sind – Sie begeben sich hier auf gefährliches Terrain, und es kann Ihnen leicht passieren, dass die ganze Sache außer Kontrolle gerät – also meiden Sie lieber alles, was ins Extreme geht, solange Sie nicht fest überzeugt sind, dass es für Sie genau das Richtige ist.

Selbstverständlich dürfen Sie sich nie überreden lassen, Dinge mitzumachen, bei denen Sie sich nicht wohlfühlen - falls er Sie auffordert, in einem Pelzmantel mit nichts darunter durch die Straßen zu stolzieren, oder seinen Freund hinzubitten möchte, haben Sie alles Recht der Welt, ihn stante pede aus dem Haus zu scheuchen. Ausgenommen, Sie geraten schon bei der bloßen Vorstellung in orgiastische Verzückung. Wenn Sie etwas gefunden haben, das Sie beide gleichermaßen anspricht und das etwas aufwändiger ist als „es draußen treiben", sollten Sie Ihre Einstellung zum Rollenspiel neu überdenken. Erinnern Sie sich an die Aufführungen in der Schule? Naja, so ähnlich, aber diesmal wird es ungleich erotischer …

Rollenspiel

Vermutlich bringt es Ihrem Partner mehr als Ihnen, weil auch hier der visuelle Reiz ausschlaggebend ist - darüber sprachen wir ja bereits. Außerdem sieht er, im Gegensatz zu Ihnen, in ausgefallener Unterwäsche schlicht albern aus. Aber wenn Ihre Seligkeit daran hängt, dass er sich als Feuerwehrmann - oder als Travestie-Tänzer - verkleidet, wird er sich kaum beschweren.

Das Rollenspiel kann durchaus nützlich sein, insofern Sie sich dadurch lästiger Hemmungen entledigen können. Sie spielen einfach eine andere Frau. (Sind wir jetzt im Theater-Workshop gelandet? … „Empfinden Sie die Gefühle Ihres Rollencharakters … machen Sie sich ihre Gedanken bewusst …." Nein, halt, tun Sie's nicht - ziehen Sie sich nur ihre Sachen an.) Die Rede ist selbstverständlich von einer Frau, die durch und durch sexy ist. Beliebte Modelle sind: verführerische Geschäftsfrau, ungezogene Krankenschwester (ja, schon gut, aber Männer sind nun mal leicht durchschaubar), Zofe, Stripperin, Hure oder faszinierende Fremde. Ach, jetzt hätte ich beinahe das Schulmädchen vergessen. Bevor Sie sich auf Letzteres einlassen, sollten Sie allerdings sicher sein, dass er wirklich alle Tassen im Schrank hat. Und wenn er verlangt, dass Sie ihn „Meister" (oder, noch schlimmer, „Papi") nennen, wechseln Sie schleunigst in Ihren Jogginganzug und machen Sie, dass Sie wegkommen.

Andererseits sollten Sie auch nicht mit jeder Faser am Drehbuch kleben. Er wäre wenig begeistert, wenn Sie im Türrahmen stehen und ihn fragen: „Was muss ich jetzt nochmal sagen?" Sie brauchen nur ein paar passende Sätze wie: „Also, welche Qualifikationen können Sie für diesen Job nachweisen?" oder: „Wo tut es denn weh? Zeigen Sie mal" oder: „Ich war wirklich ungezogen ..." Eigentlich ist es ganz einfach, wenn man erstmal den Anfang geschafft hat, ohne schallend loszulachen.

Sobald Ihr Spiel in Gang gekommen ist, werden Sie überrascht sein, wie schnell Ihre Hemmungen schwinden. Schließlich sind Sie nicht Sie selbst, sondern eine ungezogene Krankenschwester. Obwohl es ebenso gut sein kann, dass Sie sich selten blöd vorkommen, in welchem Fall Sie Ihren Bademantel überstreifen und die ganze Geschichte unter „einmalige Erinnerungen" abhaken sollten – auch wenn Sie satte 50 Euro für dieses alberne Kostüm hingeblättert haben.

Sollte einer von Ihnen beiden irgendwann meinen, ohne Kostümierung ginge gar nichts mehr, haben Sie Ihre Spielchen möglicherweise übertrieben. Schließen Sie die Kostüme für ein paar Wochen weg und erinnern Sie sich daran, dass Sex auch dann Spaß machen kann, wenn man kein triebtechnisch überfrachtetes Führungspersonal mimt. Kann er nämlich wirklich.

Loses Mundwerk

Es gibt noch andere Arten, gemeinsam erotische Fantasien auszuleben (hey, wir klingen heute aber verdächtig nach amerikanischem Selbsthilfebuch, was?), die ohne kratzige Nylonkostüme und Erotikdrehbücher mit Eselsohren funktionieren. Eine davon ist die Benutzung loser Sprache - oder „schmutziger Worte", wie die Alten sungen. Sie können zwischen den verschiedensten Schattierungen wählen - angefangen mit einem harmlosen „Mein Gott, ist der groß und hart!" bis hin zum „Spritz mir deinen heißen Liebessaft ein, Tiger!", und dazwischen natürlich allem, was Ihnen so in den lustbenebelten Sinn kommt. Viele Leute finden sexy Sprache sehr erregend. Die stimulierende Wirkung hängt allerdings davon ab, was er sagt und wie kicherig Sie sich gerade fühlen. Während einige Frauen für ein heiser gestöhntes „Oh, ja, Baby, lutsch mir meinen Schwanz!" zu begeistern sind, ist dergleichen für andere zum Brüllen, weil sie sich dadurch an alberne, schnauzbärtige Pornostars aus den Siebzigern erinnert fühlen.

Als Anfängerin auf dem Gebiet der schmutzigen Sprache kann Ihnen dieses Spiel unter Umständen hoffnungslos peinlich sein - insbesondere, wenn Sie bislang eher der Typ Frau waren, von dem nichts außer einem gelegentlichen tiefen Atmen zu vernehmen war. Dagegen sind eine Menge Männer für pornographische Plaudereien im Bett zu gewinnen. Und sobald Sie sich dazu durchgerungen haben, ihm begreiflich zu machen, was Sie hören möchten und was nicht, werden auch Sie Ihren Spaß daran haben. Es verleiht dem Sex eine vollkommen neue Dimension, zumal wenn Ihre Wohnung dünne Wände und Sie überhebliche Nachbarn haben.

Beginnen Sie am besten damit, ihm zu sagen, was sich gut anfühlt - oder wo Sie berührt werden möchten (und schlagen Sie einen erotischen „Hmm, das ist gut"-Ton an, anstatt herumzubrüllen wie eine wild gewordene Sportlehrerin). Sind Sie erst ein wenig sicherer geworden, können Sie sich auf verwegenere Pfade vorwagen. Für Sie mag das bedeuten, dass Sie ihm ein aufregendes „Steck ihn mir fest rein" zuhauchen, wohingegen er sich eher etwas in Richtung „Füll meine Möse mit deinem heißen Schwert, Baby" vorgestellt hatte, was Sie niemals über die Lippen brächten. Aber im Allgemeinen sind Männer nicht direkt angetan, wenn ihre Süße sich plötzlich wüster anhört als die Sprüche auf dem Herrenklo. Vergewissern Sie sich besser vorher, ob er bestimmte Ausdrücke als reine Männerdomäne ansieht. Sie wollen ihn schließlich nicht verbal kastrieren, oder?

Geeignete Eisbrecher sind Fragen wie „Fühlt sich das gut an?" oder „Was möchtest du, dass ich mit dir mache?" Und sollten Sie seinen Penis bisher ausschließlich „Pimmel" genannt haben, spricht nichts dagegen, ab und zu zum saftigeren „Schwanz" zu greifen. (Wie? Das klingt doppeldeutig? Sollte es auch!)

Und Ihre Fantasie muss dabei nicht zu kurz kommen, weil Sie ihm die wildesten Dinge erzählen können, während er nach Herzenslust mit der Zunge oder anderem arbeitet. Aber passen Sie auf, dass Ihre erotischen Pferde nicht mit Ihnen durchgehen und Sie ihm mittendrin zubrüllen, welche tragende Rolle Ihrem Chef dabei zukommt.

Pornoplausch wird in dem Moment zu lüsternem Geschwurbel, wenn er Dinge zu Ihnen sagt, die Sie entweder als Beleidigung empfinden oder die Sie zum Lachen bringen. Wenn er Ihnen zuflüstert: „Ich werd's dir richtig besorgen, du dreckige Nutte", sollten Sie ihm sagen, dass solche Sätze ungefähr so sexy sind wie Gespräche über Einkommenssteuer. Formulieren Sie es aber freundlich, denn jeder reagiert leicht überempfindlich, wenn sich der Partner über die intimsten Fantasien lustig macht. Probieren Sie es mit einem netten „Ich weiß, dass dir das Spaß macht, aber könntest du dich vielleicht ein bisschen weniger derb ausdrücken - ich stelle mir das irgendwie anders vor ..." Und selbstverständlich gestehen Sie ihm dasselbe Recht zu, Sie zu bremsen, falls Sie sich zu allzu finsterem Vokabular hinreißen lassen.

Dinge, die er sagen könnte

„Ich möchte dich so lange lecken, bis du kommst." (Freundlich, aber aufregend.)

„Ich muss dich einfach bumsen." (Eindringlich und tief.)

„Gott, ich werde schon steif, wenn ich dich nur ansehe." (Überzeugend.)

„Ich werde dich poppen, dass dir die Sinne schwinden." (Dramatisch und verheißungsvoll.)

Dinge, die er nie sagen sollte

„Oh, Gott, Baby, lutsch mir den Schwanz." (Versuch's mal beim Film.)

„Sag mir, was ich gerade mit dir mache." (Warum? Weiß er das denn nicht?)

„Fühlt er sich groß an? Sag mir, wie groß er sich in dir anfühlt." (Wenn er das hören muss, sollte er einen Therapeuten konsultieren.)

„Ich werde dich ficken, bis du um Gnade winselst." (Keine besonders angenehme Vorstellung, oder?)

Lohnenswerte Fantasiespiele

Die Begegnung zweier Fremder

Sie vereinbaren einen Treffpunkt - perfekt ist eine Hotelbar - und tun so, als begegneten Sie sich zum ersten Mal. Nach ein paar Drinks, während derer Sie Ihr Spiel konsequent durchhalten, gehen Sie gemeinsam auf das Hotelzimmer, das Sie vorher gebucht haben, wo Sie leidenschaftlichen Sex haben. Wichtig ist, dass Sie die Fremder/Fremde-Geschichte von Anfang bis Ende spielen. Dann wird es ebenso aufregend wie ein One-Night-Stand, ohne dass einer von Ihnen beiden untreu werden musste.

Hallo Schwester, können Sie mir helfen ...

Dieses Doktor-Schwester-Spiel ist zwar alt, aber immer noch gut. Wenn Sie sich verkleiden, ist es umso besser, aber es funktioniert auch ohne. Sie untersuchen sich gegenseitig und massieren die „schmerzenden" Stellen. Und das Schöne daran ist, dass Sie praktisch alles miteinander tun dürfen. Schließlich sind Sie Mediziner, die wissen, was sie machen.

Herr und Zofe

Für dieses Spiel sollten Sie in unterwürfiger Stimmung sein – aber wenn Sie doppelt so viel verdienen wie er und ihn normalerweise herumkommandieren, wäre das ja mal eine angenehme Abwechslung. (Falls Sie gerade in der Ausbildung sind, und er ist Ihr Vorgesetzter, sollten Sie dieses Spielchen besser für günstigere Gelegenheiten aufsparen.) Sie kostümieren sich als Zofe (schwarzes Minikleid, weiße Schürze), kaufen sich einen Federmopp und beginnen, Staub zu wischen, während er Ihnen Befehle zuruft, die schrittweise immer gewagter werden. Also ehrlich, gönnen Sie ihm doch den kleinen Spaß ...

Vorstellungsgespräch

Echte Vorstellungsgespräche entbehren gemeinhin jeglicher erotischer Reize, und man schwitzt dabei nicht vor Wonne, sondern vor Panik. Aber im Schlafzimmer gestalten sie sich gleich ganz anders. Ein raffiniertes Kostüm und eine Brille wirken hier wahre Wunder. So gerüstet, befragen Sie ihn nach seinen Talenten und Erfahrungen als Liebhaber. „Wir möchten uns gern selbst von Ihren Fähigkeiten überzeugen", ist ein geeigneter Satz. Und vergessen Sie nicht, sich seine Nummer zu notieren, falls er sich als fähiger Kandidat erweist.

Draußen

Freiluftakte sind ungeschlagene Spitzenreiter. Und sie können richtig Spaß machen, wenn man sich ein Fleckchen sucht, das a) einsam und b) warm ist. Beispielsweise einen verlassenen Strand im Hochsommer, obwohl die nicht direkt reich gesät sind – weder die Strände, noch die Hochsommer. Oder eine sonnige Waldlichtung – auch die sind in Westeuropa eher selten. Doch vielleicht haben Sie ja Glück und finden ein Feld, aber hüten Sie sich vor erbosten Bauern und Kühen, die Ihre Unterwäsche anknabbern. Wie Sie vielleicht schon bemerkt haben, gleicht Sex in der freien Natur einem Vabanquespiel: Wenn Sie den richtigen Schauplatz finden, ist er klasse, wenn nicht, finden Sie sich im Lokalteil wieder.

Fantasiespiele, die sich überhaupt nicht lohnen

Sadomaso

Eine schmerzhafte Angelegenheit, bei der allzu leicht tief verwurzelte Ängste an die Oberfläche gezerrt werden, auf die Sie gern verzichten können. Furcht, Verlust, Schmerz und Erniedrigung – brauchen Sie das wirklich? Hinterher dürfte auf Ihren Therapeuten eine Menge Arbeit zurollen. Wenn Sie partout in diese Richtung experimentieren wollen, belassen Sie es bei wenigen lockeren Fesseln, aber steigen Sie bloß nicht auf diese heftigen „Sklave und Sklavenhalter"-Nummern ein, ja?

Der flotte Dreier

Um Gottes willen NEIN! Sollten Sie nicht zufällig die gefestigste Beziehung dieser Welt haben (und wenn sich Tom Cruise und Nicole Kidman scheiden lassen, ist niemand mehr sicher), bringen Sie besser keine dritte Person ins Bett. Selbst wenn es ein vollkommen fremder Mensch ist. Selbst wenn es sein bester Freund oder Ihre beste Freundin ist. Unter Garantie werden sich Eifersucht und Verletztheit einstellen. Und diesen bitteren Nachgeschmack ist auch die heißeste Nacht mit zwei Blondinen im Bett nicht wert. Niemals. Na gut, wenn Sie unbedingt wollen, probieren Sie es aus, aber Sie werden sehen, dass ich Recht habe. (Sollten Sie wirklich wild entschlossen sein, blättern Sie einfach weiter bis zu dem Kapitel „Ausgefallene Sextechniken" ...)

Superhelden

Aus irgendwelchen Gründen, die sich meinem Verständnis verschließen, handeln alle Sexshops mit Superman- und Batmankostümen. Dabei sind derlei Verkleidungen ungefähr so erotisch, als würde er sich als Diddl-Maus oder Balou der Bär verkleiden. Während George Clooney als Batman durchaus einen gewissen Charme hatte, dürfte Ihr Freund im Stretchanzug mit Fledermausohren eher nach Hausmeister im Fasching aussehen. Das wäre dann nur noch durch eine Sprungnummer vom Kleiderschrank zu toppen, bei der sowohl Ihr Bett als auch Ihre Rippen zu Bruch gehen. Falls Ihre Fantasien unbedingt Rettungsaktionen verlangen, lassen Sie ihn lieber als Feuerwehrmann auftreten.

In der Öffentlichkeit

Zunächst einmal ist das streng verboten, und Sie werden sich eine Strafanzeige wegen Erregung öffentlichen Ärgernisses einfangen. Wobei ein Unterschied besteht zwischen einem heimlichen Quickie auf dem Kneipenklo und einer Freiluftübung in der Fußgängerzone. Träumen Sie ruhig weiter von heißem Sex auf einem Billardtisch, unter den Augen sämtlicher Stammgäste, aber wenn Sie diesen Traum wahrmachen, wird die ganze Sache einfach peinlich, und Sie werden Hausverbot bekommen. In Ihrer Fantasie ist alles erlaubt – in der Wirklichkeit nicht.

Im Flugzeug

Viele Menschen empfinden die Vorstellung von Sex im Kreise der Vielflieger als reizvoll. Und falls Sie über einen Privatjet verfügen, kann die Lust in luftigen Höhen sogar richtig gut sein. Aber in der Economy-Class nach Malaga kann sie es nicht. Wie wollen Sie zu zweit auf eine Flugzeugtoilette kommen, wenn Sie dafür an 52 vorkomatösen Touristen vorbeiziehen müssen, deren entkrampfter Geisteszustand sie zu den wildesten Mutmaßungen anregt, die sie hemmunglos hinausposaunen? Und selbst wenn Sie es fertigbringen, diesen Spießrutenlauf durch Verbalentgleisungen zu überstehen, werden sich garantiert unangenehme Turbulenzen einstellen, die Ihnen eine mittlere Schädelfraktur bescheren, falls Sie nicht auf der Stelle zu den Sitzen zurückkehren und die Gurte anlegen. Nicht zu vergessen das Kleinkind, das vor der Tür wartet und dessen Blase allmählich zu platzen droht ... Lassen Sie es besser.

11. Kapitel

Masturbation

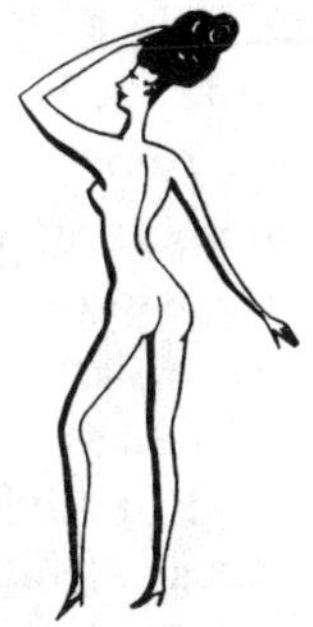

Das Schöne am Masturbieren ist, dass man sich dafür nicht gut anziehen muss.

Truman Capote

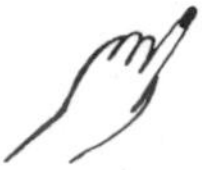

Sollte Masturbation tatsächlich blind machen, wie ehedem behauptet wurde, würde das Gros der Menschheit mit weißen Stöcken und Sehkraft-nein-danke-Abzeichen über den Globus tappen. Weit weniger Frauen als Männer in festen Beziehungen geben zu, sich dann und wann den Solospaß zu gönnen, aber man kann ziemlich sicher davon ausgehen, dass sie in den meisten Fällen schwindeln.

Für Singles ist Masturbation der einzige Weg, überhaupt ein Sexualleben zu führen, zumal man sich dadurch unangenehme Infektionen und Peinlichkeiten erspart und sich keine Gedanken darüber machen muss, ob er hinterher noch einmal anrufen wird. Für Nicht-Singles ist Selbstbefriedigung so etwas wie ein praktischer Imbiss, wenn einem gerade nicht der Sinn nach einem Vier-Gänge-Menue steht. Sprich: Sie wollen einen schnellen, entspannenden Orgasmus, haben aber keine Lust auf das Geknutsche und Geturne mit Ihrem Partner. Ihm geht es nicht anders. Dennoch weigert sich eine erstaunlich große Zahl von Frauen einzusehen, dass Masturbation keine Form des Treuebruchs ist. „Wenn er mich wirklich liebt, warum muss er sich dann selbst befriedigen?" Weil es eine schnelle und wirkungsvolle Methode ist, erotische Spannungen abzubauen, darum. Und wieso auch nicht? Sie wollen doch gewiss nicht, dass er Sie aus dem Büro nach Hause zerrt, damit Sie Hand an ihn legen, oder?

Das eigentliche Problem besteht darin, dass Masturbation nach wie vor ein schambelastetes Thema ist. Onanie dürfte das Einzige sein, worüber Frauen nicht miteinander reden, was an sich vollkommen legitim ist - ich will gar nicht wissen, welche meiner Freundinnen einen Vibrator benutzt und welche nicht. Aber das heißt noch lange nicht, dass sie nicht eine zweckdienliche Methode ist, sich etwas Nettes zu gönnen, wenn der Sex mit dem Partner aus irgendwelchen Gründen nicht möglich ist.

Wie man es macht

Normalerweise reicht intensives Streicheln zwischen den Beinen aus, aber Sie können natürlich auch etwas Raffinesse ins Spiel bringen. Es kommt ganz darauf an, was Sie möchten - einen schnellen, entspannenden Orgasmus oder ein komplettes Statt-Sex-Erlebnis. Für Ersteres brauchen Sie nur Ihren Slip auszuziehen - falls Sie Hosen tragen, müssen Sie sie weit genug herunterziehen, um Bewegungsfreiheit zu haben -, und sollten Sie ungestört sein, können Sie einen Vibrator benutzen, den Sie inzwischen besitzen dürften, nachdem Sie das Kapitel über die Sexspielzeuge gelesen haben. Sie halten ihn nicht zu fest gegen Ihre besten Teile und beginnen mit der langsamen Stufe. Sobald Sie sich richtig gut fühlen (etwa dreißig Sekunden später), wechseln Sie auf die höhere Geschwindigkeit -

das ist ein bisschen so, wie beim Autorennen den nächsten Gang einlegen. Mit Glück und der nötigen Konzentration auf die besten Fantasieszenarien aus Ihrem erotischen Vorrat, sollten Sie binnen weniger als zwei Minuten einen beeindruckenden Orgasmus bekommen. Diese Methode funktioniert allerdings nur, wenn Sie ganz allein im Haus sind, da das leise Brummen sonst jedem im Umkreis von drei Meilen verrät, was Sie gerade tun. Was machen Sie also, wenn Ihnen mitten im Büro plötzlich ganz sinnlich zumute wird und Sie das Bedürfnis verspüren, sich auf die Toilette zurückzuziehen? (Ich würde sagen, dann sind Sie weit mutiger als ich, aber das gehört hier nicht hin.) Dann müssen Sie mit Ihren Fingern auskommen, und machen Sie um Gottes willen keinen Lärm, verstanden? Dies ist immerhin Ihr Arbeitsplatz und nicht *Ally McBeal. A*m schnellsten geht es, wenn Sie zwei Finger befeuchten und mit kreisenden Bewegungen Ihre Klitoris stimulieren. Manche Frauen streicheln sich dabei gern mit der anderen Hand den Busen. Wenn Sie es schaffen, plappernde Kolleginnen, die rein- und rausmarschieren, nicht zu beachten, sollten Sie innerhalb weniger Minuten einen Orgasmus erreichen. Anschließend können Sie entspannt und erfrischt, allerdings auch leicht benommen, an Ihren Schreibtisch zurückkehren. Geht mittendrin der Feueralarm los, vergessen Sie nicht, Ihre Garderobe zu richten, ehe Sie aus dem Klo stürmen.

Langsam

Langsames Masturbieren beschert fraglos ein angenehmeres Erlebnis, weil es echtem Sex weit näher kommt, Sie aber zugleich nur an Ihr eigenes Vergnügen denken müssen. Einige Sexperten empfehlen, dass man sich dazu das Schlafzimmer mit Kerzen, Tüchern und dergleichen zum fernöstlichen Liebesnest ausstaffiert, wohingegen ich gedämpfte Beleuchtung und eingeschalteten Anrufbeantworter für vollkommen ausreichend erachte. Falls Sie nicht allein wohnen, sollten Sie sicherstellen, dass Sie rechtzeitig mitbekommen, wenn Ihre Mitbewohnerin überraschend nach Hause kommt. Das Bett ist der nahe liegendste und bequemste Platz, um sich dem eigenen Körper zu widmen, aber Sie können es selbstverständlich auch im Sitzen tun – oder sogar vor einem Spiegel, sollten Sie ansatzweise narzisstisch veranlagt sein und zusätzlichen Genuss aus der Betrachtung Ihrer besten Teile ziehen. Ich würde allerdings davon abraten, es Betty Dodds, einem amerikanischen Feministinnenurgestein, gleichzutun, die Masturbations-Workshops ins Leben rief, bei denen sich Frauen splitternackt und im hellen Sonnenlicht voreinander befriedigen. Sofern Sie nicht besonders freizügig und offen gesinnt sind, möchten Sie vielleicht doch lieber allein sein.

Angenehm ist, wenn Sie mit einem gemütlichen Vollbad beginnen – übrigens kann ich eine kleine Vorübung in der Wanne wärmstens empfehlen. Hier ist jedoch Vorsicht geboten, da stark parfümierte Seife in der Scheide alles andere als lustfördernd ist und Sie wahrscheinlich den Rest des Abends auf einem Eisbeutel sitzen werden, anstatt die intimen Geheimnisse Ihres Körpers zu erforschen. Unparfümierte Seife hingegen kann eine nützliche Masturbationshilfe sein, wenn Sie sie über Ihre Klitoris reiben. Andere Frauen schwören auf Waschlappen oder sogar vibrierende Schwämme, die offenbar harmlos sind – ab in die Wanne, Schwamm zwischen die Schenkel und los geht's. Sie könnten höchstens in gewisse Erklärungsnot geraten, wenn Ihre Mitbewohnerin Sie fragt, warum Ihr Schwamm surrt. Ansonsten ist ein Vollbad eine ideale Gelegenheit, sich ausgiebig den Brüsten zuzuwenden, falls Sie dort besonders empfänglich sind, und Sie können sich im Badezimmer jederzeit einschließen, ohne lästige Ausreden erfinden zu müssen. Sollten Sie dem feucht-fröhlichen Prickel nichts abgewinnen können, legen Sie sich nach dem Bad nackt auf einen Stapel Handtücher – vorzugsweise weiße, flauschige Exemplare und nicht das abgewetzte Duschlaken Ihres Freundes mit dem Aufdruck „Surfers Do It Standing Up". Und nun reiben Sie sich von oben bis unten mit wohlriechender Bodylotion ein – na ja, jedenfalls überall da, wo Sie ankommen, ohne sich die Schulter auszukugeln. Dies ist nicht der richtige Augenblick für kritische Selbstbetrachtungen („Oh Mann, mein Bauch sieht richtig schwabbelig aus" oder „Hey, auf meine Schenkel wäre jedes Nilpferd neidisch"). Sie müssen sich wohl in Ihrer Haut fühlen. Versuchen Sie, sich mit den Augen eines Mannes zu sehen. Damit meine ich nicht Ihren Ex-Lover, der Ihnen so eklige Sachen sagte, sondern einen richtig netten Mann, der seine linke Niere opfern würde, um Sie so sehen zu können. Halten Sie sich an den Rat aller Kummerkastentanten: „Konzentrieren Sie sich auf die positiven Dinge" – Ihre zarte Haut, Ihre wohlgeformten Knie oder was immer Sie an sich mögen. Und nun machen Sie sich ein paar warme Gedanken. Kramen Sie Ihren Fantasievorrat durch, und suchen Sie sich das Szenario aus, das Ihrer Stimmung am ehesten entspricht. Es gibt nichts Frustierenderes, als mitten in der „Unschuld vom Lande und wilder Motorradfahrer"-Geschichte abbrechen zu müssen, weil sie heute nicht passen will. Sie wären um Meilen zurückgeworfen, müssten sich blitzschnell auf „ungezogenes Schulmädchen" einschießen, bevor Sie endlich weitermachen können.

Streicheln Sie mit den Händen über Ihren Körper, und widmen Sie sich etwas ausführlicher allen Stellen, die sich aufregend anfühlen. Probieren Sie unterschiedliche Berührungen aus – nur mit den Fingerspitzen oder mit der ganzen Hand. Und scheuen Sie sich nicht, mit Ihren Brüsten zu spielen – wenn Männer welche hätten, täten sie den ganzen Tag nichts anderes und niemand bekäme sie mehr zu Gesicht. Dann wandern Sie mit der Hand zwischen Ihre Beine und berühren Ihre Klitoris. Manche Frauen führen sich jetzt gern etwas in die Scheide ein - einen Vibrator, einen Finger oder eine junge Karotte; erlaubt ist alles, was sauber ist. Wenn Sie ein möglichst realitätsnahes Penetrationsgefühl wollen, können Sie ein Kondom über den Vibrator (oder die Karotte) stülpen, so dass es sich eher wie ein echter Willi anfühlt. Andere Frauen sind mit der Klitorisstimulation rundum glücklich. Wenn Sie bislang nur selten einen Orgasmus erlebt haben, müssen Sie etwas länger herumspielen, bis Sie herausgefunden haben, was Ihnen wirklich gefällt. Achten Sie auf jeden Fall darauf, dass Sie feucht genug sind, weil sonst ein unangenehmer Reibungseffekt auftreten kann.

Normalerweise werden Sie nun ziemlich bald einen Höhepunkt erreichen - und das Schöne ist, Sie können die Sache nach Lust und Laune wiederholen, ohne abwarten zu müssen, bis irgendwer eine neue Erektion zustande gebracht hat.

Wenn er masturbiert

Sollte Ihr Freund Ihnen erzählen, er würde nie masturbieren, ist die Wahrscheinlichkeit ziemlich groß, dass er nicht ganz ehrlich zu Ihnen ist - es sei denn, Sie haben tagtäglich Sex und er ist schlicht ausgelaugt. Gemeinhin haben Männer dann und wann das Bedürfnis, ihr Spermareservoir zu entschlacken, und sofern Sie nicht zufällig unter eklatantem Beschäftigungsmangel leiden, wird es Momente geben, in denen er sich selbst behelfen muss.

Eventuell finden Sie den Gedanken daran, wann und wo er es macht, nicht unbedingt erfrischend („Auf dem Bett und alles spritzt auf die Laken? - Iiih!"), aber das ist noch lange kein Grund, deshalb beleidigt oder gar wütend zu werden. Onanie ist keine - zum Mitschreiben: KEINE - Form der Untreue. Möglicherweise quälen Sie sich mit den wildesten Visionen darüber, was ihm währenddessen durch den Kopf gehen mag, dabei wird es sich kaum von dem unterscheiden, was er beim letzten Sex mit Ihnen dachte: Sie im Tanga oder so ähnlich. Er wird sich eher nicht zu gigantischen Hirnübungen aufschwingen, um eine Frauenfußballmannschaft mit lauter vollbusigen Blondinen heraufzubeschwören, wenn ihm genau eine Minute bleibt, bis er zur Arbeit muss.

Für ihn ist Masturbation mehr physische Entspannung als sinnliches Erleben. Er weiß aus dem Effeff, wie er seinen Penis anpacken muss, um schnellstmöglich Resultate zu erzielen. Das bedeutet natürlich nicht, dass er es normalerweise nicht vorzöge, wenn Sie die Sache für ihn übernähmen - aber für den „kleinen Hunger zwischendurch" gibt es nun einmal nichts Praktischeres als die Do-it-yourself-Methode. Sie haben keinerlei Anlass, deshalb rasend vor Eifersucht zu werden, es sei denn, er masturbiert, während er neben Ihnen im Bett liegt. In diesem Fall können Sie ihn entweder fragen, ob Sie zusehen dürfen (vielleicht lernen Sie dabei den einen oder anderen nützlichen Trick), oder ihn bitten, Ihnen zu erklären, warum er sich lieber selbst befriedigt, obwohl Sie doch für ihn da wären. Das einzig Problematische im Zusammenhang mit Männern und Masturbation ist der uralte Zankapfel Pornographie – und dieser heikle Punkt ist nicht zu unterschätzen.

Pornos und was ihm daran gefällt

Mal ehrlich: Auf diesem Globus dürfte kaum ein Mann wandeln, der nicht irgendwann in seinem Leben mit Pornographie in Berührung gekommen ist. Ganz gleich wie durch und durch feministisch gesinnt Sie sein mögen, wie abstoßend Sie die bloße Vorstellung von Frauen finden, die im Namen billiger sexueller Befriedigung ausgebeutet werden, und wie sehr Ihnen

Ihr Freund beteuert, dass er Ihnen voll und ganz zustimmt – Sie können ziemlich sicher sein, dass auch er irgendwann keuchend über dem Bild einer üppig gebauten Blondine hing, die ihm Busen und Schritt zur freien Betrachtung darbot. Natürlich muss das nicht notwendig bedeuten, dass sein Ikea-Kleiderschrank vollgestopft ist mit *Playboy*-Ausgaben, bei denen die Heftung bedenklich nachgibt. Dennoch sollten Sie sich mit der Tatsache arrangieren, dass alle Männer darauf programmiert sind, positiv auf Abbildungen nackter Frauenkörper zu reagieren. Mit zunehmendem Alter kommen sie eventuell selbst auf den Gedanken, Frauen würden von der Pornoindustrie rücksichtslos ausgebeutet, und begnügen sich mit dem gelegentlichen Auftauchen nackter Brüste in Experimentalfilmen – aber das ändert grundsätzlich nichts daran, dass sie schrecklich gern weibliche Geschlechtsmerkmale betrachten. Und wenn Ihre gerade nicht zur Verfügung stehen, geben Sie sich eben auch mit denen anderer Frauen zufrieden.

Ich weiß, wie schwer wir uns damit tun, dieser Wahrheit ins Auge zu sehen – ich selbst würde entschieden vorziehen, wenn mein Partner sich für keine Brüste außer meinen interessierte. Doch der weibliche Busen – und zwar jeder – ist eigens zu dem Zweck gedacht, sein Interesse zu wecken, und sei es in Form eines noch so flüchtigen Blickes. Da nun einmal die männliche Sexualität eng mit visuellen Reizen verknüpft ist, werden die meisten Männer offen zugeben, dass Pornographie eine nützliche Orgasmushilfe ist. Doch inwieweit einschlägige Printmedien Einlass in Ihre Beziehung finden, können nur Sie allein entscheiden. Vielleicht geht er aber auch davon aus, dass Sie beim Anblick dieser Blättchen die Fassung verlieren, und versteckt Sie lieber vor Ihnen. Oder er ist dem Stadium, in dem er naturgetreues Anschauungsmaterial braucht, bereits entwachsen. Wenn nicht, hilft es allemal zu wissen, welche Art Porno er mag – wir sprechen hier von legalen Publikationen, die erwachsene Menschen bei legitimen Intimitäten abbilden, und nicht diesem fiesen Zeug, das die Sitte in Klarsichthüllen aus Ihrer Vier-Zimmer-Wohnung schleppt. Sollte er Letzteres in die Zugewinngemeinschaft einbringen wollen, müssten Sie dringend überlegen, wen Sie sich da eigentlich auf die Bude holen ... Der gemeine Vertreter der Spezies Mann kann durchaus mit der abgemilderten Form leben.

Pornographische Druckerzeugnisse

Dies ist die Urform der Pornographie – billiges Hochglanzpapier mit Nahaufnahmen und spärlichen Begleittexten. Ganz hübsch. Neben den gängigen Titeln gibt es spezialisiertere Heftchen für den besonderen Bedarf, etwa solche, in denen ausschließlich Asiatinnen zu sehen sind, oder sogar welche, die sich gezielt an ältere Semester wenden – aber vielleicht sollten wir hier nicht ins Detail gehen. Im Großen und Ganzen ist das gängige Pornoheft heute noch so, wie Ihr Freund es aus den Anfängen seiner Pubertät kennt, weshalb er eventuell eine nostalgische Vorliebe für diese Form der Pornographie hegt. Diese Hefte sind zumeist harmlos, wenngleich vom weiblichen Standpunkt aus betrachtet reichlich traurig – die Frauen sehen fast sämtlichst aus, als hätte man sie direkt an der Bushaltestelle aufgelesen, wo sie heimlich rauchten, ihnen eine billige Dauerwelle und ein Paar Plastikohrringe verpasst und sie mit einem herzigen „Beine breit!“ vor die Linse zitiert. Wenn man sich's recht überlegt, trifft diese Mutmaßung wahrscheinlich in vielen Fällen zu. Der Eifersuchtsfaktor liegt bei diesen Heften recht hoch, weil die Abbildungen in der Mehrzahl allein daliegende, sich vor Lust verzehrende junge Dinger zeigen, wodurch sie Ihrem Freund absichtlich den Schein von Exklusivität suggerieren, während er im Bad wichst. Aber falls Sie eine kleine Aufmunterung brauchen, müssen Sie sich nur einmal die Bilder ansehen, die die überzeugte Leserschaft dieser Heftchen einschickt: Im Vergleich zu den lüsternen Mädels dort sehen Sie aus wie Elle McPherson.

Das Internet

Das Internet hat die pornographische Landschaft grundlegend verändert – und das nicht unbedingt zum Besten. Während die Jungs früher ihre Hefte in einer Ausgabe von *Schöner Wohnen* verstecken mussten, wenn sie den Laden verließen und dabei angestrengt bemüht waren, nicht wie ein Perverser auszusehen, können sie heute so gut wie alles aus dem Internet herunterladen, wonach ihnen der Dings steht. Betrüblich, aber wahr, führte die allgegenwärtige und unbegrenzte Zugänglichkeit von Internet-Pornographie dazu, dass einzelne traurige Individuen, die bislang auf gelegentliche Fantasieübungen im stillen Kämmerlein angewiesen waren, plötzlich jede freie Minute damit verbringen, neue und bessere Online-Pornos ausfindig zu machen. Hoffen wir einmal, dass Ihr Freund nicht zu diesen bemitleidenswerten Gestalten gehört. Trotzdem könnte auch er ab und zu „XXX red hot lesbians" eingetippt haben – aus reiner Neugier, versteht sich. Sollte er sich jedoch des Abends vom Sofa machen, um die Bundesliga-Tabellenergebnisse im Heimcomputer nachzusehen, und längere Zeit später mit glühenden Wangen zurückkehren, kann es ebenso gut sein, dass er heimlich die Körpermaße von Kelli aus Dallas, 21, eingeholt hat. Das Internet gerät häufig zu einem echten Störfaktor der häuslichen Beziehungen, und Sie haben das gute Recht, sich vehement zu beklagen, sollte er wertvolle Zeit statt mit Ihnen mit vollbusigen Texanerinnen auf gebührenpflichtigen Websites verbringen. Außerdem birgt das World Wibe Web ein nicht zu unterschätzendes Suchtpotenzial – es gibt immer einen Link, der noch bessere Sachen verspricht. Also machen Sie ihm beizeiten klar, welches Verhalten Sie dulden können und welches nicht.

Filme

Pornofilme sind wahrscheinlich die am wenigsten bedrohliche, dafür mit Abstand amüsanteste Erscheinungsform der Pornographie. Das liegt zum einen an den Soundtracks, die verdächtig an schlagzeugintensive Siebzigerjahre-Musik erinnern, zum anderen an den unterirdisch platten Dialogen („Mein Ofen scheint kaputt zu sein. Es ist so heiß!" etc.). Darüber hinaus ist die Nahaufnahme zweier Erwachsener beim Geschlechtsakt ebenso gruselig faszinierend, als sähe man einem Küchenschabenpärchen bei der Kopulation zu. Daher lassen die meisten Männer Pornofilme spätestens mit 18 Jahren hinter sich - bis auf sporadische Aufführungen bei Herrenabenden oder als letzten Rettungsanker, wenn die Langeweile unerträglich wird. So oder so sind sie eher belustigend als erregend, und vor allem kommen Männer darin vor - und der durchschnittliche Mann schätzt es nicht sonderlich zuzusehen, wie die Lendenpracht eines anderen in der luftigen Brise weht, während er selbst sich ganz auf die Riesentitten der weiblichen Protagonistin konzentrieren möchte. Dafür eignen sich diese intellektuell wenig hochtrabenden Filmchen eher für Paare - keine Frau kann ernsthaft eifersüchtig auf diese Darstellerinnen sein. Auch wenn sie nicht direkt grottenhässlich aussehen, können Sie sich jederzeit damit trösten, dass diese Art Filmkarriere normalerweise nach fünf Jahren endet - mit Geschlechtsteilen, die auf die Maße des Ärmelkanals gedehnt sind. Falls Sie sich dazu durchringen können, mit Ihrem Freund zusammen solche Filme anzusehen, werden Sie eventuell feststellen, dass es Sie beide sogar erregen kann, anderen Leuten beim Sex zuzusehen. Na ja, es hilft natürlich, wenn Sie einen leichten Schwips haben und nicht hemmunglos brüllen vor Lachen.

Alles in allem müssen Sie bestimmen, ob Sie mit seinem Faible für Pornographie leben können oder nicht. Sollten Sie einen Versuch wagen und sich sein Lustmaterial zeigen lassen – womit er natürlich einverstanden sein muss –, kann es unter Umständen für Sie beide lustig werden (aber hüten Sie sich vor destruktiven Kommentaren wie: „Nette Ohrringe, aber ist das da in der Mitte eine Steckdose oder ihre Nase?"). Eine weitere Alternative wäre, sofern Sie beide seit längerem in einer stabilen Beziehung leben – und nur dann, okay? –, dass Sie ihm anbieten, Polaroidbilder von Ihnen in eindeutigen Posen zu machen oder vielleicht den gemeinsamen Sex auf Video zu bannen. Damit liefern Sie ihm einen perfekten Pornoersatz. Aber vergewissern Sie sich zunächst, dass er derlei Material ausschließlich für den Eigenbedarf einsetzt und Sie alles unter Kontrolle haben. Sollten Sie auch nur den leisesten Verdacht hegen, er könnte Ihre Brüste ins Netz stellen oder Ähnliches, lassen Sie besser die Finger davon. Ausgenommen natürlich, Sie haben schon immer davon geträumt, einmal mit Ihrem Busen berühmt zu werden.

Pornographie für Frauen

Angesichts der Tatsache, dass wir für visuelle Reize wenig empfänglich sind, ist der Pornomarkt für Frauen eine ziemlich traurige Angelegenheit. Besonders mutige Verlagsdirektoren haben hin und wieder versucht, uns für Abbildungen von ölig glänzenden Muskelmännern mit schlaff herunterhängenden Willis zu begeistern (die Abbildung eines erigierten Penis ist nach wie vor verboten – so viel zum Thema Gleichberechtigung). Überraschenderweise fanden diese Hefte großen Anklang in Schwulenkreisen, während die weibliche Zielgruppe kichernd auf den brathähnchenbraunen Kerl mit der baumelnden Stangenbohne zeigte und stattdessen den *Playboy* kaufte. Eine große Anzahl Frauen findet es nämlich weit ansprechender, Bilder von nackten Frauen anzusehen – Frauen haben mehr Kurven, sind hübscher und sehen nicht so idiotisch aus wie dümmlich grinsende Kerle mit Truthahnkehlbeuteln zwischen den Beinen. Insgesamt können wir nicht allzu viel mit einschlägigen Magazinen anfangen. Es gibt ganz wenige, die sich gezielt an Paare wenden und in erster Linie erotische Geschichten enthalten. Auf den Bildern sieht man Leute, die im Doppelgalopp zum Höhepunkt toben. Dieser Markt ist sehr begrenzt, weil die Frauen beinahe sämtlichst beschämend gut aussehen, alle Männer hingegen wie schwule Muskelpakete. Ansonsten sind diese Magazine ganz passabel, aber keine echte Alternative zur erotischen Literatur.

Erotische Literatur

Irgendein helles Köpfchen erkannte vor längerer Zeit, dass Frauen sich durch Worte anregen lassen, die ihre erotische Fantasie beflügeln. Das war der Moment, in dem die „romantische" Serienliteratur geboren wurde - Softpornos, die sich gezielt an Frauen wenden. Im Zentrum des Geschehens stehen durchweg lebensbejahende Heldinnen, die in alle möglichen unwahrscheinlichen und hoch erotischen Situationen geraten. Der Gedanke dahinter ist, dass Sie diese Geschichte lesen, sich in die Rolle der Heldin versetzen, der ein vor Erregung bebender Sven das Korsett auszieht, um sodann wie ein wahrer Meister ihre Brüste zu liebkosen. Einige dieser Geschichten sind gar nicht schlecht, andere wiederum sind hochgradig schwachsinnig. Aber als kleine erotische Starthilfe erfüllen sie allemal ihren Zweck. Sie müssen lediglich eine finden, die Ihren persönlichen Geschmack trifft, da Sie Ihre Zeit verschwenden, wenn Sie sich durch eine sexuell überladene Bootsfahrt kämpfen, während Ihr geheimer Wunsch eher eine Entjungferung durch einen Ritter der Tafelrunde wäre. Hinzu kommt dass Sie diese Dinger irgendwo kaufen müssen, was nicht unproblematisch ist. Schließlich möchten Sie nicht für eine ausgehungerte alte

Jungfer gehalten werden, die zu Hause von zwei Katzen und sonst niemandem erwartet wird und deshalb etwas braucht, um ihre einsamen Nächte zu beleben. Aber glücklicherweise können Sie Ihre Bücher auch übers Internet ordern.

Filme

Wenn Sie Gefallen an Pornofilmen finden, steht Ihnen eine enorme Auswahl zur Verfügung. Aber leider sind die meisten eher auf den männlichen Betrachter zugeschnitten. Oder zumindest waren sie es, bis sich Ex-Pornodarstellerin Candida Royale (der Name ist doch umwerfend, oder?) ihre Erfahrungen zunutze machte und begann, Pornofilme für Frauen zu drehen. Im Gegensatz zu sonstigen Produkten, bieten diese Filme eine wirkliche Handlung und akzeptable Dialoge. Anders als bei den für Männer gedachten Produktionen („Ich komme, um Ihre Waschmaschine zu reparieren – ah! ah! AH!"), gibt es hier richtige Geschichten, in die der Sex nahtlos integriert ist. Und die dargestellten erotischen Szenen sind ausgesprochen frauenfreundlich gehalten – jede Menge Vorspiel und männliche Protagonisten, die sich tatsächlich für Frauen zu interessieren scheinen und sie stundenlang mit wachsender Begeisterung befriedigen. Falls solche Filme Sie nicht völlig desillusionieren ... na ja, dann gibt es immer noch Experimentalfilme.

Internet

Wollen Sie wissen, was Woody der Cowboy zu bieten hat? Nein, dachte ich mir schon. Wenn Ihnen Ihre Zeit zu kostbar sein sollte, um sich durch unendliche XXX-Links zu kämpfen, bis Sie schließlich bei „authentischen" erotischen Geschichten landen, deren Urheberschaft durch die Bank unter ernst zu nehmenden Formulierungsschwierigkeiten leidet, lassen Sie es bleiben. Oder möchten Sie wirklich hilfloses Geschwurbel lesen à la: „Wir gingen auf diese, na ja, diese Party, und da war

Jenny, und die war richtig heiß, und ihre Freundin Becky war auch da, und dann, na ja, dann fingen die so an, sich so gegenseitig zu lecken und so …"?

Ich wusste doch, dass Ihnen das nicht gefallen würde. Nutzen Sie die Zeit lieber zum Einkaufen.

12. Kapitel

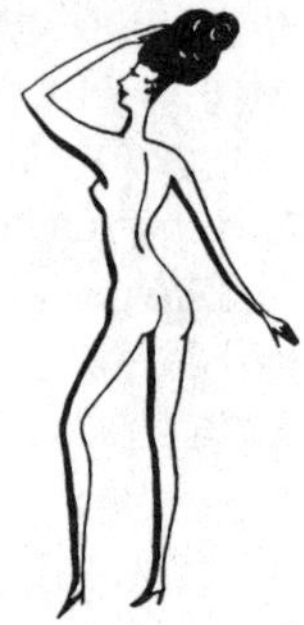

Ausgefallene Sextechniken

Ich habe es schon mal mit Telefonsex probiert, aber die Löcher waren zu klein.

Anonymus

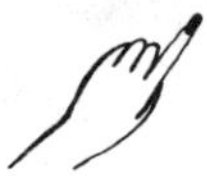

Nehmen Sie noch einen Tee, Herr Pfarrer? Nein, ehrlich, Sie werden etwas brauchen, womit Sie sich gelegentlich auf den Teppich zurückbringen, während wir uns nun in die finstere, zugleich aufregende Welt der ausgefallenen Sextechniken vorwagen. Aber vielleicht entspricht Ihr Sexleben von jeher eher anständiger Hausmannskost, und Sie verspüren nicht den geringsten Drang, es einmal mit Sushi zu probieren und plötzlich in stürmische Erotik zu verfallen. Das ist vollkommen in Ordnung – lassen Sie das Licht aus, bleiben Sie bei Ihrer *Kuschelrock*-CD und amüsieren Sie sich. Wiedersehen. Aber für diejenigen unter Ihnen, die schon immer wissen wollten, was das Leben sonst noch zu bieten hat, lohnt sich ein kleiner Ausflug in experimentellere Gefilde allemal. Nicht dass wir uns missverstehen: Wir sprechen hier nicht über irgendwelche ungesetzlichen, schmerzhaften oder richtig obszönen Sachen. Falls Sie in einer Gummimaske auf eine Ziege einprügeln wollen, bis sie schreit, ist das Ihre Angelegenheit – aber ich werde Ihnen auf keinen Fall Tipps geben, wie Sie an Nutztiere herankommen können. Deshalb sollten Sie im Voraus wissen, dass ich mit diesen Geschichten nichts zu tun haben will.

Und selbst auf die Gefahr hin, mich zu wiederholen, möchte ich noch einmal betonen, dass Sie sich auf experimentelle Bettvergnügen nur mit einem Mann einlassen sollten, den Sie wirklich lieben und dem Sie absolut vertrauen. Wagen Sie sich lieber nicht zu weit vor, wenn Sie nicht wissen, ob Ihr Partner womöglich hinterher ein kurzes Dankeschön murmelt und des Morgens ins nächste Taxi springt (es sei denn, Sie leben schon länger mit ihm zusammen und er fährt regelmäßig im Taxi zur Arbeit). Ansonsten könnten Sie im Nachhinein von einer mittelschweren Depression heimgesucht werden. Ausgefallene Sextechniken können Ihnen jede Menge Spaß bescheren, aber mit dem falschen Typen fühlen Sie sich dabei möglicherweise furchtbar hilflos. Ganz abgesehen davon, dass eine gehörige Portion Naivität dazugehört, mit einem wildfremden Kerl ins Bett zu steigen, der eine neunschwänzige Katze und ein Paar Handschellen schwenkt.

Also gehe ich einfach davon aus, dass Sie in einer gefestigten Paarbeziehung leben und mit Ihrem Partner ein bisschen Abenteuer schnuppern wollen. Und da ist es sinnvoll, vorher zu wissen, welche Möglichkeiten Ihnen zur Auswahl stehen, ohne längere Gefängnisstrafen zu riskieren.

Fesseln

Unter Fesseln rangiert alles von Schaumstoffhandschellen an den Handgelenken bis hin zur Ganzkörperfesselung, bei der Sie mit Lederbändern an Füßen, Taille und Händen auf einem Stuhl vertäut sind. Aber unabhängig davon, ob Sie die Light-Version oder die komplette Politiker-im-Bordell-Nummer ausprobieren wollen – der Sinn und Zweck ist immer der, dass Sie in Ihrer Bewegungsfreiheit eingeschränkt sind, was sowohl Sie als auch Ihren nicht-gefesselten Partner sexuell stimulieren soll. Das Spannende daran ist zum einen das Element der Unterwürfigkeit – dem Partner die Verantwortung für alles zu überlassen kann durchaus etwas Befreiendes haben – und zum anderen, dass Sie sich viel stärker auf das konzentrieren, was mit Ihrem Körper geschieht. Falls Sie es noch nie zuvor gemacht haben, müssen Sie allerdings damit rechnen, dass es Ihnen nicht gefällt. Daher sollten Sie unbedingt vorher ein Wort oder ein Zeichen vereinbaren, auf welches hin Sie das Ganze sofort abbrechen. Und versuchen Sie nicht, ihm vorzugaukeln, dass Sie sich bestens fühlen, während Sie sich in Wirklichkeit entsetzlich hilflos vorkommen oder Ihnen gar irgendetwas weh tut – hier geht es um Spaß, nicht um fiese Mutproben. Schals sind nicht so fest wie Handschellen, aber benutzen Sie ausschließlich Seiden- oder Baumwollschals, niemals Nylon. Andernfalls liegen Sie zwei Stunden später mit schmerzenden Armen da, während er versucht, die Knoten mit dem Brotmesser aufzusäbeln.

Sobald Sie gefesselt sind – und die ersten Male beschränken Sie sich besser darauf, sich nur die Hände fesseln anstatt sich direkt mit allen Vieren von sich gestreckt aufs Bett pinnen zu lassen –, kann er Sie entweder mit dem Mund befriedigen oder Sie überall küssen und streicheln. Recht neckisch ist auch, wenn er sich erst Ihrer Klitoris, dann Ihren Brüsten, dann wieder Ihrer Klitoris und so fort zuwendet, bis Sie um intensivere Zärtlichkeiten betteln. Durch eine Augenbinde können Sie die Spannung noch steigern, weil Sie die Berührungen dadurch intensiver wahrnehmen. Auf einen Knebel sollten Sie jedoch besser verzichten – Sie wollen schließlich nicht *Pulp Fiction* nachstellen.

Natürlich können auch Sie ihn fesseln – und ihn auf die langsame Art befriedigen. Ein paar Streicheleinheiten mit der Hand, einen Moment warten, dann wieder ein paar Handstriche, und so weiter. Er wird Sie anflehen, ihm mehr zu gönnen, wie ein Verdurstender in der Wüste, aber halten Sie ihn ruhig noch ein wenig hin. Wenn Sie ihn am Ende zum Orgasmus bringen, wird es für ihn besser sein als alle Millenniumsfeuerwerke zusammen.

Oder Sie setzen sich rittlings auf ihn und ziehen den Sex ebenso in die Länge. Diese Technik ist ein echter Hit, und Sie werden die Kontrolle genießen, die Sie über das Geschehen haben, während er Ihnen ausgeliefert ist. Der Sex gestaltet sich ungleich schwieriger, wenn Sie ganz gefesselt sind - ausgenommen Sie haben die Hände über dem Kopf zusammengebunden und die Beine gespreizt. Wie gesagt, in dieser Position fühlt man sich leicht sehr wehrlos, aber wenn Sie Gefallen daran finden, nur zu. Eine Alternative zum Fesseln im Bett ist, sich an einen Stuhl zu fesseln (nicht beide gleichzeitig, Mäuschen - wie soll das gehen?). Wählen Sie aber bitte einen stabilen Stuhl, ja?

Im Grunde genommen können Sie sich an eine Vielzahl von Gegenständen fesseln - schwere Möbelstücke, Bettpfosten, sogar aneinander. Verzichten sollten Sie jedoch auf Lampenpfähle, Brückengeländer und Bäume, falls Sie nicht versessen darauf sind, harmlose Hundehalter zu schockieren.

Nie und unter gar keinen Umständen sollten Sie sich gegenseitig irgendetwas um den Hals binden. Beim Sex geht es schließlich um Spaß und nicht um vorzeitiges Ableben.

Sadomaso

Sadomaso ist die Kurzform für „Sadismus und Masochismus": ein herziges Wortpaar. Sadisten sind Menschen, die es genießen, anderen Schmerzen zuzufügen, während Masochisten ihr Vergnügen darin finden, Schmerzen zugefügt zu bekommen – die beiden ergänzen sich also tatsächlich aufs Trefflichste. Dennoch fallen sehr wenige Menschen in die eine oder andere Kategorie, und die es tun, sind jene wunderlichen Gestalten, die ihre Wochenenden in eigens dafür aufgerüsteten Vorstadtkellern verbringen. Für die meisten Leute ist Sadomaso nichts als sexuelles Herumexperimentieren, bei dem die Rollen beständig gewechselt werden. Trotzdem werden Sie vielleicht nicht direkt erpicht darauf sein, diese Techniken allzu gründlich zu erproben, gerade weil Schmerz oder übertriebenes Dominanzgehabe im Spiel ist. Die meisten Frauen sehnen sich nicht unbedingt danach, gewohnheitsmäßig vor ihrem Partner herumzukrabbeln und unterwürfig „Ich bin eine nichtswürdige Sklavin und verdiene, bestraft zu werden" zu hecheln. Sollten Sie also vorhaben, Sadomaso in Ihr Schlafzimmerrepertoire aufzunehmen, möchte ich Ihnen die abgemilderte Variante nahelegen. Diese Version sieht zwar Leder, Masken und Peitschen vor, nicht aber Narben oder mitternächtliche Ausflüge zur Notfallambulanz.

Dafür brauchen Sie ein paar aufregende Sachen aus schwarzem Leder (oder PVC) – das kann ein schwarzer BH mit passendem Slip sein oder ein vollständiger Catsuit mit Löchern auf den Brüsten und einem Nietenstehkragen. Passende Gegenstücke für ihn gibt es selbstverständlich auch. Falls Sie jedoch bei der Vorstellung, Ihren Liebsten in einem schwarzen PVC-Postsack mit Nieten herumturnen zu sehen, nicht in helle Verzückung geraten, können Sie natürlich auch nackt bleiben, obwohl das die Sache ein bisschen verfehlt. Wollen Sie das Schmerz-Lust-Prinzip (überzeugte Sadomaso-Anhänger schwören, dass beides dicht beieinander liegt) testen, kaufen Sie sich eine neunschwänzige Katze. Das ist eine kleine Peitsche, die wie ein lederner Schneebesen aussieht. Auf eine richtige Peitsche dürfen Sie verzichten, denn Ihr Partner ist kein Zirkuspferd und diese Dinger tun richtig weh.

Mit Ihrem kleinen Lederschneebesen verabreichen Sie ihm sanfte (!) Hiebe auf den Po, wobei Sie die Intensität so lange steigern können, bis er Ihnen signalisiert, dass es ihm kein Vergnügen mehr bereitet. Vorausgesetzt natürlich, er findet überhaupt Gefallen daran. Vergessen Sie auf keinen Fall, dass Sie mit einem Folterinstrument arbeiten - also gehen Sie es behutsam an. Wenn Sie beide wollen, darf er mit Ihnen dasselbe tun und Ihnen vielleicht hinterher den Po mit Bodylotion massieren. Das entspricht eventuell nicht den Vorstellungen echter Sadomaso-Fans, aber dennoch ...

Möglicherweise möchten Sie es einmal mit rauem Sex probieren - das ist genau das, wonach es sich anhört, und beinhaltet Kratzen, Beißen und Kneifen. Diese Variante kann Spaß machen, aber ausschließlich dann, wenn beide sicher sein können, dass niemand wirklichen Schaden dabei nimmt. Hier wird die Sache etwas problematisch, da Ihre Schmerzempfindung in der Hitze der Leidenschaft stark reduziert ist, und was sich beim Sex wie ein hoch erotischer Liebesbiss anfühlt, kann sich später als gigantischer, schmerzender Bluterguss an Ihrem Hals entpuppen. Eine deutlich sicherere Methode ist die, bei der Sie sich gegenseitig mit den Armen auf die Matratze hinunterdrücken und schnellen, gierigen Sex miteinander haben. Dabei trägt bekanntermaßen niemand schlimme Narben davon.

Ich brauche wohl kaum zu erwähnen, dass alles, was Schnittverletzungen, Blutvergießen oder Würgegriffe miteinschließt, schlicht blöd und gefährlich ist. Derlei Unfug ist weder aufregend noch erregend, und ich werde darüber nicht einmal scherzen, damit Sie sehen, wie ernst es mir ist.

Schläge

Ehedem war diese Art gegenseitiger Luststeigerung als „Englisches Laster“ bekannt - weil Nicht-Engländer davon ausgingen, dass Engländer nur kommen, wenn man sie in den Orgasmus prügelt. Wahrscheinlich verdanken wir dieses Vorurteil unseren Internaten, in denen englische Jungen sechs Jahre lang von homoerotisch veranlagten Aufsichtsschülern mit Stöcken besinnungslos geprügelt werden. Vielleicht hat sich daran inzwischen etwas geändert, aber nach wie vor empfinden eine beachtliche Anzahl Männer und Frauen Prügel als erregend. Madonna hat sogar ein Lied darüber gesungen („Hanky Panky" – dieser Song war grottenschlecht, aber das nur nebenbei). Sollten Sie ausprobieren wollen, wie viel Spaß diese Sache tatsächlich machen kann, ziehen Sie Ihren Slip aus und bieten Sie Ihrem Partner den blanken Po an. Dazu können Sie sich über einen Stuhl lehnen, auf allen Vieren aufs Bett hocken oder sich über seine Knie legen. Machen Sie sich vorher klar, dass Sie sich in eine ausgesprochen wehrlose Position begeben, die die sensibelsten Themen der Frauenbewegung bezüglich Gewalt, männliche Dominanz und weibliche Unterwerfung berührt und mithin auch kritische Punkte innerhalb Ihrer Beziehung in ein ungünstiges Licht rücken kann. Aber vielleicht haben Sie an diesem Dienstagabend ja nichts Besseres vor, und wenn es Ihnen nicht behagt, können Sie jederzeit wieder aufstehen. Rollenspiele helfen, die Situation nicht allzu verkrampft aussehen zu lassen – andernfalls fühlen Sie sich, als würden Sie eine Tracht Prügel beziehen für etwas, das Sie nicht getan haben. Versuchen Sie es mit: „Ich war schrecklich ungezogen!" – „Nun, mein Kind, dann musst du bestraft werden!" Aber achten Sie darauf, dass er nicht zu sehr in Fahrt kommt und plötzlich jeden seiner Schläge mit „Nutte! Hure!"-Gebrüll untermalt. Die erotisierende Wirkung, die sich mit zunehmender Hitzeentwicklung auf Ihren Pobacken einstellt, ist nicht zu unterschätzen, und nach den ersten paar Hieben werden Sie den Eindruck haben, dass Sie dort richtiggehend kitzlig werden, was Ihnen eventuell gefällt. Selbstverständlich können auch Sie ihm den Hintern versohlen – falls er Sie lässt, kann das eine ziemlich gute Therapie sein. Sie schlagen nach Herzenslust zu und fühlen sich hinterher um Klassen besser. Ihm wird es wahrscheinlich genauso gehen, vorausgesetzt er ist ein Ex-Internatsschüler. Gleichwohl sind Hiebe auf den Po kein Vorwand, wirklich gewalttätig auf den Partner loszugehen. Sobald einer von beiden keinen Spaß an der Sache mehr hat, muss sofort Schluss sein. Also ignorieren Sie seine Gnadenrufe nicht, indem Sie lauthals brüllen: „Und das ist für deinen Flirt mit der Frau auf der Party neulich!", „Und das ist dafür, dass du nie den Müll rausbringst!" Darum geht's hier nicht, klar?

Wassersport

Die Unschuldigen unter Ihnen werden sich jetzt fragen, was am Surfen so ausgefallen sein soll, während sich andere vor Entsetzen schütteln - wahrscheinlich jedenfalls. Wassersport heißt im Klartext, dass die Partner sich gegenseitig anpinkeln. Die Wärme und Intimität dieser Handlung wirkt auf einige Menschen enorm erregend, obwohl alle anderen ein Paket Wegwerfwindeln deutlich sexgeladener finden werden. Wie dem auch sei - wenn Sie an den Grundbegriffen dieser seltenen Sportart interessiert sind, beginnen Sie mit Plastikunterlagen und einem Eimer Wasser. Genau genommen können Sie mit einer großflächigen Abdeckung des Raumes, wie etwa bevor Sie die Wände neu streichen, nichts verkehrt machen. Nachdem Bett und Teppichboden sicher in Plastikplane gehüllt sind, trinken Sie ein großes Glas Wasser und pieseln auf Ihren Partner, der unter Ihnen liegt. Sie können dabei auf seine Genitalien oder seinen Mund (na köstlich!) zielen oder aber ein feines Linienmuster auf seinen Körper malen (das erfordert Beckenbodenmuskeln in Topform!). Schlägt er seinen Strahl auf Ihnen ab, wird das mit dem Zielen ein wenig vertrackter, weil sein Wasser aus dem erigierten Penis praktisch überallhin spritzt, wie bei einer Gartengießkanne. Und falls er keine Erektion hat, müssen Sie sich fragen, ob sich die ganze Anstrengung überhaupt lohnt. (Hören Sie, ich bin Sexpertin und damit habe ich mich neutral zu verhalten, aber bei aller Liebe: Schuljungengestriesel ist nun wirklich nicht der Gipfel der Sinnenlust, oder?) Hinterher wischen Sie alles wieder auf und beten zum Himmel, dass niemand Sie fragen wird, warum es in Ihrem Schlafzimmer so seltsam riecht.

Sollten Sie zwar grundsätzlich am Wassersport interessiert sein, sich aber die ganze Plastikplanen-Aktion ersparen wollen, machen Sie es einfach im Bad. Da ist es ja zumeist ausgesprochen anheimelnd und gemütlich. Na ja, wenigstens hat das Ganze eine wirklich gute Seite: Pipi ist ungiftig.

Flotte Dreier und Orgien

Beides muss außergewöhnlich beliebt und verbreitet sein, schenkt man den gängigen Pornomagazinen Glauben. Und selbst wenn man Bedenken hinsichtlich der Glaubwürdigkeit der Redakteure hat, kann der unvoreingenommene Betrachter angesichts der zahlreichen Kontaktanzeigen schnell auf die Idee kommen, dass halb England seine Wochenenden auf Swingerpartys mit Pat und Ted aus Surrey verbringt, die wochentags im mittleren Management arbeiten. Das stimmt wahrscheinlich nicht, doch verzerrte Wahrnehmungen halten sich bekanntlich besonders lange. Falls Sie also felsenfest davon überzeugt sind, Ihre Beziehung wäre stabil genug, um weitere Personen zum Sex dazuzuholen, tun Sie, was Sie nicht lassen können, und ignorieren Sie meine Warnungen. Aber Ihre Entscheidung muss auf beiderseitigem Einverständnis beruhen – es ist vollkommen aussichtslos, wenn Ihr Partner Sie unter Druck setzt, es „für ihn" mit Ihrer besten Freundin (oder seinem besten Freund) zu treiben. Und sollten Sie nicht alle beide gleich stark für diese Idee zu begeistern sein, vergessen Sie es. Falls doch (und Sie tragen sämtliche Konsequenzen allein), müssen Sie zunächst nach einem geeigneten Dritten suchen, wobei Sie zuallererst die Frage klären müssen, ob Sie einen Mann oder eine Frau wollen – und ob es jemand sein darf, den Sie beide oder einer von Ihnen kennt. Bei Bekannten kann es passieren, dass Sie ihnen hinterher nie wieder unter den Augen treten möchten und möglicherweise Ihr kleines Geheimnis in Ihrem Freundeskreis die Runde macht. Bei Fremden wiederum drohen eklige Geschlechtskrankheiten, ganz zu schweigen von der allgemeinen Unsicherheit, wenn man einen Unbekannten an seinen intimsten Akten teilnehmen lässt. Nichtsdestotrotz können Sie Ihren Gruppengelüsten freien Lauf lassen, solange Sie Kondome benutzen und sich hinreichend vergewissert haben, dass die zusätzlichen Partizipienten nicht pathologisch vorbelastet sind (beispielsweise indem Sie jemanden auf Empfehlung eines Freundes, einer Freundin oder eines Bekannten einladen). Ich würde eher zu weitläufigeren Bekanntschaften als Leuten aus dem Freundeskreis raten – zumindest wenn Sie eine Veranstaltung mit Ihrem Freund zusammen planen. Sollten Sie mehr an ein Vergnügen für sich allein gedacht haben, wären zwei Männer, mit denen Sie gut befreundet sind, die bessere Wahl, weil Sie auf diese Weise sicher sein können, dass Sie sich nicht mit irgendwelchen Perversen einlassen.

Falls Sie nicht recht wissen, wie Sie einen flotten Dreier auf den Weg bringen, ist eine bewährte Herangehensweise – übrigens generell als sexuelle Aufwärmübung – ausreichend Alkohol zu trinken und ein verwegenes Spielchen zu spielen. Sorgen Sie dafür, dass diese Spielchen etwas mit Striptease, Küssen und Knutschen zu tun haben – es führt zu nichts, den Verlierer dreimal durchs Zimmer rennen und den Titelsong aus *Titanic* singen zu lassen. Na ja, Sie werden eine Menge zu Lachen haben, aber das ist auch schon alles.

Was anschließend geschieht, bleibt Ihrer Fantasie überlassen (KONDOME NICHT VERGESSEN), wobei ein paar Grundregeln unbedingt einzuhalten sind: Schenken Sie beiden Gespielen gleich viel Aufmerksamkeit, da Sie der Sache nicht gerecht werden, wenn Sie einen Beteiligten mehr oder minder außen vor lassen – insbesondere wenn es sich um Ihren Freund handelt – und Sie sollten überlegen, ob Sie diese Nummer überhaupt durchziehen wollen. Und sollte Ihnen Ihre Beziehung lieb sein, dürfen Sie a) Dreierpartys nicht zur Gewohnheit werden lassen, b) keine tieferen Gefühle für den Dritten im Bunde hegen und c) sich keine Solonummern mit dem dritten Beteiligten leisten.

Ausreichend Personal für eine Orgie zusammenzutrommeln dürfte ungleich schwieriger sein, und Sie werden sich unter Umständen irgendwelchen Swinger-Clubs in schmierigen Nebenstraßen von Kleinstädten anschließen müssen. Dann sollten Sie aber auch darauf gefasst sein, durch und durch unerotischen Szenen beizuwohnen, in denen demotivierte vollschlanke Damen sich von glatzköpfigen alten Männern in fleckigen Unterhosen peitschen lassen. Aber vielleicht finden sich in Ihrem Freundeskreis ein paar attraktive Leute, die ein Faible für Siebzigerjahre-Schlüsselparties haben, bei denen alle ihre Autoschlüssel in eine Schale werfen. Anschließend greift sich jeder blind einen Schlüsselbund und schläft mit dem Besitzer. Dabei gibt es zweierlei zu beachten: Holen Sie sich hinterher Ihre Schlüssel zurück, sonst müssen Sie auf einer Parkbank schlafen; und falls sich die ganze Aktion in Tränen und bitteren Vorwürfen auflöst, sagen Sie nicht, ich hätte Sie nicht gewarnt.

Analsex

Ehedem wurde diese Variante weniger als ausgefallene Sextechnik, sondern eher als eine Form der Verhütung angesehen. „One up the bum, none in the tum“[1] lautet eine alte Redewendung, von der Ihnen Ihre Großmutter möglicherweise nie erzählt hat. Diese Methode hat zwar ihre Reize, aber vielen Frauen verursacht sie mehr Ekel denn Wonne. Für Männer ist sie ein absoluter Hit - vorausgesetzt Ihr Partner hängt keinen Vorurteilen an, nach denen „von hinten" gleichbedeutend mit „schwul" ist. Da der Anus nicht ansatzweise so dehnbar ist wie die Scheide, entsteht ein intensiverer Reibungseffekt, was per se schon erregend ist. Nichtsdestotrotz ist die stimulierende Wirkung für Frauen eher psychischer als physischer Natur - da es sich um einen Körperbereich handelt, der gemeinhin als „Tabuzone" angesehen wird, bedeutet die Tatsache, seinen Partner dort eindringen zu lassen, so viel wie „du kannst alles von mir haben", und allein das macht die Sache spannend. Männer hingegen sind durch die Prostatadrüse beim Analverkehr äußerst erregbar, worin auch der Grund dafür liegt, dass Homosexuelle bei dieser Technik enormen Spaß haben, während Lesbierinnen die Pos ihrer Partnerinnen in der Regel in Ruhe lassen.

Ich möchte allerdings betonen, dass sich Analsex nicht für Erstbegegnungen im Bett eignet. Sie riskieren dabei mögliche Schmerzen, liefern sich also physisch - und oft auch psychisch - aus, indem Sie Ihren intimsten Bereich zur Penetration freigeben. Daher sollten Sie den Partner ziemlich gut kennen, bevor Sie sich darauf einlassen. Falls Sie es trotzdem probieren wollen, gibt es ein paar Dinge, die Sie unbedingt beachten müssen. Die Haut im Anus reißt sehr leicht, da sie - im Gegensatz zur Scheide - nur für den Verkehr in eine Richtung vorgesehen und weit weniger elastisch ist. Geht Ihr Partner nicht entsprechend behutsam zu Werke, können Sie unangenehme Blessuren davontragen. Darüber hinaus ist das Gewebe sehr dünn, weshalb sich HIV hier besonders gut überträgt - benutzen Sie also um Gottes willen zuverlässige Kondome!

---

1) sinngem. „Mach's mit dem Po und nicht die Hebamme froh", *Anm. d. Übers.*

Bevor er in Sie eindringt, sollten Sie alles mit kübelweise Gleitmittel eingeschmiert haben – und damit meine ich wirklich Kübel und keine Fingerspitze voll. Außerdem hilft es, wenn Sie ein ausgiebiges Vorspiel hatten, weil Sie sich sonst verkrampfen werden, so dass er gar keine Chance hat, seinen Penis irgendwie hinein zu bekommen. Die meisten Menschen sind nachgerade paranoid, was die Hygiene an dieser besonderen Stelle angeht, deshalb macht es Sinn, vorher ausgiebig auf der Toilette gewesen zu sein und sich anschließend gründlich gewaschen zu haben. Mag sein, dass ich mit diesen Informationen offene Türen bei Ihnen einrenne, aber falls Sie jemals Analsex in Erwägung ziehen sollten, müssen Sie diese Sachen wissen. Wichtig ist vor allem, dass er niemals mit ein und demselben Kondom von Ihrem Anus in Ihre Scheide wechselt. Wenn er das tut, überträgt er Ihnen alle möglichen fiesen Bakterien, die Ihnen ernste Probleme bereiten können. Desgleichen gilt für das Eindringen mit den Fingern. Was glauben Sie, warum man uns als Kindern eingetrichtert hat, auf dem Klo von vorn nach hinten zu wischen? Weil nur das hygienisch ist, darum.

Naturgemäß ist die ideale Stellung für den Analverkehr die Hundestellung – so kann er genau sehen, was wo ist, und dringt leichter ein. Dabei sollte er beachten, dass im Gegensatz zu Ihrer Scheide, die leicht nach hinten geneigt ist, der Anus praktisch waagerecht verläuft, und seine Stoßrichtung entsprechend anpassen. Er muss die Öffnung im Voraus mit den Fingern oder einem Vibrator leicht dehnen. Anschließend kann er sehr behutsam eindringen. Möglicherweise ist der Zugang trotzdem zu eng. Wenn ja, erzwingen Sie es nicht, sonst kann es gemein weh tun. Wenn nicht, darf er seinen Penis so weit hineinstecken, wie es geht. Und sollten Sie dabei etwas empfinden, was auch nur ansatzweise an Schmerz erinnert, muss er ihn auf der Stelle wieder herausziehen. Helfen Sie mit zusätzlichem Gleitmittel nach, während er stößt (sanfte Stöße wohlgemerkt), sobald Sie das Gefühl haben, zu trocken zu werden.

Falls sein Koordinationsvermögen es erlaubt, kann er dabei mit einer Hand Ihre Klitoris und Ihre Scheide stimulieren.

Sie dürfen auf keinen Fall bluten, und hinterher muss sich alles wieder vollkommen normal anfühlen. Sollte es jedoch schmerzen oder Sie auch nur Tropfen von Blut entdecken, machen Sie besser nicht weiter. Denn wahrscheinlich haben Sie irgendwo in Ihrem Anus einen kleinen Riss abbekommen - wir bewegen uns hier auf wahrlich appetitlichem Terrain -, was an sich nicht dramatisch, aber schmerzhaft ist. Abschließend möchte ich nochmals betonen, dass Sie beide es hundertprozentig wollen müssen, bevor Sie sich auf Analverkehr einlassen. Wenn Sie unsicher sind, vergessen Sie die Sache lieber gleich, egal wie hartnäckig er bettelt und fleht.

Exhibitionismus

Exhibitionisten ziehen sexuelle Befriedigung daraus, ihre Genitalien herumzuzeigen, während Voyeure gern zusehen, wie andere ihre zeigen. Möchten Sie diese beiden Elemente in Ihre erotische Beziehung einbringen, werden Sie ziemlich schnell herausfinden, wer von Ihnen welche Rolle übernehmen möchte - aber vielleicht wollen Sie sich auch abwechseln. Das Problem dabei ist, dass sich das Produzieren der eigenen Person für Sie heute weniger einfach bewerkstelligen lässt als damals, als Sie sechs Jahre alt waren und nichts weiter zu tun brauchten, als sich auf einen Stuhl zu stellen und ein niedliches Liedchen zu trällern. Exhibitionismus beinhaltet wie gesagt ein öffentliches Zurschaustellen sexueller Reize. Daher sollten Sie die Sache vorsichtig angehen. Vielleicht finden Sie es prima, nackt an Ihrem Fenster zu stehen, aber Ihre Nachbarn denken unter Umständen ganz anders darüber (mit Ausnahme von spätpubertierenden männlichen Collegestudenten, die vermutlich meinen, sie wären zwischenzeitlich gestorben und befänden sich nun im Himmel). Außerdem ist das Herumhüpfen im Evakostüm gesetzlich verboten, und Sie werden in eine Decke gehüllt auf dem nächsten Polizeirevier landen. Eine Webcam, ein Videogerät oder eine Kamera können Ihnen helfen, Ihren Exhibitionismus in halbwegs legale Bahnen zu lenken. Wenn Ihnen der Sinn danach steht, programmieren Sie Ihren Computer so, dass Ihr Schlafzimmer ins Netz übertragen wird. Jenni, die Jenni-cam-Internet-Berühmtheit, hat das auch getan, und Millionen Fans clicken sich tagtäglich auf ihre Seite ein, um ihr beim Anziehen, Ausziehen, Zähneputzen und Fingernägelschneiden zuzusehen ... Natürlich dürfen Sie die Webcam hin und wieder abschalten. Hüten Sie sich aber davor, irgendwelche E-Mails zu beantworten, in denen nach Ihren persönlichen Daten gefragt wird - am besten verraten Sie nicht einmal, in welchem Land Sie leben. Und beten Sie, dass niemand Sie wiedererkennt.

Wenn Ihr Partner und Sie Exhibitionismus reizvoll finden, sind Videokameras für Ihre Zwecke geeignet. Sie können sich bei allen möglichen spannenden Übungen filmen, und wenn Sie wollen, schicken Sie Ihre Bänder an einschlägige Produktionsfirmen, die Ihre Filmchen eventuell vermarkten. Aber besser ist natürlich, die Bänder an einem sicheren Ort unter Verschluss zu halten, so dass nur Sie beide sie ansehen können. Wer dem Exhibitionismus lediglich in der abgemilderten Form frönt, ist schon glücklich, wenn ihm sein Partner beim Onanieren zusieht - und sollten Sie richtig abenteuerlustig gestimmt sein, können Sie dabei ja die Vorhänge auflassen. Aber vielleicht ist das keine so gute Idee, falls Sie nicht enden wollen wie in *Der Campus* und sich plötzlich einer Horde aufgegeilter Arbeiter gegenüber finden, die wild gegen die Scheiben hämmern. Vergewissern Sie sich besser vorher, ob gerade ein Gerüst außen an Ihrem Haus ist.

Nützliche Dinge für ausgefallenere Sextechniken

Polaroidkamera

Praktisch, wenn Sie besonders leidenschaftliche Momente in Bildform festhalten wollen – aber schließen Sie die Bilder weg. „Mama? Ach ne, schon gut!" …

Handschellen/Schals

Falls Sie Handschellen benutzen möchten, nehmen Sie weiche oder zumindestens gepolsterte – und passen Sie auf den Schlüssel auf.

Spielkarten

Für alle möglichen einleitenden Spielchen, wobei 21 und Poker meist die Favoriten sind.

Augenbinde

Sie sollte schwarz und aus Seide sein – niemand sieht mit einem karierten Wollschal im Gesicht sexy aus.

Peitsche

Eine kleine Peitsche kann reizvoll sein; am besten in Kombination mit einem Paar ellbogenlanger Handschuhe (aber nicht an ihm, klar?).

Hochprozentiges

Ein paar starke Drinks gehören unabdingbar dazu, bevor Sie sich auf ausgefallenere Sextechniken einlassen. Wie wollen Sie sonst Ihre Hemmungen loswerden?

13. Kapitel

Das Feuer neu entfachen

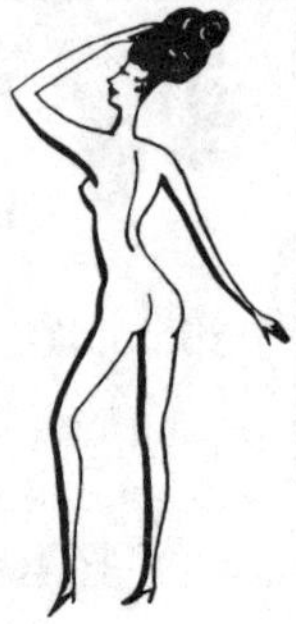

Man reibt sich auf, um Reichtum, Liebe oder Freiheit zu erlangen, tut alles, um nicht zu kurz zu kommen – und sobald man sein Ziel erreicht hat, findet man darin keine Befriedigung mehr.

Oriana Fallaci

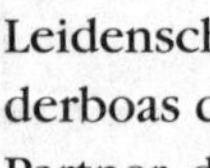

Frauenzeitschriften werden nicht müde, ihr Lieblingsthema wieder und wieder aus der Schublade zu kramen – wie man das Feuer der Leidenschaft neu entfacht. Die meisten Artikel lassen uns in dem Glauben, dass Beziehungen, die länger als sechs Monate andauern, jedwede Leidenschaft eingebüßt haben, weshalb wir nächtelang mit Federboas durch unsere Schlafzimmer toben müssen, um unsere Partner daran zu erinnern, dass wir Genitalien besitzen. Die grausame Wahrheit ist, dass Leidenschaft tatsächlich irgendwann verblasst. Nennen Sie mir ein Paar, das nach fünfjähriger Beziehung noch täglich heißen, aufregenden Sex hat, und ich zeige Ihnen jemanden, der gerade eine Affäre begonnen hat. Am Anfang der meisten Paarbeziehungen stehen unbändige Lust und sinnlicher Rausch. Frischverliebte leisten heilige Schwüre: „Wir werden nie so enden wie die anderen“ oder:

„Ich kann mir nicht vorstellen, irgendwann nicht mehr alle fünf Minuten mit dir schlafen zu wollen." Und innerhalb ihres Freundeskreises sorgen sie für massive Irritationen, indem sie sich bei jeder passenden und unpassenden Gelegenheit an die Wäsche gehen. Dies ist die animalisch-geprägte Phase der Beziehung („sie treiben es wie die ..."), die jedoch endet, sobald die Partner zu der Erkenntnis kommen, dass sich ihr überbordender Fortpflanzungstrieb schlecht mit dem Wunsch nach Erhalt des Arbeitsplatzes vereinbaren lässt. Das Leben besteht nun einmal nicht allein aus einem Strudel der Sinnlichkeit (brutal aber wahr, und ich habe Jahre gebraucht, um dahinter zu kommen). Nach einer Periode von drei bis sechs Monaten meldet sich die kalte Realität zurück. Plötzlich bemerken Sie, dass Ihr Traummann beim Lachen unangenehm wiehert oder gähnt wie ein Schulmädchen, und auf einmal scheinen Ihnen Fernsehabende mit ausgiebiger Maniküre eine echte Alternative zum Nackt-an-der-Schlafzimmerlampe-Schaukeln zu sein.

Je weiter die Beziehung voranschreitet, umso mehr wird der Sex von anderen Dingen in den Hintergrund gedrängt. Sie ziehen zusammen, müssen arbeiten, um die Hypothekenraten zu zahlen, wollen gesellschaftliche Kontakte pflegen, Kinder bekommen und sind müde. Wenn Sie ein wirklich glückliches Paar sind, bleibt der Sex immer noch erhalten, führt aber ein Schattendasein wie die Geliebte, die zur Beerdigung ihres Liebhabers erscheint und sich aus Pietätsgründen nicht unter die Trauergäste mischt. Es gibt ein altes Sprichwort: „Steckt man im ersten Jahr jedes Mal, wenn man Sex hat, einen Penny in ein Glas, und holt in den darauffolgenden Jahren jedes Mal, wenn man Sex hat, wieder einen heraus, wird das Glas niemals leer werden." Das mag vielleicht nicht ganz zutreffen, aber in den meisten Fällen kommt es der Wahrheit ziemlich nahe. Sicher haben Sie schon häufiger gelesen, dass das durchschnittliche Ehepaar dreimal wöchentlich und samstags zweimal Sex hat, aber das dürfen Sie getrost vergessen – welche Statistiken sind schon ehrlich? Nach einer Weile teilt sich das Sexleben von Paaren in unterschiedliche Zyklen – machen sie gerade eine anstrengende, konfliktbehaftete Phase durch, schlafen sie so gut wie nie zusammen, während sie in glücklichen, entspannten Phase deutlich öfter durch die Betten turnen. Also trifft die alte Binsenweisheit zu, dass man, je mehr man hat, umso mehr will, woraus naturgemäß folgt, dass man in zölibatären Zeiten vergisst, wie viel Spaß es machen kann.

Einer der Gründe, warum sich so viele Paare trennen, ist der, dass sie vollkommen überzogene Ansprüche an ihre Beziehung stellen. Anfangs sind sie felsenfest überzeugt, dass sie niemals weniger sexuell aktiv sein werden als in den ersten Wochen, und wenn sich die Libido allmählich wieder auf Normalmaß einpendelt, glauben sie, es stimme etwas mit der Beziehung nicht und es könne nie mehr richtig gut werden. Dabei ist das kompletter Blödsinn. Sie rennen prompt zum nächsten Kerl, und ein Jahr später fragen Sie sich, warum Sie die Fernsehabende so schmerzlich vermissen und wieso Sie nicht die geringste Lust verspüren, sich diesen Donnerstag schon wieder im schwarzen Seidenmieder durch die Discos zu schleppen ... Deshalb lohnt es sich, das Sexleben mit Ihrem gegenwärtigen Partner möglichst befriedigend zu gestalten. Und das erfordert eine gewisse Anstrengung.

Wie sieht diese Anstrengung aus?

Das Problem liegt in der landläufigen Meinung, dass Sex etwas ist, was „passiert“, und mithin jegliche Planung oder Bemühung um besseren Sex ein sicheres Indiz dafür wäre, wie traurig es um das gemeinsame Bettgeschehen bestellt ist. Entsprechend beschließen die meisten Leute irgendwann, sie könnten ebenso gut im Streifenpyjama unter die Decke schlüpfen und

Bücher über Hobbygärtnern lesen, bevor sie das Licht ausschalten. Weit gefehlt! Alle guten Dinge verlangen irgendwann nach besonderer Anstrengung, wenn sie gut bleiben sollen. Denken Sie einmal daran, dass Sie mit 18 nach einer durchwachten Nacht mit sechs Bieren richtig super aussahen, während Sie mit 28 Unmengen für Ceramidcrèmes und Enthaarungswachs ausgeben, um halbwegs passabel über den Tag zu kommen.

Mit dem Sex verhält es sich nicht anders. Wenn Sie sich nicht anstrengen, wird er den Bach runtergehen, und zwar garantiert. Keiner kann davon ausgehen, man müsse nur lange genug abwarten und Tee trinken, dann würde sich die Leidenschaft von allein wieder einstellen. Zum Einstieg sollten Sie sich klar machen, dass nicht in der Stimmung zu sein nicht notwendig bedeuten muss, nicht in Stimmung kommen zu können. Wie oft sind Sie schon widerwillig auf eine Party gegangen, die sich im Nachhinein als ein Riesenspaß entpuppte? Glauben Sie mir, mit dem Sex geht's genauso.

Planung

Zeit ist der entscheidende Faktor bei sexuellen Dürreperioden. Vielleicht hegen Sie eine stille Hoffnung, irgendwann in dieser Woche Sex zu haben, aber dann müssen Sie montags länger arbeiten, er trifft sich am Dienstag mit einem alten Kumpel, mittwochs kommen Freunde, die die halbe Nacht dableiben, donnerstags schlafen Sie vor dem Fernseher ein, und freitags gehen Sie nach der Arbeit noch was trinken und kommen reichlich angesäuselt nach Hause ... schwupps ist die Woche rum, und Sie beide haben es gerade mal geschafft, nett zueinander zu sein und sich vor dem Einschlafen flüchtig in den Arm zu nehmen. Wenn Sie an diesem Punkt angelangt sind, betreten Sie allmählich gefährliches Terrain, da Sie anfangen, Ihren

Partner auf einen angenehmen Mitbewohner zu reduzieren. Dabei ist dies der Mann, in dessen Gegenwart Ihnen einst der Atem stockte! Und deshalb müssen Sie dem Sex wieder einen höheren Stellenwert beimessen. Vielleicht sollten Sie nicht in Ihre anfängliche wilde Popperei zurückverfallen, als Sie beide drei Monate lang nicht vor die Tür gingen – aber Sie müssen sich fest vornehmen, Sex zu haben. Vergessen Sie Spontaneität, denn die funktioniert nicht. Nun verlangt zwar niemand von Ihnen, dass Sie in Ihrem Wandkalender Termine vormerken, aber Sie müssen sich Zeit für Ihr Liebesleben nehmen. Vielleicht sind Sie ein sehr gut durchorganisiertes Paar, doch diese Sache ist wichtiger als alle Finanzplanung oder Einkaufstrips zu Ikea – manchmal sogar wichtiger als sich mit Freunden zu treffen. Sich gegenseitig für selbstverständlich zu nehmen ist der Beziehungskiller schlechthin (es rangiert gleich hinter „andere vögeln", was bisweilen nur ein Nebenprodukt ist). Also können Sie sich entweder um Ihren Partner bemühen oder ihn ebenso gut gleich abschreiben. Natürlich sollen Sie sich jetzt nicht zusammensetzen und beschließen „am Donnerstagabend schalten wir den Anrufbeantworter ein und bumsen", weil Sie sich dann voraussichtlich den ganzen Donnerstag darüber ärgern, abends nicht vor dem Fernseher sitzen zu dürfen, wonach Ihnen eigentlich der Sinn steht. Schließlich sollten Sie sich darauf freuen. Also suchen Sie einen Abend aus, an dem Sie weder damit rechnen müssen, abgespannt und müde zu sein, noch normalerweise andere Dinge tun, und planen Sie ihn fest ein. Beziehen Sie die Betten frisch, kaufen Sie eine Flasche guten Wein und überlegen Sie, welche Sachen Ihnen im Bett am meisten Spaß gemacht haben und ob Sie sie gern wieder ausprobieren würden. Es versteht sich von selbst, dass er in Ihre Pläne eingeweiht sein muss, sonst ruft er möglicherweise kurz vor Feierabend an und erzählt Ihnen, er wäre heute Abend mit einem Kunden zum Essen verabredet. Dann sitzen

Sie mit Ihren frischen Laken da und haben niemanden, mit dem Sie sich darauf wälzen können.

Ideal ist, wenn Sie sich beide entsprechend vorbereiten – möglicherweise haben Sie über die Jahre gleichgültig zugesehen, wie Ihnen ein Urwald unter den Achseln wuchs, trugen Wollsocken und einen fransigen Pferdeschwanz, wenn Sie mit ihm vor dem Fernseher saßen, während er in seinen speckigen Jogginghosen neben Ihnen hockte und gedankenversunken an den Hühneraugen popelte. Das ist alles wunderbar vertraut und anheimelnd, aber heute sollten Sie wenigstens so tun, als wollten Sie einander beeindrucken. Duschen, Rasieren und Schminken (nur Sie, versteht sich – er beschränkt sich auf Rasierwasser) – und wenn Sie es gut mit ihm meinen, ziehen Sie sich Seidenstrümpfe an. Keine Frage, die Situation hat zunächst etwas Befremdliches – insbesondere dann, wenn Sie um sieben Uhr ins Bett steigen und ratlos nebeneinander liegen. „Okay, wollen wir dann mal anfangen?“

Öffnen Sie lieber erstmal den Wein und trinken Sie sich einen leichten Schwips an, bevor Sie gemeinsam unter die Decke kriechen. Wie es dann weitergeht, ergibt sich von allein. Sex ist wie Fahrradfahren – man verlernt es nicht. Oder wie Reiten, kicher, kicher …

Kommunikation

Die größte Chance, die Sie haben, die beinahe erloschene Glut Ihrer Leidenschaft neu zu entfachen, besteht in der Besinnung auf die guten alten Ratschläge, die wir allerorten finden – angefangen bei der Tante in der dritten Ehe bis hin zu Paarberatern. In erster Linie dreht sich alles um Kommunikation. Wenn Sie aufgehört haben, einander zu sagen, wie Sie sich den Sex wünschen – oder es möglicherweise noch nie taten –, müssen Sie sich nicht wundern, dass Ihr Sexleben nicht so heiß und heftig ausfällt, wie Sie es gern hätten. Wenn Sie Ihre Bedürfnisse nicht äußern, wie kann sie dann irgendjemand kennen? Eine gewisse Routine stellt sich schneller ein, als Sie vielleicht denken – „drück hier, kitzel da, ja, so ist gut" –, und die ganze Sache wird am Ende so einfach wie eine Stereoanlage bedienen. Sie wissen, was passiert, wenn Sie diesen oder jenen Knopf drücken, also wechseln Sie nicht jedes Mal alle Anschlusskabel aus, um eventuell einen besseren Sound zu bekommen, oder? Aber vielleicht sollten Sie genau das tun. Sex richtet sich nach dem Gesetz der fallenden Profitrate: Je mehr Sie von ein und derselben Sache anbieten, umso geringer wird der Bedarf. Wollen Sie Ihr Sexleben wirklich neu beleben, müssen Sie sich dann und wann etwas Neues einfallen lassen. Deshalb empfiehlt sich, den geplanten Abend mit einem (möglichst spirituosenverstärkten) Gespräch zu beginnen. Die goldene Regel dabei ist, nie auch nur vage Kritik an den Praktiken des Partners zu üben. Erzählen Sie einander offen, was Sie gern haben, sei es: „Ich mag es, wenn du meinen Nacken küsst" oder: „Ich hätte gern eine Gurke hinten drin" (obwohl Sie mit dieser Anregung besser warten sollten, bis Sie beide ordentlich einen hängen haben). Sinn und Zweck dieser Unterhaltung ist, dass Sie sich demnächst gemeinsam ins Bett begeben und entsprechende Feldversuche unternehmen. Und ganz gleich, was Sie ihm sagen möchten, fangen Sie nie einen Satz mit „Warum machst du eigentlich nie …?" an, ebenso wenig wie Sie jemals aussprechen dürfen: „Ich spüre dein Ding eigentlich gar nicht, wenn du drin bist", selbst wenn es die reine Wahrheit ist. Ich versichere Ihnen, derlei Anmerkungen gehen immer nach hinten los.

Denken Sie daran, dass er sicherlich genauso erpicht ist wie Sie, ein paar neue Erfahrungen zu sammeln – also stellen Sie sich darauf ein, auch seine Wünsche wahr zu machen. Na ja, ich kann Ihnen eigentlich auch gleich verraten, was er wollen wird, weil es sich in zwei kleine Worte fassen lässt: „mehr Blow-Jobs". Aber bevor Sie jetzt die Augen verdrehen und sich fragen, ob Sie wirklich Ihre Frisur ramponieren, am Würgereiz vorbeischrammen und einen Kieferkrampf in Kauf nehmen wollen, erinnern Sie sich daran, mit welcher Begeisterung Sie einstmals bei der Sache waren. Auch im Bett tun wir manche Dinge nicht allein um unserer Befriedigung willen, sondern weil wir einander lieben. Der Kick, der für uns dabei rauskommt, sollte als zusätzliche Beigabe verstanden werden.

Reden Sie, wenn Sie miteinander im Bett liegen – aber nicht über die Arbeit. Wenn er zärtlich Ihre Schenkelinnenseite küsst, wird er kaum hören wollen „... und dann sagt sie zu mir, sie bringt mich um, wenn ich diese Berichte nicht heute noch fertig kriege". Flüstern Sie lieber „das ist so gut" oder „du bist wunderbar" oder was immer Sie ihm früher auch gesagt hätten.

Was zu tun ist

Eine Wiederbelebung der leidenschaftlichen Seite Ihrer Beziehung kann bisweilen wie echte Arbeit anmuten. Vielleicht erscheint es Ihnen zu anstrengend, sich mit netter Reizwäsche aufzubrezeln und frühzeitig ins Bett zu hüpfen. In diesem Fall verlangt Ihr Sexleben nach einer Ladung Dynamit unterm Hintern, anstelle eines leichten Fußtritts in selbigen. Sie brauchen etwas richtig Wirkungsvolles – und was kann wirkungsvoller sein als eine Nacht (oder, besser noch, ein Wochenende) in einem hübschen Hotel?

Kommen Sie mir bloß nicht mit dem Kann-ich-mir-nicht-leisten-Blödsinn – niemand verlangt von Ihnen, sich ein Nobelhotel in St. Tropez auszusuchen. Wenn Sie denn vom Geiz zerfressen sind, tut's auch die kleine Pension an der nächsten Straßenecke. Oder Sie suchen nach preiswerten Angeboten im

Internet, wo häufig sehr günstige Angebote für kurzfristige Buchungen zu finden sind – und, wer weiß, vielleicht kommt Ihnen eine kurzfristige Lösung entgegen. Falls Sie sich jetzt fragen sollten, warum Sie sich die Mühe machen müssen, Ihren Kram zusammenzupacken und durch den Feierabendverkehr ans andere Ende der Stadt zu schleichen, wo Sie nichts weiter erwartet als eine Minibar und eine Hosenpresse, will ich es Ihnen gern verraten: weil ein Umgebungswechsel manchmal bitter nötig ist. Wohingegen Sex in Ihrem Schlafzimmer, mit dem überquellenden Wäschekorb vorm Fußende, dem Wecker, der seit Jahr und Tag auf dieselbe Zeit eingestellt ist, und der Bettwäsche, deren Muster Sie im Tiefschlaf herbeten könnten, einfach nicht besonders aufregend ist, oder? Sie möchten ja auch hin und wieder ins Restaurant gehen, statt immerzu zu Hause zu essen – und ebenso sollten Sie ab und zu auswärts poppen, statt immer nur zu Hause. Aber falls Ihnen finanziell das Wasser bis zum Hals steht und Sie sich beim besten Willen kein Hotel leisten können, bitten Sie eine gute Freundin, die eine schönere Wohnung hat als Sie, ob Sie dort vielleicht ein Wochenende verbringen dürfen, während sie verreist ist.

Nichtsdestotrotz ist ein Hotel die bessere Lösung, wegen der Anonymität. Sie könnten sonstwer sein, dort interessiert es niemanden. Daher können Sie Ihren Alltag an der Eingangstür abgeben und eine Nacht verbringen, während derer nicht alles und jedes um Sie her Sie an Fernsehabende und dramatische Streitereien erinnert. Sie werden wahrscheinlich weniger gehemmt sein als in den eigenen vier Wänden, weil der tägliche Kleinkram wegfällt. Konzentrieren Sie sich auf Ihre Körper und nicht auf die störenden Angewohnheiten des anderen.

Eine kleine Warnung möchte ich Ihnen allerdings noch mit auf den Weg geben: Bestellen Sie kein romantisches Abendessen vorweg, denn dann schlafen Sie beide garantiert ein, sobald Sie auf dem Zimmer gelandet sind.

Spiele

Sollten Sie immer noch nicht überzeugt sein, brauchen Sie beide vielleicht nicht nur eine Ladung Dynamit sondern AUSSERDEM einen Mann mit einem gelben Plastikhelm, der für Sie den Hebel drückt. Sprich: Sie müssten eventuell ein paar Spielchen spielen, um in die richtige Stimmung zu kommen. „Gott sei Dank! Wir dürfen den ganzen anstrengenden Sexquatsch vergessen und einen netten Scrabble-Abend veranstalten." Mit Spiele, Dummchen, meine ich Sexspiele. Sie eignen sich hervorragend, um Hemmungen abzubauen und Anspannungen zu lockern, womit Sie Ihr Sexleben, das bereits zu einer Art Pflichtübung verkommen ist, zum größten Spaß machen, den Sie unbekleidet erleben können. Und was noch besser ist, es gibt praktisch für jeden Geschmack das passende Spiel …

Würfeln

Sie haben verschiedene Varianten zur Auswahl. Beispielsweise können Sie eigens zu diesem Zweck erfundene „Liebeswürfel" kaufen – das sind zwei Würfel, von denen einer mit Körperteilen und der andere mit Instruktionen wie „küssen" oder „kitzeln" versehen ist. Ich persönlich ziehe allerdings Standardwürfel vor, für die man sich eigene Regeln ausdenkt. Wer nämlich dreimal hintereinander „Kitzeln + Füße" würfelt, fühlt sich schnell gelangweilt. Schreiben Sie besser sechs verschiedene Körperteile und sechs Dinge, die damit zu machen sind, auf. Meine Vorschläge wären: Klitoris/Penis, Nippel, Po, Brust, Mund, Nacken; und sechs Instruktionen könnten sein: küssen, lecken, streicheln, knabbern, saugen und blasen. Na ja, wahrscheinlich wird er ohne Unterlass versuchen, sich eine „Penis + blasen"-Kombi zu ermogeln, aber soll er ruhig …

Alternativ dazu können Sie auch sechs Stellungen und sechs Schauplätze nehmen, z.B.: „Hundestellung, Missionarsstellung, im Stehen, im Sitzen, Dame nach oben, Beine über die Schulter des Partners“ und „Küche, Dusche, Garten, Wohnzimmer, Auto, Treppe“. Und dann beten Sie, dass Sie nicht „Treppe + Beine über die Schulter des Partners“ würfeln. Der Sinn dieses Spiels liegt darin, dass Sie genau tun müssen, was die Würfel Ihnen sagen – ohne Widerrede. Und wahrscheinlich werden Sie auch viel zu beschäftigt sein, um sich in lange Diskussionen zu verzetteln, weil Sie gerade versuchen müssen, „Auto + im Stehen“ hinzukriegen. Achten Sie lediglich darauf, dass Ihre Wirbelsäule möglichst unbeschadet aus dem Spiel hervorgeht.

Strip-Poker, Trivial Pursuit, Mensch-ärgere-dich-nicht

Zu Beginn der Spiele sind Sie beide vollständig bekleidet. Gehen Sie nach den normalen Spielregeln vor, mit der einzigen Ausnahme, dass Sie, wenn Sie ein Blatt verlieren, eine Frage falsch beantworten oder von Ihrem Feld geworfen werden, von ihm verlangen können, ein Kleidungsstück *Ihrer* Wahl abzulegen – und umgekehrt. Gewinner ist diejenige Person, die am Ende noch etwas anhat, aber da sich jeder bemühen wird zu verlieren, gewinnen gewissermaßen beide am Ende.

Pfänderspiele

Sie können dazu ein Kartenspiel nehmen („21“ ist gut, weil es einfach und trotzdem witzig ist), Wettspiele oder sogar Flohhüpfen. Jedes Mal wenn Sie verlieren, darf Ihr Partner ein erotisches Pfand von Ihnen einfordern. Am besten fangen Sie mit harmlosen Sachen an – einem Wangenkuss beispielsweise – und steigern sich langsam. Irgendwann haben Sie fast alle Karten ausgespielt, sind splitterfasernackt und machen einen Handstand, während Sie gleichzeitig Oralsex haben. Vorsicht: nicht umkippen! Damit diese Spiele funktionieren, brauchen Sie ein gesundes Selbstvertrauen, Alkohol und die Fähigkeit, bis zum nächsten Morgen alles wieder vergessen zu haben.

Diese drei Dinge vorausgesetzt, ist das Ergebnis brillant. Andernfalls wird es Sie über Jahre verfolgen.

Versteckspiel

Schalten Sie alle Lampen aus, so dass Ihr Haus stockdunkel ist, und ziehen Sie sich vollständig aus. Nun zählt einer von Ihnen bis 50, während sich der andere versteckt. Der Suchende ist allein auf seinen Tastsinn angewiesen, was die Sache recht kribbelig macht. Wenn Sie einander gefunden haben, feiern Sie Ihren Erfolg gemeinsam. Die einzige Schwierigkeit dabei ist, dass diese Szenerie verdächtig an *Schweigen der Lämmer* erinnert, als Jodie Foster durch das Haus schleicht und der Zuschauer bei dem kleinsten Geräusch aus dem Sessel fährt. Falls Sie Sorge haben, Ihnen könnten plötzlich die schrecklichsten Filmszenen einfallen, die Sie in Ihrem Leben gesehen haben, vereinbaren Sie vorher mit ihm, dass er auf ein bestimmtes Stichwort hin verrät, wo er steckt, anstatt geräuschlos hinter Ihnen zu stehen. Schließlich soll dieses Spiel Spaß machen, statt dass Sie sich vor Angst in die nicht-vorhandenen Hosen pieseln.

Matthew, heute Nacht werde ich ... sein ...

Hier geht es um Sex nach Art der Berühmtheiten aus Film und Fernsehen. Oder aber nach Art von jemandem, den Sie kennen. Es ist ganz einfach: Sie gehen ins Bett und beginnen, miteinander zu schlafen (Küssen und Vorspiel also, weil die nämlich dazugehören), aber Sie machen alles so, wie Sie sich ausmalen, dass es die Berühmtheit täte, an die Sie denken. Reden ist erlaubt. Und sobald er erraten hat, wen Sie darstellen, ist er dran. Geeignet ist beispielsweise Sharon Stone (außerordentlich selbstbewusst; erwähnen Sie Eispickel, um ihm auf die Sprünge zu helfen) und für ihn Liam Gallagher (grob, plump und verhalten sexy). Sie können natürlich auch den Moderator von *Wunderwelt der Technik* spielen (und so tun, als sollte aus seinem Willi ein Raumschiff gebastelt werden) und – na ja, jedenfalls sind die Möglichkeiten praktisch unbegrenzt. Auch diese Spiele helfen, Hemmungen abzubauen.

Natürlich können Sie jedes Sexspiel spielen, das Ihnen in den Sinn kommt – die hier genannten fungieren lediglich als Anregungen. Und sollten Sie hinterher immer noch gelangweilt sein, muss ich Ihnen leider mitteilen, dass Anlass zu ernster Sorge besteht. Wenn nichts – egal was Sie auch versuchen – das alte Feuer wieder entfachen kann, ist es möglicherweise an der Zeit, einen genaueren Blick auf Ihre Beziehung zu werfen …

Was, wenn sich nichts neu entfachen lässt?

Das ist wahrlich traurig. Sie haben alles ausprobiert, haben die ganze „Champagner-Hotel-Riesenvibrator"-Nummer durchgezogen … und dennoch ist Ihr Sexleben kaum aufregender, als *Chocolat* anzusehen, während sich die essbaren Vorräte im Haus auf ein hart gekochtes Ei beschränken. Sie müssen der Tatsache ins Auge blicken, dass Sie ihn nicht mehr begehren. So einfach ist das. Während er nach wie vor spitz wie Nachbars Lumpi auf Sie sein mag – und die Verzweiflung ihn vielleicht schon dahin treibt, wie ein Lösungsmitteljunkie an Ihren getragenen Unterhosen zu schnüffeln –, hat sich Ihr Verlangen nach ihm in Luft aufgelöst. Dieses Phänomen ist nicht mit Müdigkeit, Krankheit, Stress oder streitbedingtem vorübergehendem Ausbleiben sexuellen Begehrens zu verwechseln, denn all dies sind zeitlich begrenzte Faktoren. Sie werden diese Phasen überwinden, sobald es Ihnen besser geht, Sie weniger Arbeit am Hals haben oder Urlaub machen. Was ich meine ist: Wenn Sie monatelang nicht den Anflug von Lust verspüren, obwohl Sie sich eigentlich gut fühlen und auch sonst nichts dagegen spricht, hin und wieder mit ihm zu schlafen, stimmt etwas Grundlegendes nicht. Alle Anzeichen deuten darauf hin, dass Sie ihn nicht länger begehren und eventuell weiterziehen sollten.

Wenn Sie sich für andere Männer interessieren

Wenn Sie aufhören, sich für Ihren Partner zu interessieren, verheißt das logischerweise nichts Gutes für Ihre Beziehung. Wohingegen ein erotisches Interesse an anderen Männern, während Sie Ihren eigenen Mann durchaus noch lieben und anziehend finden, längst nicht so dramatisch ist, wie es gern dargestellt wird. Vielmehr können Sie sicher davon ausgehen, dass Sie im Laufe der Jahre an einigen anderen Männern Gefallen finden werden. Nehmen wir einmal an, Sie gehen mit Ihrem Partner gerade durch eine eher trübe Phase. Ihr Sexleben ist so aufregend wie Tante Gertruds Wandtellersammlung, und just in diesem Moment läuft Ihnen ein süßer kleiner Charmeur über den Weg, der gut aussieht und Ihnen hübsche Komplimente macht ... selbstverständlich finden Sie Gefallen an ihm. Aber denken Sie daran: Es besteht ein gewaltiger Unterschied zwischen einem spielerischen erotischen Interesse an anderen Männern und einer handfesten Affäre. Während Ersteres gleichbedeutend ist mit Spaß, leichtem Kitzel und dem angenehmen Gefühl, beachtet zu werden, ist Letzteres mit furchtbaren Schuldgefühlen, Peinlichkeiten und – falls Ihr Partner Wind davon bekommt – dem möglichen Ende Ihrer Beziehung verbunden. Und er wird davon erfahren! Also begnügen Sie sich damit, dann und wann Augen und Gedanken wandern zu lassen, niemals aber Ihre Hände. Und falls Sie das Bedürfnis haben, Ihr Sexleben zu verbessern, halten Sie sich an die Tipps und Tricks in diesem Buch – aber mit Ihrem Partner, nicht mit dem Knaben, den Sie aus der Ferne anhimmeln.

Abschließend möchte ich Ihnen noch zwei ultimative Tricks verraten, mit denen Sie den Funken neu entzünden können.

Rückenmassage

Drücken Sie nicht zu fest zu, und halten Sie Ihre Druckstärke konstant, wobei Sie kräftige Streichbewegungen zum Herzen hin machen. Machen Sie mit beiden Händen dasselbe, in derselben Geschwindigkeit, mit demselben Druck. Beginnen Sie am untersten Ende der Wirbelsäule. Zunächst sorgen Sie dafür, dass die Muskeln warm werden, und regen seinen Kreislauf an. Streichen Sie mit leichtem Druck von unten nach oben, bis über die Schultern und unter die Achseln. Dann wenden Sie sich der Wirbelsäule zu, in diesem Bereich sind nämlich sehr viele Menschen verspannt. Fahren Sie mit kreisenden Bewegungen von unten nach oben, aber achten Sie darauf, nicht auf die Wirbel selbst zu drücken. Anschließend streichen Sie langsam wieder zurück und noch einmal hinauf. Arbeiten Sie immer nur in dieser einen Richtung, und benutzen Sie am besten drei Finger anstelle der ganzen Hand, weil das einfacher und weniger anstrengend für die Handgelenke ist.

Wenn er verspannte Schultern hat, sollte er die Hände auf den Rücken legen, damit Sie besser an die Schultermuskeln gelangen.

Sie können parfümiertes Öl, Babyöl oder neutrales Öl benutzen - alles, was sich als Gleitmittel eignet, damit die Reibung nicht weh tut. Nehmen Sie sich eine halbe Stunde Zeit für diese Massage - danach dürfen Sie ihn überall, wo Sie möchten, massieren. Aber sorgen Sie unbedingt dafür, dass der Raum angenehm warm ist, da sich niemand entspannt, der friert.

Strippen wie ein Profi

Die meisten Männer würden ihr Leben geben, um ihre Freundin einmal strippen zu sehen. Warum gönnen Sie ihm nicht etwas, wovon er mindestens ein Jahr zehren wird? Wählen Sie die Musik sorgfältig aus - nichts Schnelles, denn Ihre Performance soll langsam und erotisch sein. Achten Sie darauf, dass sie trotzdem ein wenig dramatisch klingt – Madonna oder Prince sind prima.

Sehr wichtig ist, was Sie tragen. Top und kurzer Rock sollten sich per Reißverschluss öffnen lassen. Dazu passen ellbogenlange Handschuhe, Seidenstrapse, Strümpfe und hochhackige Schuhe.

Als Erstes ziehen Sie das Top aus, aber machen Sie den Reißverschluss mehrmals nur zur Hälfte auf und wieder zu, um den Betrachter ein wenig auf die Folter zu spannen.

Tragen Sie niemals ein Top, das Sie über den Kopf ausziehen müssen: Wenn Sie rotgesichtig und mit Haaren wie ein verwaistes Vogelnest wieder auftauchen, ist alles ruiniert. Streifen Sie Ärmel für Ärmel ab, und werfen Sie das Top beiseite. Sich bücken und die Sachen ordentlich zusammenfalten ist in dieser Situation tabu – ganz gleich wie aufräumwütig Sie sonst sein mögen.

Dann drehen Sie sich mit dem Rücken zu ihm, beugen sich vor und öffnen langsam den Rockreißverschluss. Den Rock werfen Sie ebenfalls zur Seite. Jetzt wenden Sie sich ihm wieder zu, stemmen kokett (nicht wie ein Schläger) die Hände in die Hüften und wiegen sie ganz leicht.

Streifen Sie einen Träger Ihres BHs von der Schulter, dann den anderen. Jetzt drehen Sie sich wieder mit dem Rücken zu ihm, öffnen Ihren BH oder Bustier und lassen ihn fallen. Wenn Sie sich wieder zu Ihrem Partner drehen, halten Sie die Hände über den Brüsten.

Wiegen Sie sich noch eine Weile, ehe Sie erst die eine, dann die andere Hand wegnehmen.

Fassen Sie mit den Daumen unter den Abschluss Ihres Slips, ziehen Sie ihn ein wenig herauf, dann ein Stückchen hinunter. Ein Tanga ist fraglos angemessener als French Knickers – Sie fühlen sich damit mehr wie eine Stripperin, und es tritt dieser Fast-aber-nicht-ganz-nackt-Effekt ein.

Wenden Sie sich erneut ab, und lassen Sie den Tanga auf Ihre Knöchel herabfallen, ohne die Beine zu spreizen.

Halten Sie die Beine gerade, während Sie den Oberkörper leicht nach vorn beugen und den Tanga über die Füße streifen. Nun steigen Sie elegant seitlich aus dem Höschen aus und drehen sich wieder zu ihm.

Die Schuhe und Strümpfe mit Strapsen, die Sie jetzt noch tragen, behalten Sie einfach an – zum einen werden Sie wahrscheinlich keine Zeit erübrigen wollen, um sie auszuziehen, und zum anderen sind nackte Füße weit weniger verführerisch als Stilettos.

Gestatten Sie ihm nun, Sie zu berühren.

14. Kapitel

Verhütung

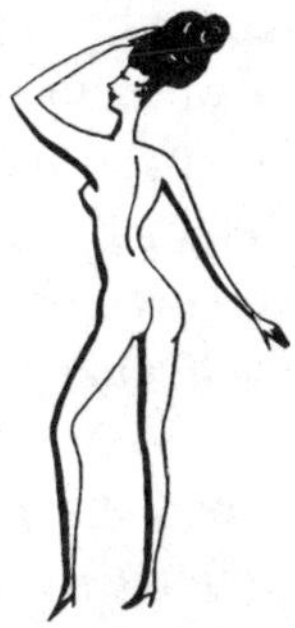

Safer Sex? Am Sex ist überhaupt nichts Sicheres. Und das wird es auch nie geben.

Norman Mailer

Die einzige naturgegebene Begründung für den Sex ist die, Babys zu bekommen. Möchten Sie Sex ohne den anschließenden Schwangerschaftsteil genießen, sollten Sie beizeiten sicher sein, dass das von Ihnen gewählte Verhütungsmittel besser funktioniert als ein deutsches Auto, das von einem italienische Gigolo gefahren wird. Betrüblicherweise setzt sich die Natur mit ihrem ausgeprägten Planetenbevölkerungstrieb nach wie vor gegen all unsere Versuche durch, ihr entgegenzuwirken. Daher gibt es kein Verhütungsmittel, das hundertprozentig sicher ist, und bei fehlerhafter Handhabung versagen sie auf ganzer Linie. Bedenkt man nun, dass Sex etwas mit Leidenschaft und sinnlichem Rausch zu tun, ist die Wahrscheinlichkeit überaus groß, dass man es mindestens einmal, wenn nicht gar mehrmals, an der nötigen Gründlichkeit bei der Anwendung empfängnisverhütender Mittel mangeln lässt. Und zwar jeder von uns. Um also etwaigen Missgeschicken vorzubeugen – jenen Missgeschicken, die darauf hinauslaufen, dass Sie während der nächsten 18 Jahre nicht mehr ruhig schlafen werden – sollten Sie die Sache mit der Baby-Vermeidung besser sehr ernst nehmen. Lassen Sie sich nicht dazu hinreißen, im Taumel der Lust den Verstand zu verlieren und zu seufzen: „Wir wollen nicht über so Profanes nachdenken. Nimm mich jetzt!" Sagen Sie besser: „Klar will ich mit dir schlafen, aber vorher sollte ich mich kurz um meine hyperaktiven Ovarien kümmern." Falls Sie in einer festen Beziehung leben, können Sie Verhütungsmethoden wählen, die nicht an einen Badezimmerbesuch vor jedem Sex gekoppelt sind. Andernfalls sollten Sie unter allen Umständen darauf bestehen, dass er ein Kondom benutzt. Und da das Kondom so ziemlich die einzige Verantwortung darstellt, die er überhaupt in dieser Angelegenheit übernimmt, dürfen Sie das ruhig – schließlich bleibt alles andere sowieso an Ihnen hängen.

Die Kombi-Pille

Wie der Dichter so schön sagt: „Der eigentliche Geschlechtsverkehr begann im Jahr 1963." Das war das Jahr, in dem die Antibabypille erfunden wurde. Sie löste eine sexuelle Revolution aus, was Sie eventuell kaum glauben mögen, da Ihnen die Vorstellung befremdlich erscheint, Ihre Mutter hätte im wüst gemusterten Minikleid der freien Liebe gehuldigt. Na gut, wenn Ihnen dieser Gedanke allzu unerträglich ist, vergessen Sie ihn einfach wieder. Nichtsdestotrotz hat sich seither einiges getan. Hatten die ersten Pillenfrauen noch unter monatelanger Übelkeit und höllischen Migräneanfällen zu leiden, weil in ihren Körpern Unmengen Östrogene Amok liefen, geht es uns heute doch deutlich besser, nicht wahr, Kindchen? Auf dem Pharmamarkt tummeln sich so viele verschiedene Produkte, dass wir jederzeit auf ein anderes ausweichen können, wenn uns das eine Probleme macht. Die Wirkung ist bei allen dieselbe: Die

Eierstöcke werden davon abgehalten, reife Eier in die Gebärmutter zu schicken, weil dem Körper mit künstlichen Schwangerschaftshormonen vorgetäuscht wird, wir wären bereits schwanger. Dafür bleiben uns seltsame Essgelüste erspart („Ich hätte gern Schokolade zum Würstchen"), und im Bus steht auch niemand für uns auf. Außerdem sorgen die Hormone dafür, dass der Muttermund leicht anschwillt, was den Spermien den Weg zum Ei erschwert, und die Gebärmutterschleimhaut baut sich nicht mehr weit genug auf, damit sich ein befruchtetes Ei darin einnisten kann.

Wenn Sie allen Anweisungen auf dem Beipackzettel folgen, ist die Kombi-Pille zu 99 Prozent sicher – und offen gesagt müssen Sie schon reichlich blöd sein, es nicht zu tun, denn diese Pillen sind auf Folien aufgeklebt, die mit Wochentagen gekennzeichnet sind. Übel ist es natürlich, wenn Sie ein Gedächtnis wie ein Sieb haben und die Pille immer mal wieder vergessen. Das dürfte Ihnen manch schöne Panikattacke bescheren. Brechreiz und Durchfall können die Wirksamkeit der Pille ebenfalls beeinträchtigen – sollten Sie also mit Begeisterung auf die Piste ziehen, um sich richtig was auf die Lampe zu kippen, zählen Sie besser nicht auf die Pille.

Die unstrittigen Vorteile sind: Milderung des PMS (super!), weniger starke Regelblutungen mit entsprechend abgeschwächten Unterleibskrämpfen und möglichen Schutz gegen Eierstock- und Unterleibskrebs. Die Nachteile liegen in den Nebenwirkungen. Wenn Sie ein hoch dosiertes Präparat benutzen, können Sie zeitweise unter Übelkeit und häufiger unter Kopfschmerzen leiden. Darüber hinaus nehmen Sie wahrscheinlich zu, Ihre Brüste werden berührungsempfindlich, und Sie haben mit Stimmungsschwankungen zu kämpfen. Nett, nicht? Es gibt auch ein paar seltene, dafür aber ernster zu nehmende Nebenwirkungen. Genau genommen lesen sich die Warnhinweise auf den Beipackzetteln wie die Diagnoseliste einer Intensivstation, als da wären Blutgerinnungsstörungen und Brust- und Gebärmutterhalskrebs – die Risikoquote erhöht sich durch die Pille zwar unwesentlich, aber sie erhöht sich immerhin. Und die Pille schützt Sie nicht gegen Infektionskrankheiten, die durch Geschlechtsverkehr übertragen werden. Erwiesenermaßen haben sich bei einer kleinen Anzahl Frauen, die die Pille nahmen, Blutgerinnsel gebildet, aber dieses Risiko betrifft Sie vor allem dann, wenn Sie stark überwichtig sind, wenig Bewegung haben und ähnliche Fälle in Ihrer Familie bereits vorkamen. Sollten diese Punkte nicht zutreffen, nur ran an den Stoff! Grundsätzlich ist die Pille ein ideales Verhütungsmittel für junge gesunde Frauen, die in einer festen Beziehung leben, mit dem Kinderkriegen aber erst einmal warten wollen. Und wenn Sie irgendwann Kinder möchten, sind Sie rein theoretisch in dem Augenblick fruchtbar, in dem Sie die Pille absetzen - ein Grund mehr, die regelmäßige Einnahme nicht zu vernachlässigen.

Die reine Progesteron-Pille

Diese Pille verspricht ebenfalls eine Verlässlichkeit von 99 Prozent, „sofern sie, wie auf der Packungsbeilage beschrieben, eingenommen wird". (Was will man denn sonst damit machen: sie in die Luft werfen, „Hui!" rufen und sich anschließend wundern, warum man trotzdem schwanger wurde?) Der grundlegende Unterschied zur Standardpille besteht darin, dass durch den Verzicht auf Östrogene weniger Hormone durchs Biosystem wabern. Die so genannte „Minipille" hat den Effekt, dass sie den Schleimpfropfen am Gebärmuttereingang verdickt (hab ich vielleicht behauptet, dieses Thema wäre lecker?) und damit den Spermien den Zutritt verwehrt. Sie greift weniger vehement in den körpereigenen Hormonhaushalt ein, muss dafür aber jeden Tag um exakt dieselbe Zeit eingenommen werden. Mithin kommt sie für all jene Frauen nicht in Betracht, die unter temporärer Vergesslichkeit leiden oder einen unregelmäßigen Tagesrhythmus haben.

Im Gegensatz zur herkömmlichen Kombi-Pille kann die Minipille den Zyklus nicht regulieren. Vielmehr bringt sie ihn bei einigen Frauen hoffnunglos durcheinander und verursacht Zwischenblutungen. Und natürlich schützt auch diese Pille nicht vor durch Geschlechtsverkehr übertragenen Infektionen. Aber für Frauen in einer Langzeitbeziehung, deren Tagesablauf klar strukturiert ist und die sich nicht auf die Hormonbombe der Standardpille einlassen möchten, ist sie dennoch ideal.

Die Pille danach

Diese Pille kann bis zu 72 Stunden nach dem Geschlechtsverkehr eingenommen werden, wenn Sie a) betrunken waren, b) das Kondom geplatzt ist oder c) Sie betrunken waren, der Krankenschwester aber erzählen, das Kondom wäre geplatzt. Die Wirkung entspricht einer hoch dosierten Kombi-Pille im 12-Stunden-Abstand geschluckt - weshalb diese Pille ganz gewiss nicht gut für Sie ist. Sie sollte keineswegs als praktisches Allheilmittel für notorische Schnapsdrosseln interpretiert werden, denn die massive Hormonkonzentration bringt tonnenweise Nebenwirkungen mit sich - Blutgerinnsel, Schlaganfallrisiko, Schwindelgefühle und natürlich entsetzliche Übelkeit. Letzteres hat zur Folge, dass sie oftmals erbrochen wird und daher mehrmals genommen werden muss, was die Sache nicht unbedingt angenehmer macht. Und welche Folgen hat der ungeschützte Spaß für ihn? Richtig, gar keine. Na ja, aber es ist immer noch besser, sich 12 Stunden lang grottenelend zu fühlen als neun Monate, oder? Dennoch sollten Sie die Pille danach nicht zu Ihrem Verhütungsmittel erster Wahl machen.

Injizierte Hormondepots

Was die Verlässlichkeit betrifft, rangieren diese Dinger unter den unangefochtenen Spitzenreitern, weil sie zu über 99 Prozent wirksam sind. Die Antibabyspritzen enthalten eine hohe Dosis Progesteron, die in den Pomuskel injiziert wird, und halten entweder drei Monate oder acht Wochen vor. Die Wirkung ist dieselbe wie bei der Pille. Falls Sie also ein Verhütungsmittel brauchen, das Ihnen für das nächste Vierteljahr alle Sorgen abnimmt – beispielsweise während Sie als Bauchtänzerin durch Nevada tingeln und in Ihrer Reisetasche nur Platz für eine Zahnbürste und einen Tanga ist –, kann diese Variante ideal für Sie sein. Für die meisten Frauen ist sie es allerdings nicht, weil die Nebenwirkungen bisweilen verheerend sind: Sie sehen aus wie Meat Loaf mit einer schweren Grippe.

Inzwischen gibt es sogar Selbsthilfegruppen, in denen sich Frauen zusammengeschlossen haben, die unter den Langzeitnebenwirkungen von Hormonspritzen leiden. Sind die Dinger erst injiziert, bleibt der Stoff über längere Zeit im Körper. Sollten Sie also Unverträglichkeiten feststellen, ist der Zug bereits abgefahren und Sie können nichts mehr unternehmen. Zu den bekanntesten Nebenwirkungen zählen massive Gewichtszunahmen, heftige Migräneanfälle, starke Stimmungsschwankungen, Akne, Aufgedunsenheit und Depressionen. Wenn's die Nadel will, können Sie über Nacht zu Kathy Bates in *Misery* mutieren. Nebenher wird Ihr Zyklus unregelmäßig oder bleibt gänzlich aus – was für sich genommen ja eigentlich nicht direkt schlecht ist. Dennoch sollten Sie sich gründlich von Ihrem Gynäkologen beraten lassen, bevor Sie sich entschließen, für drei Monate alle Verhütungsprobleme zu vergessen.

Implantate

Im Grunde genommen ist das Prinzip dasselbe wie bei den injizierten Hormondepots: Es handelt sich um kleine, flexible Röhrchen, die in den Arm implantiert werden und fünf Jahre lang Progesteron abgeben. Nachdem 1999 eines dieser Produkte vom Markt genommen werden musste, ist die Auswahl derzeit nicht berauschend, aber demnächst soll es neue Implantate geben. Zugegebenermaßen erinnert die Methode aufdringlich an ID-Chips für Haustiere, dafür ist sie eine bequeme Lösung, wenn Sie sich drei Jahre lang das Verhütungsbrimborium vom Leib halten wollen. Die Verlässlichkeit liegt bei über 99 Prozent, wobei die Wirkung wiederum dieselbe wie bei der Pille ist. Die Vorstellung, sich im Oberarm eine Minipipeline verlegen zu lassen, kann allerdings abschrecken - und Sie brauchen schlagende Argumente, wenn Sie den Röhrenkram wieder entfernen lassen wollen. Gute Begründungen liefern beispielsweise Akne, Stimmungsschwankungen, Depressionen, Kopfschmerzen oder Berührungsempfindlichkeit des Busens - sprich: das ganze Elend der Teenager, aber mit null Spaß. Außerdem wird der Zyklus unregelmäßig, setzt zeitweise aus, und es treten vermehrt Zwischenblutungen auf. Und auch dieses Mittel - wie sollte es anders sein? - schützt Sie nicht die Bohne vor Geschlechtskrankheiten. Falls sie es trotzdem probieren wollen, lassen Sie sich vorher umfassend informieren. Es ist vollkommen sinnlos, wenn Sie sich fühlen, als fände in Ihrem Körper eine Alieninvasion statt, der Sie monatelang hilflos zusehen müssen - zumal sich das Entfernen durch einen eigens darauf spezialisierten Facharzt um einiges unangenehmer gestaltet als das Implantieren. Als kurzfristige Lösung scheidet diese Verhütungsform definitiv aus.

Intra-uterine Verhütungsmethoden

Das Intra-Uterin-Pessar wird normalerweise eingesetzt, nachdem Sie schon einmal oder mehrmals entbunden haben, und direkt am Muttermund platziert. Wie, Sie meinen auf dem Verhütungssektor herrsche wohl keine Gleichberechtigung die Männer hätten damit gar keine Probleme? Tja, ich fürchte, Sie haben vollkommen Recht. Niemand bastelt an deren Genitalien herum, und sie dürfen fröhlich durch die Betten turnen und ihre Spermien hinspritzen, wo immer sie lustig sind. Aber wir weichen vom Thema ab.

Das Pessar (auch Spirale genannt) ist ein kleines Ding aus Plastik oder Kupfer, sieht aus wie ein Korkenzieher für Elfen und hat einen Faden, der unten in Ihre Scheide hängt. Es bleibt für drei bis zehn Jahre drin und darf nur von einem Facharzt oder einer speziell dafür ausgebildeten Krankenschwester eingesetzt werden (oder hatten Sie vielleicht geglaubt, Sie kaufen sich das Teil im Elfen-Spirituosenhandel?). Die Verlässlichkeit wird mit 98 Prozent angegeben, allerdings kursieren zahlreiche Geschichten von Babies, die auf die Welt kommen und das Ding wie die Fackel der Freiheitsstatue schwenken, was gewisse Zweifel aufkommen lässt. Die Wirkung besteht darin, dass es den Spermien den Weg in die Gebärmutter versperrt, und setzt ein, sobald es implantiert ist. Sie spüren nichts von seiner Anwesenheit und dürfen munter und sorgenfrei durch die Weltgeschichte poppen. Das ist zumindestens die Theorie. In der Praxis blühen Ihnen unter Umständen Nebenwirkungen, die schlicht unterirdisch sind. Ihre Regelblutung kann deutlich stärker und schmerzhafter ausfallen als zuvor – das lässt die Mädels jubeln! –, und in den ersten drei Wochen kann es zu bösen Infektionen kommen. Falls Sie mehr als einen Partner haben (innerhalb von zehn Jahren?!), gesellt sich eventuell die eine oder andere Unterleibsentzündung dazu. Wenn das nicht herzig ist! Darüber hinaus kann es Ihnen passieren, dass das Ding entweder vom Körper abgestoßen wird oder irgendwo in Ihrer Gebärmutter verschwindet - Sie sollten also häufiger prüfen, ob der Faden noch da ist, okay? Aber das Beste kommt erst: Gelegentlich dringt das Pessar in die Bauchhöhle ein, was Sie nicht unbedingt mitbekommen, weil es nicht immer mit Schmerzen verbunden ist. Und sollten Sie dann schwanger werden - freu, freu! -, kommt es möglicherweise zu einer Bauchhöhlenschwangerschaft, bei der schon manche Frau ihr Leben ausgehaucht hat. Ach ja, vor Geschlechtskrankheiten schützt das Pessar übrigens auch nicht. Klingt wie das ideale Verhütungsmittel für Sie? Nun, bei einigen Frauen funktioniert es, wie man hört, problemlos.

Das IUS (Intra-Uterin-System) sieht ähnlich aus, funktioniert aber indem es den Schleim im Gebärmutterhals verdickt und die Schleimhaut in der Gebärmutter verdünnt, so dass sich kein Ei einnisten kann. Diese Wirkung hält fünf Jahre an, wobei im Gegensatz zum Pessar die Regelblutungen leichter, kürzer und weniger schmerzhaft ausfallen. Dafür können Sie unter vermehrten Kopfschmerzen, Akne oder Schmerzempfindlichkeit der Brüste leiden - die üblichen Verdächtigen also. Desgleichen haben Sie auch bei dieser Vorrichtung das Problem, dass sie sich in Ihrem Bauch selbstständig machen kann. Alles in allem sind die Schattenseiten ähnlich finster wie beim Pessar, aber wenn Sie mit starken und schmerzhaften Regelblutungen zu kämpfen haben, sollten Sie das IUS eventuell in Erwägung ziehen.

Kondome

Vermutlich wissen Sie bereits, wie ein Kondom funktioniert. Wenn Sie in den Achtzigern schon vor dem Fernseher hockten, dürften Ihnen kaum die vielen Moderatoren und Moderatorinnen vom Typ „ernste Kummerkastentante“ entgangen sein, die äußerst medienwirksam Kondome über Salatgurken stülpten. Außerdem flogen seinerzeit überall Broschüren vom Gesundheitsministerium herum, in denen lang und breit erklärt wurde, welches der günstigste Moment ist, den Sex zu unterbrechen und den Präser zum Einsatz zu bringen. Was könnte erregender sein? Dummerweise huldigen die meisten Männer nach wie vor der Überzeugung, Sex mit einem Kondom wäre wie Duschen im Regenmantel. Teilweise müssen wir den Kerlen sogar Recht geben, weil die Gefühlsintensität in manchen Fällen für ihn und Sie gedämpft wird. Zugegebenermaßen ist es verdrießlich, wenn aus einem schönen, warmen, lebendigen Penis ein kaltes, gummiertes, kugelsicheres Dings wird. Aber darauf kommt es hier nicht an, denn Tatsache ist, Sie müssen eines benutzen. Wenn Sie Ihren Partner noch nicht lange genug kennen, um einen umfassenden Überblick über seine bisherige sexuelle Biographie gewonnen zu haben, und keine anderweitigen zuverlässigen Verhütungsmittel nehmen, lesen Sie mir bitte von den Lippen: Ihnen bleibt gar keine andere Wahl. Wenn dieser Typ also nicht die große Liebe Ihres Lebens ist (und zwar nicht erst seit vorgestern) lauten die Alternativen: a) ein kleiner Ausrutscher, und Sie sind fortan allein erziehende Mutter, oder b) ein kleiner Ausrutscher, und Sie sind mit einer fiesen Geschlechtskrankheit infiziert, die er sich bei einer Prostituierten in Amsterdam eingefangen hat - oder mit AIDS.

Ganz gleich, wie sehr es Ihnen widerstrebt, im schönsten Moment einen Pariser aus der Nachttischschublade, der Handtasche oder dem BH zu zaubern - da müssen Sie durch. Vertrauen Sie der guten alten Volksweisheit: Man gewöhnt sich an alles.

Es ist wohl überflüssig zu erwähnen, dass es natürlich angenehmer wäre, würde er diesen Part übernehmen - andererseits rechnen einige Männer offenbar gar nicht damit, tatsächlich eine Frau ins Bett zu kriegen. Na ja, oder sie leben in dem

Wahn, dass Sie im entscheidenden Moment ausrufen: „Ha, ha, was brauchen wir Kondome? Das sind doch eklige kleine Biester", bevor Sie sich auf ihn schwingen und fröhlich drauflospoppen. Unwahrscheinlich, aber gönnen wir ihnen ihre Träume. Und vergessen Sie altmodische Bedenken, von wegen „Du liebe Güte, was wird er von mir denken, wenn ich darauf vorbereitet bin, Sex zu haben?" Er wird fraglos weniger nett über Sie denken, wenn Sie ihn drei Wochen später auf seinem Handy anrufen und mit zittriger Stimme stottern: „Erinnerst du dich an mich? Ich muss dir etwas sagen …". HALTEN SIE KONDOME BEREIT UND **BENUTZEN SIE SIE.** Der beste Augenblick, das Ding zu applizieren? Sobald sein Willi in der frischen Brise schwingt und bevor er sich auch nur halbwegs Ihren schönsten Teilen genähert hat. Sie wissen ebenso gut wie er, dass Sie gleich Sex haben werden, und nach einem bisschen Hand- oder Mundarbeit ist Ihre Chance gekommen. Er wird wohl kaum schlagartig erschlaffen, weil Sie splitterfasernackt durchs Schlafzimmer gehen, um Ihren Gummivorrat anzuzapfen. Nun dürfen Sie ihm entweder diskret das Päckchen überreichen oder ihm das Kondom selbst überstreifen. Ich persönlich empfehle Letzteres, weil die Jungs in ihrer Aufregung bisweilen recht tolpatschig zu Werke gehen und es gerade nur so weit überstülpen, dass es wie eine Zipfelmütze von ihrem Penis baumelt, was sie natürlich nicht davon abhält, sich hinterher ohne Ende zu wundern, wieso das Ding mittendrin runterrutschen konnte. Machen Sie es also besser selbst.

Wie man ein Kondom richtig überstreift

Bei korrekter Anwendung ist das Kondom zu 98 Prozent zuverlässig, aber Sie müssen in jedem Fall warten, bis er eine vollständige Erektion hat. Sie halten das für selbstverständlich? Na, Sie wären überrascht, wenn Sie wüssten … Nun reißen Sie die Packung auf, wobei Sie lange Fingernägel und kratzige Ringe bitte außer Reichweite lassen. Drücken Sie die obere geschlossene Spitze zusammen, und achten Sie darauf, die richtige Seite außen zu haben – das ist die, auf der der Wickelrand ist. Nun legen Sie die Finger, mit denen Sie die Spitze halten, auf seine Eichel und rollen es ab, bis es ganz unten angekommen ist. Nach dem Orgasmus sollte Ihr Partner seinen Penis herausziehen, ehe die Erektion nachlässt, wobei er das untere Ende mit dem Kondom festhält. Abstreifen darf er es erst, wenn er auf Abstand zu Ihrer Scheide gegangen ist. Dann macht er einen Knoten hinein und wirft es weg (aber nicht in die Toilette, weil Sie bestimmt nicht diejenige sein möchten, die dem Klempner erklärt, wie es zu dieser Verstopfung kam).

Wie bei allem im Leben, kann auch hier einiges danebengehen. Wenn er seinen Willi nicht rechtzeitig wieder herauszieht, kann am unteren Ende Samenflüssigkeit auslaufen. Oder er fasst hinterher seinen Penis und dann Ihre Scheide an – Handbefruchtung! Und falls Sie vergessen, die Spitze vor dem Überziehen zusammenzudrücken, sammelt sich Luft und das Gummi platzt mittendrin. Nicht zu vergessen etwaige Materialbeeinträchtigungen durch ölhältige Gleitmittel wie Vaseline. Sie zerstören das Gummi (oder das Polyurethan, um den korrekten Terminus zu nennen), weshalb Sie besser spezielle Gleitmittel benutzen sollten, die eigens zu diesem Zweck entwickelt wurden.

Seit jenen Tagen, da Edelmänner gezwungen waren, ihre Mannespracht in Schafsfellfetzen zu hüllen, hat der Kondommarkt rasante Fortschritte erlebt. Heute gibt es eine Riesenauswahl, so dass Sie sich nicht länger damit abfinden müssen, Verhütung zum Preis eines gummierten Knüppels zu erkaufen. Es gibt Modelle, die fantastisch dünn sind und Körperwärme durchlassen. Und wenn Sie möchten, können Sie sogar leuchtend gelbe Pariser mit Schweinsköpfchen an der Spitze kriegen – niedlich, aber vielleicht nicht sonderlich sexy. Die Dinger mit

Geschmack können sie allerdings getrost vergessen, weil sie sämtlichst nach Synthetik schmecken. Und die Sorte, die im Dunkeln leuchtet, ist wohl eher für darbende Herren in einschlägigen Etablissements gedacht. Für Sie dürfte sie also höchstens zum Einsatz kommen, wenn Sie zufällig dort arbeiten.

Das Kondom für Frauen

Kondome für Frauen haben – wen wundert's? – keinen durchschlagenden Erfolg auf dem Verhütungssektor gelandet, und das, obwohl sie mit einem Riesentamtam beworben wurden. Für die meisten Frauen ist diese Verhütungsform indiskutabel – aber für einige eben nicht, also sollten wir sie nicht einfach übergehen. Die Zuverlässigkeit liegt bei 95 Prozent. (Wollen Sie wirklich fünf Prozent Versagerquote akzeptieren? Okay, das ist Ihr Problem.)

Der Vorteil beim Kondom für die Frau ist, dass Sie es irgendwann vorm Sex einsetzen können – aber bitte immer, bevor sein Penis in Ihre Nähe kommt. Da es ziemlich tief eingeführt werden muss, sollten Sie die Stellung wählen, in der Sie normalerweise auch Tampons einführen – entweder stehend und mit einem Bein höher abgestützt oder liegend mit angewinkelten Beinen (na ja, wer führt seine Tampons eigentlich im Liegen ein?). Dann nehmen Sie es (vorsichtig) aus der Packung. Halten Sie mit einem Finger die geschlossene Spitze fest, und pressen Sie den äußeren Ring mit Daumen und Zeigefinger zusammen. Nun spreizen Sie Ihre Schamlippen, was hoffentlich verführerischer aussieht als es klingt, falls er dabei zusehen sollte. Schieben Sie es so weit in die Scheide, wie es geht, und stecken Sie anschließend einen Finger in den geschlossenen Mittelteil, um es so hoch hinaufzudrücken, bis es direkt über Ihrem Schambein liegt. Der äußere Ring sollte Ihren Muttermund umschließen. Dass es sich beim Sex bewegt, ist vollkommen normal, allerdings sollten Sie darauf achten, dass sein Willis tatsächlich in dem Kondom bleibt, anstatt seitlich davon auf und ab zu hüpfen. Dann ist alles bestens. Hinterher drücken Sie den äußeren Ring wieder fest zusammen, ziehen es heraus und legen es weit weg von sich.

Wahrscheinlich sehen Sie inzwischen selbst, warum sich diese Verhütungsmethode keiner allzu großen Beliebtheit erfreut. Sie ist einfach enorm umständlich. Andererseits: Wenn Sie das Ding erstmal drin haben, ist alles paletti, und im Gegensatz zum Kondom für Männer brauchen Sie das Vorspiel nicht zu unterbrechen. Dafür müssen Sie sich mit dem Gedanken anfreunden, dass sein Penis in einer Art Kartoffelchipstüte herumstochert.

Die Kalendermethode (natürliche Familienplanung)

Diese Verhütungsmethode war einmal weit verbreitet – und ist es unter Katholiken immer noch. Sie stützt sich auf die Tatsache, dass eine Frau nur an wenigen Tagen im Monat empfängnisbereit ist. Zunächst einmal müssen Sie in Erfahrung bringen, wann Sie Ihren Eisprung haben. An diesen Tagen meiden Sie sexuellen Kontakt. Wenn Sie sich mit Ihrem Zyklus sehr gut auskennen und wissen, was Sie tun, kann diese Form der Verhütung ziemlich zuverlässig sein. Wenn nicht, ist sie ungefähr so sinnvoll, als würden Sie sich ein Kondom über den Kopf ziehen. Nicht zu vergessen, dass sie ungeheuer nerven kann. Aber falls Sie aus irgendwelchen Gründen keine Verhütungsmittel benutzen wollen oder können, weil es Ihrer Religion widerspricht oder Sie aus „Mein Körper ist mir heilig"-Gründen davon absehen möchten – oder mal eine Weile russisches Roulette spielen wollen – macht es Sinn, sich in die Details einweihen zu lassen.

Ich übernehme allerdings keinerlei Gewähr für diese Methode, nur weil ich Ihnen erzähle, wie sie funktioniert. Geben Sie mir also nicht die Schuld, wenn Sie Zwillinge kriegen, weil Sie sich verzählt haben, klar?

Als Erstes müssen Sie Ihren Zyklus genau beobachten und sich notieren, wann was passiert. Dafür messen Sie täglich beim Aufwachen Ihre Vaginaltemperatur und überprüfen die Konsistenz des Schleimes in Ihrer Scheide (mmh, jemand Frühstück gefällig?). Schreiben Sie sich auf, wie lange Ihre Regelblutung dauert. Innerhalb eines Zyklus können Sie an maximal neun Tagen fruchtbar sein, was bedeutet, dass Ihnen circa drei Wochen unbeschwerter Sex bleiben. Jedenfalls rein theoretisch. Das Ei ist zwar nur einen Tag lang befruchtungsbereit, aber Spermien bleiben bis zu einer Woche in der Warteschleife – wie Groupies, die am Bühnenausgang herumlungern, falls sich doch noch eine Chance auf ein Autogramm oder so ergibt … Na ja, für eine Metapher dürfte das reichen.

Bei richtiger Anwendung, kann die natürliche Familienplanung zu 98 Prozent sicher sein. Die Vorteile sind, dass Sie sich nicht mit Hormonen bombardieren oder merkwürdige Gerätschaften in Ihren schönsten Teile spazieren tragen müssen. Die Nachteile sind, dass Sie drei bis sechs Monate brauchen, ehe Sie zuverlässige Informationen über Ihren Zyklus gesammelt haben, während derer Sie tagtäglich Protokoll führen dürfen, egal wie verkatert oder beschäftigt Sie gerade sein mögen. Außerdem können Krankheit oder übermäßige Belastung den Zyklus jederzeit verändern, womit die schöne Statistik vermatscht wäre. Und Sie und Ihr Partner sollten fest von dieser Methode überzeugt sein – für One-Night-Stands fällt sie eindeutig durch. Hinzukommen neun Tage, während derer Sie unbedingt Kondome benutzen müssen, sonst ist der ganze umständliche Kram ohnehin sinnlos.

Sie brauchen also ein Fruchtbarkeitsthermometer und eine Tabelle. Die fruchtbare Phase endet, wenn Sie drei Tage hintereinander eine höhere Temperatur messen als an den sechs vorangegangenen Tagen. Enorm hilfreich ist es, wenn Sie ein Diplom in Physik in der Tasche haben (wessen ich mich übrigens nicht rühmen kann). Der Temperaturunterschied beläuft sich auf ungefähr 0,2°C – ja, ja, das mit der Lernphase war kein Scherz. Außerdem müssen Sie Ihr Scheidensekret mit Argusaugen überwachen, und an diesem Punkt wird's ganz entzückend: Während Ihrer fruchtbarsten Tage ist es wie rohes Eiweiß. Aber wie gesagt: Nur eine Kombination aus Temperatur und Sekretkonsistenz lässt eindeutige Schlüsse zu.

Alternativ dazu können Sie sich auch Fertigtests kaufen. In die Grundausstattung investieren Sie um die 50 Euro, und die Einmal-Teststreifen schlagen pro Monat mit circa 15 Euro zu Buche. Das Ganze sieht aus wie ein Glaskasten mit einem kleinen Display, auf dem Ihnen mitgeteilt wird, ob Sie gerade fruchtbar sind oder nicht. Sie müssen nur auf den Teststreifen pieseln und ihn anschließend in das Gerät schieben – und das machen Sie während der ersten Monate möglichst täglich, bis Sie mit Ihrem Zyklus weitgehend vertraut sind. Sollten Sie es zwischendurch über mehrere Tage vergessen, dürfen Sie wieder bei Null starten. Dennoch ist es ungleich einfacher als die natürliche Natürliche Methode.

Das Diaphragma oder Scheidenpessar

Mit 92 bis 96 Prozent Erfolgsquote ist dieses Verhütungsmittel wenig vertrauenerweckend und eignet sich wohl eher für die Frau, deren Leben sich nicht gleich in einen Scherbenhaufen verwandelt, wenn sie zufällig schwanger werden sollte. Immerhin kommt dieses kleine handliche Ding ohne Hormone aus, weshalb es allemal eine Erwähnung wert ist. Es wird direkt vor den Muttermund geschoben und tut nichts weiter, als den Spermien den Weg versperren. Da es vor dem Einführen mit Spermatoziden eingecremt wird, sind flitzende Kaulquappen, die sich an ihm vorbeimogeln, ohnehin bald tot. Brutal, was?

Sie dürfen es frühestens drei Stunden vor dem Sex einführen - aber damit kann leben, wer sich keinen blinden Illusionen hingibt. Sollten Sie die Lage dennoch falsch interpretiert haben, müssten Sie lediglich Spermatozid nachtragen. Hinterher müssen Sie das Ding sechs Stunden in der Scheide lassen. Da Diaphragmen in unterschiedlichen Größen gefertigt werden, müssen Sie sich ihres beim Frauenarzt anpassen lassen. Ihr Gynäkologe wird Ihnen dann auch erklären, wie Sie es richtig handhaben - na ja, das ist immerhin spannender als die üblichen Gespräche über Husten, Schnupfen, Heiserkeit.

Ein Nachteil ist, dass Sie eine unschöne Unterbrechung des Vorspiels in Kauf nehmen müssen, falls Sie vorher nicht mit Sex rechneten. Es dauert einige Zeit, bis Sie mit dem Einführen richtig vertraut sind - und wenn Sie sich mit Ihren Genitalien nicht hundertprozentig auskennen, blüht Ihnen manch peinliches Spektakel, weil die Dinger gern durchs Zimmer fliegen und überall weiße Schmierspuren von Spermatozid hinterlassen. Darüber hinaus kann ein Diaphragma Blasenreizungen hervorrufen, weil es die Scheidenschleimhaut irritiert.

Um es einzuführen, müssen Sie zwei Streifen Spermatozid an den Seiten auftragen und es mit einem Finger in der Mitte zusammendrücken. Dann schieben Sie es so weit in die Scheide, bis Sie mit dem Finger in der Mitte den Muttermund ertasten können. Fühlen Sie ihn nicht, müssen Sie nochmal von vorn anfangen. Aber gehen Sie nicht gleich hoch wie ein HB-Männchen! Ihr Süßer kann ja in der Zwischenzeit Ihr Tagebuch durchlesen oder an Fußball denken. Bei dem Scheidenpessar funktioniert es ziemlich ähnlich, nur dass Sie das Spermatozid nicht am Rand verteilen, sondern das Käppchen zu einem Drittel damit befüllen. Darauf folgt wieder Zusammenpressen und Einführen. Sobald es richtig positioniert ist, streichen Sie noch etwas mehr Spermatozid hinein - und los geht's! Sechs lächerliche Stunden später haken Sie mit einem Finger hinter den Rand, ziehen es heraus und spülen es gründlich aus. Anschließend lagern Sie es an einem sauberen, trockenen Ort bis zum nächsten Einsatz. Nein, ich dachte dabei nicht an das Verließ Ihrer Handtasche.

15. Kapitel

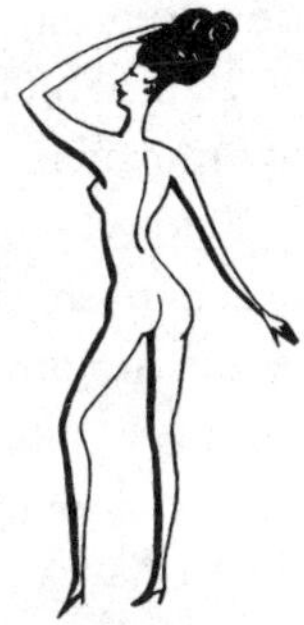

Scheußliche Krankheiten

Es gibt keine braven Mädchen, die Fehler machen, sondern nur böse Mädchen, die erwischt werden.

Mae West

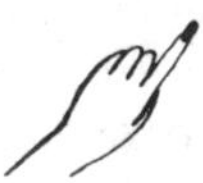

Auf den ersten Blick sollte man meinen, dass Sex keinerlei Nachteile mit sich bringt. Er fühlt sich gut an, macht Spaß und gibt einem etwas, worüber man nachdenken kann, wenn es bei der Arbeit öde wird. Ach ja, und er beschert Ihnen und Ihrem Partner nette gemeinsame Stunden, die der Beziehung förderlich sind. Aber da bei jeder Sache irgendein Haken ist, kommt diese natürlich auch nicht ohne aus. Wobei ich nicht den „Stell dir bloß vor: Der Typ hatte rote Schamhaare und waffenscheinpflichtige Segelohren!" - Am-Morgen-danach-Horror meine. Ich spreche hier von Krankheiten, die durch Geschlechtsverkehr übertragen werden und bedauerlicherweise in ziemlicher Häufung auftreten. Einige sind weniger dramatisch, dafür aber störend, weil Sie unentwegt pinkeln müssen. Andere wiederum sind schwer wiegender und können Ihre Fruchtbarkeit nachhaltig beeinträchtigen, wenn nicht gar gänzlich zum Erliegen bringen. Und einige sind tödlich - ohne Aussicht auf Heilung. Da dies ein reichlich hoher Preis ist, um ihn für eine wilde Nacht mit ungeschütztem Sex zu zahlen, sollten Sie sich im Vorfeld mit den Ursachen, Symptomen und Heilungschancen der unterschiedlichen Krankheiten vertraut gemacht haben, die sich in Ihren besten Stücken einnisten könnten, falls Sie allzu großzügig mit Ihrer Zuneigung haushalten und hin und wieder meinen, ohne Kondom auszukommen. Ich weiß, wie ernst das alles klingt, und glauben Sie mir, ich habe mir mein Spatzenhirn zermartert, um einen Witz über Herpes zu ersinnen, aber mir ist kein einziger eingefallen. Also werden Sie stattdessen mit der nachfolgenden Auflistung durch Sex übertragbarer Krankheiten vorlieb nehmen. Nur sollten Sie beim Lesen nicht den Fehler begehen, sich einzureden, Sie hätten jede einzelne von ihnen. Es wäre ebenso gut möglich, dass Sie kerngesund sind und lediglich einen kratzigen Slip tragen. Falls Sie jedoch den Verdacht hegen, tatsächlich eine dieser Krankheiten zu haben, begeben Sie sich besser sofort auf den Weg zu Ihrem Gynäkologen – man macht Ihnen dort gewiss keine Vorwürfe, weil Sie mit derlei Pannen nämlich die Praxiskredite sichern. Außerdem sollten Sie bei positiver Diagnose umgehend den Kerl informieren, mit dem Sie letzte Nacht gevögelt haben. Oh, oh …

Welche Symptome haben Geschlechtskrankheiten?

Manchmal gibt es gar keine Symptome, was, wie Sie sich unschwer denken können, die Diagnose nicht unbedingt erleichtert. Bei einigen Infektionen hat der Mann Symptome, die Frau aber nicht, und umgekehrt. Verdächtig ist auf jeden Fall jede Form von ungewöhnlichem Ausfluss, Schmerzen oder Brennen beim Wasserlassen, sowie alles, was juckt, kratzt, wund macht oder Genitalausschlag in Form von Bläschen oder Pickeln verursacht. Besonders kritisch sind Schmerzen oder Blutungen unmittelbar nach dem Sex. Eine gute Nachricht zwischendurch: Je früher Sie die Symptome registrieren und einen Arzt aufsuchen, umso größer sind Ihre Chancen auf schnelle, schmerzlose Heilung. Also warten Sie nicht erst drei Wochen ab, in denen es zwischen Ihren Beinen höllisch juckt, nur weil es Ihnen peinlich ist, zum Gynäkologen zu gehen. Die meisten Infektionen sind beinahe normal und sehr verbreitet, was uns nicht direkt fröhlich stimmen sollte, aber zumindest können Sie sicher sein, damit nicht allein auf weiter Flur zu stehen.

Chlamydien

Ungefähr die Hälfte aller Betroffenen weisen keinerlei Symptome auf, was weniger günstig ist, als es zunächst scheinen mag. Denn das bedeutet, Sie können sich diese Dinger jederzeit einfangen, während Sie lustig Ihrem Hobby frönen, mit Gott und Lotte zu schlafen. Chlamydien sind Bakterien, die Ihren Gebärmutterhals befallen (bei Männern die Harnröhre), wobei die sichtbaren Symptome gelblicher Ausfluss, Zwischenblutungen und Brennen beim Urinieren sein können – er kommt übrigens ohne Zwischenblutungen davon (was Wunder!). Die schlechte Nachricht ist, dass diese Bakterien schwere Entzündungen hervorrufen, wenn Sie nicht beizeiten entdeckt werden, was zu heftigen Unterleibsschmerzen, Fieber, Ausfluss und im schlimmsten Fall zu Unfruchtbarkeit führen kann. Bei dem leisesten Verdacht sollten Sie sich untersuchen lassen. Ihr Arzt wird dann einen Abstrich machen, und innerhalb von circa fünf Tagen haben Sie das Ergebnis. Aber denken Sie jetzt nicht: „Ach was, bis ich das Testresultat habe, kann ich genauso gut weitermachen wie bisher.“ Sie selbst haben sich diese Bakterien beim ungeschützten Sex mit einem infizierten Knaben eingefangen, also sollten Sie wissen, wie hochgradig ansteckend sie sind. Ein Grund zum Jubeln ist jedoch, dass sie bei frühzeitiger Diagnose und Behandlung mit

Antibiotika ratzfatz wieder verschwinden. Die einzige richtig schlechte Nachricht ist, dass Sie umgehend alle Männer informieren müssen, mit denen Sie Sex hatten, weil die sich ebenfalls behandeln lassen sollten. Und wenn diese Liste mit „mein Freund“ und „sein Bruder“ beginnt, tut es mir zwar Leid, aber das ist nunmal der Preis, den Sie dafür zahlen, wenn Sie Ihren Charme allzu hemmungslos spielen lassen, Kindchen.

Unspezifische Blasenentzündung

Eine unspezifische Blasenentzündung ist eine entzündliche Reizung der Harnröhre, die sich in Brennen und Stechen beim Wasserlassen äußert. Dabei muss nicht unbedingt eine Infektion vorliegen, während diese allerdings häufig Hand in Hand (wegen Hand in ... na, Sie wissen wohl, was ich meine) mit Entzündungen gehen. Auch hier sollte der Arzt einen Abstrich vornehmen, um eventuelle Bakterien ausfindig zu machen, und wahrscheinlich wird er Ihnen auch direkt Antibiotika verschreiben - sicherheitshalber.

Blasenentzündungen werden nicht ausschließlich durch Geschlechtsverkehr übertragen. Sie können ebenso gut durch zu enge Jeans hervorgerufen werden (Warnung an alle Bon-Jovi-Fans) oder durch zu heftigen Sex. In diesem Fall können Sie natürlich niemanden anstecken, wenn nicht tatsächlich Chlamydien Schuld an Ihrem Blasenleiden sind - also lassen Sie sich untersuchen. Ansonsten kann ich Ihnen nur sagen, dass knallenge Jeans mega-out sind.

Warzen

Das ist das Thema, auf das die Welt wartet! Vielleicht sollte ich gleich vorweg erwähnen, dass Genitalwarzen sehr weit verbreitet sind, also müssen Sie nicht gleich am Boden zerstört sein, wenn Sie welche bei sich entdecken. Sie werden durch den Papilloma-Virus verursacht, der in verschiedenen Typen vorkommt – und für alle Faktenfans sei gesagt, dass es die Typen 6 und 11 sind, die für die Warzen an den äußeren Genitalien verantwortlich zeichnen, während andere den Gebärmutterhals belagern, wo sie bei Nichtbehandlung zu Krebs führen können. Eine weitere Spezifizierung der einzelnen Typen möchte ich mir an dieser Stelle ersparen, damit dieser Textabschnitt später nicht aussieht, als hätte ich ein Rugby-Team zusammengestellt.

Genitalwarzen sind relativ leicht auszumachen, erinnern in der Struktur im weitesten Sinne an Blumenkohlröschen und können bis zu einem Zentimeter Durchmesser haben. Es ist also eher unwahrscheinlich, dass Sie sie nicht bemerken. Auch hier gilt: Der Arzt wartet! Und sollte er an diesem Tag bereits einige Blumenkohlröschenauswüchse zu viel gesehen haben und sich leicht überfordert fühlen, wird er Ihnen eine Lösung aufstippen, die eine weißliche Verfärbung herbeiführt, wenn es sich um den durch Verkehr übertragenen Typ handelt.

Normalerweise läuft die Ansteckung über sexuelle Kontakte mit infizierter Haut – Oralsex ist in den seltensten Fällen der Übeltäter. Die meisten Menschen kommen irgendwann mit diesem Virus in Berührung, aber nur bei zehn Prozent treten hinterher diese Warzen auf. Da die Inkubationszeit (vom Kontakt bis zum Auftauchen der ersten Warzen) bis zu zwei Jahre betragen kann, lässt sich zumeist nicht mehr feststellen, wo man sich angesteckt hat. Genau genommen kann Ihr Partner sogar welche mit in die feste Beziehung eingeschleppt haben, die er sich lange zuvor unwissentlich irgendwo geholt hat – und plötzlich treten sie wie ein Deus ex Machina zutage.

Warzen können behandelt werden, was naturgemäß besonders dann Sinn macht, wenn man sie sehen kann. Wenn lediglich der Virus nachgewiesen ist, wird es schwieriger, und die Gefahr besteht, dass sie später wiederkommen. Man kann sie mit flüssigem Stickstoff vereisen, was wirkungsvoll ist, aber unschöne Assoziationen mit Bond-Schurken weckt und schmerzhaft sein kann. Ansonsten bietet sich Podophyllin an, ein pflanzlicher Wirkstoff, der aufgetragen und anschließend abgewaschen wird. Das Zeug kann jedoch ebenfalls ziemlich unangenehm sein. Außerdem gibt es diverse Salben, und für besonders hartnäckige Fälle hält die Schulmedizin elektrische Warzenbrenner auf Lager. Schon gut, Sie kriegen einen Oberschenkelkrampf, wenn Sie die Beine noch länger zusammenkneifen – ich sagte doch, das gilt nur für die richtig harten Fälle.

Wahrscheinlich muss ich nicht extra erwähnen, dass Sie, sollte einer von Ihnen beiden Warzen haben, unbedingt Kondome benutzen müssen – auch bei der Handarbeit. Oralsex ist zwar ansteckungstechnisch unbedenklich, aber eigentlich auch keine schöne Vorstellung, oder?

Herpes

Dies ist derselbe Virus, der Bläschenausschlag am Mund hervorruft, doch während diese Bläschen mit ein bisschen Blistex problemlos in den Griff zu bekommen sind, ist eine Infektion des Genitalbereichs ungleich schmerzhafter, unansehnlicher und regelrecht verstörend. Erst bildet sich ein schmerzender Bläschenausschlag, dann platzen die Bläschen und hinterlassen nässende Stellen, die meist innerhalb einer Woche wieder verschwinden. Aber sie kommen wieder … in dieser Beziehung sind sie ganz wie der *Terminator.* Der Virus nistet sich in den Nervenenden ein (durch Hautrisse oder -schürfungen gerät er dorthin), ist zu weit weg, als dass das Immunsystem sich seiner annehmen kann, vermehrt sich eifrig und erscheint schließlich in vervielfältigter Zahl wieder an der Oberfläche. Sein Nistplatz in den Nervenenden ist auch schuld daran, dass die Bläschen vor dem Ausbruch leicht kitzeln und danach grauslig brennen. Sie werden mit wehenden Fahnen zu Ihrem Arzt düsen, der daraufhin seinen Kennerblick über Ihre wunden Bläschen schweifen lässt, kopfnickend „aha, Herpes" murmelt und sicherheitshalber noch den allzeit beliebten Abstrich vornimmt. Wenige Tage bis maximal eine Woche später haben Sie den Befund.

Sie können sich bei allen möglichen erotischen Kontakten mit Herpes infizieren – Oralsex, richtiger Sex, sogar beim Küssen (dann bekommen Sie allerdings „nur" den Ausschlag am Mund). Am ehesten wird er jedoch übertragen, wenn er richtig ausgebrochen ist – und dann sollten Sie sich fragen, warum Sie mit so jemandem eigentlich rummachen? Haben Sie die Bläschen auf seinem Willi etwa übersehen? Scheinbar ... Von der Infektion bis zum akuten Ausbruch kann einige Zeit vergehen, weshalb Sie Ihrer relativ neuen Flamme nicht vorschnell unterstellen sollten, er ginge jetzt schon fremd. Möglicherweise ist er ein unschuldiges Opfer von schlummerndem Herpes. Wie dem auch sei, Sie sollten sich für eine richtig schlechte Nachricht wappnen. Es gibt kein wirkliches Heilmittel dagegen. Nach dem ersten Schub haben Sie voraussichtlich sechs Monate Ruhe, und danach kann der Virus für Monate oder sogar Jahre vor sich hin dämmern, bevor er Sie erneut heimsucht. Die einzelnen Schübe können mit bestimmten Behandlungsmethoden abgemildert werden, und glücklicherweise sind die späteren meist weniger lang und folternd als die allerersten. Eigentlich können Sie die späteren Attacken auch ohne Mittelchen überstehen – Hauptsache, Sie haben während dieser Phasen keinen Sex. Denken Sie daran, dass Sie hochgradig ansteckend sind. Zwischen den Ausbrüchen dürfen Sie selbstverständlich Sex haben, aber: **Benutzen Sie ein Kondom.** Und vielleicht bringen Sie das Thema nicht gleich beim ersten Date aufs Tapet.

Pilze

Genau genommen gehören Pilzerkrankungen nicht in die Gruppe der Geschlechtskrankheiten, weil Sie sie mit oder ohne Sex bekommen können. Dennoch stecken Sie andere beim Sex damit an, weshalb ich Sie nicht ausklammern möchte. Wie der Name schon sagt, handelt es sich im weitesten Sinne um einen Pilz, Candida, der überall auf Ihrem Körper zu finden ist, aber nur bei Kontakt mit Ihren natürlichen Bakterien echte Symptome verursacht - Juckreiz, Wundwerden der Genitalien und ein Ausfluss, der aussieht wie ... na ja, ich hoffe mal, dass Sie beim Lesen nicht zufällig welchen essen ... Hüttenkäse. Außerdem wird das Wasserlassen schmerzhaft. Um sich auf Pilze untersuchen zu lassen, kommen Sie wieder einmal nicht um einen Abstrich herum, dessen Ergebnis Sie direkt erfahren. Sie müssen sich bei positiver Diagnose nicht hektisch überlegen, mit wem Sie in letzter Zeit alles durch die Betten gehüpft sind, weil sich Pilze auch bilden können, wenn Sie zu enge Hosen tragen (dich kennen wir doch schon, du Schlumpf!), stark schwitzen, überreichlich parfümierte Schaumbäder benutzen oder Antibiotika einnehmen. Falls Sie also Heavy-Metal-Fan sind, gern durch überheizte Discos tingeln, letzte Woche ein neues Schaumbad geschenkt bekommen haben und sich derzeit von einem schlimmen Husten erholen, der mit Amoxycillin behandelt wurde, blicken Sie pilztechnisch einigen Schwierigkeiten ins Auge. Sie können mit einer Pilzinfektion durchaus allein fertig werden, entweder mit Canesten-Salbe oder Naturjoghurt, aber tragen Sie während dieser Zeit besser nicht Ihre teuerste Reizwäsche, okay?

Bakterielle Vaginitis

Ehe Sie furiengleich zum Telefon stürmen und Ihrem Ex den Marsch blasen, atmen Sie erstmal tief durch. Es handelt sich hierbei nicht direkt um eine durch Sex übertragene Infektion, und Sie bekommen Sie spielend in den Griff. Eigentlich entsteht sie immer dann, wenn sich im Bakterienmix in Ihrer Scheide irgendetwas verändert. Normalerweise verschwenden Sie wahrscheinlich keinen Gedanken daran, wie dieser Mix auszusehen hat und wie nicht. Während Sie also fröhlich dem Tagesgeschäft nachgehen, sind die Lactobazillen in Ihrer Scheide nicht minder fleißig (ich hätte beinahe gesagt: „Sie schuften wie die Bekloppten", aber ...) und stellen säurehaltige Sekrete her, die Infektionen vorbeugen sollen. Bakterielle Vaginitis tritt in dem Moment auf den Plan, wenn diese Bazillen durch andere ersetzt werden, namentlich durch *Gardnerella vaginalis* (Cinderellas Schwester mit dem grünen Daumen), die einen weißlichen Ausfluss produziert, der reichlich fischig riecht. Gefährlich ist die Sache überhaupt nicht, und das Testergebnis liegt innerhalb weniger Minuten vor. Am stärksten betroffen sind junge Frauen zwischen 20 und 40, wobei man noch nicht ganz sicher ist, was die eigentliche Ursache ist. In Frage kommen: Samen, den die Scheide noch nicht kennt, oder parfümierte Seife oder Duschbad, die zu tief in die Scheide geraten. Lassen Sie in Zukunft die Duftseife weg. Eventuell muss die Infektion mit Antibiotika behandelt werden, was Ihnen wiederum Pilze einbringen kann ...

Trichomonas vaginalis

Machen Sie sich auf einiges gefasst. Dieses herzige kleine Ding ist kaum höher entwickelt als eine herkömmliche Bakterie, wie sie sich in Scharen auf Ihrem Körper tummeln. Sie hat vier mikroskopisch kleine Beine und sieht ansonsten wie der Prototyp einer Qualle aus. Dem Himmel sei Dank, dass sie mit bloßem Auge nicht zu sehen ist. Durchaus sichtbar ist der abstoßend grünliche Ausfluss, den sie produziert und der entsetzlich nach Fisch stinkt. Hinzu kommen Hautreizungen und Brennen im gesamten Schambereich. Wenn Sie betroffen sind, sprechen Sie dieses Thema vielleicht nicht unbedingt an, sollte ein flüchtiger Bekannter Sie fragen, wie es Ihnen geht. Die Diagnose erfolgt auch hier mit Wattestäbchen beim Gynäkologen. Die Abstrichergebnisse liegen normalerweise innerhalb einer Woche vor, wobei Ihnen inzwischen selbst hinlänglich klar sein dürfte, dass da unten etwas im Argen liegt. Wenn Sie in eine Fachklinik gehen, haben Sie die Resultate meist am gleichen Tag. Infizieren können Sie sich hauptsächlich beim ungeschützten Sex – die Herren der Schöpfung kommen mit einem vorübergehend wunden Willi und milchigem Ausfluss davon. In seltenen Fällen werden die Bakterien durch gemeinsam benutzte Handtücher übertragen. Mit Antibiotika lässt sich die Sache leicht beheben. Ihr Partner (oder Ihr*e* Partner) sollte sich ebenfalls behandeln lassen, da diese Infektion hochgradig ansteckend ist.

Gonorrhö (Tripper)

Eine Gonorrhö holen Sie sich schneller, als Sie sie buchstabiert haben. Diese Geschlechtskrankheit wütet bereits seit Jahrhunderten auf unserem Planeten, was uns jedoch nicht veranlassen sollte, von einer „schönen Trippertradition" zu sprechen. Während bei infizierten Männern wunde Stellen und weißlicher Ausfluss auftreten, bemerken infizierte Frauen zunächst oft gar nicht, dass etwas nicht stimmt – oder aber die Symptome werden mit einer Chlamydien-Infektion verwechselt und falsch behandelt. Dadurch kommt es häufig zu schweren Unterleibsentzündungen, die in einigen Fällen eine Unfruchtbarkeit nach sich ziehen. Gründliche Tests lohnen sich also. Gonorrhö überträgt sich durch alle Formen von Sex – oral, vaginal oder anal –, und die ersten Symptome zeigen sich bereits nach wenigen Tagen. Mit Antibiotika lässt sie sich schnell beheben, sofern Sie die ersten Anzeichen bei sich oder ihm nicht ignoriert haben. Sie ist hoch infektiös. Also blüht Ihnen mal wieder ein schrecklicher Abend am Telefon, weil Sie sämtliche Kerle anrufen müssen, mit denen Sie während der letzten paar Wochen ungeschützten Sex hatten … Pech.

Syphilis

Aus dem Geschichtsbuch in die Unterhose ... Die Syphilis hat während der letzten Jahre ein echtes Comeback erlebt, weshalb Sie lieber nicht davon ausgehen sollten, sie nicht bekommen zu können, weil Sie keine Pariser Prostituierte im 18. Jahrhundert sind. Bevor AIDS auf der Erdoberfläche auftauchte, war Syphilis die wohl berühmteste aller Geschlechtskrankheiten. Doch wenngleich AIDS ihr mittlerweile den Rang abgelaufen hat, darf sie nicht unterschätzt werden, denn immerhin gilt auch für sie, dass sie bei Nichtbehandlung tödlich endet. Sie ist verhältnismäßig selten, aber Sie sollten trotzdem wissen, warum Sie besser nicht mit jemandem ins Bett steigen, der damit in Kontakt gekommen ist. Beim ersten Ausbruch bildet sich eine schmerzlose Genitalgeschwulst, doch von hier wandert der Erreger in die Blutbahn und besiedelt andere Körperbereiche. Während das Immunsystem seinen einsamen und vergeblichen Kampf gegen die Syphilis kämpft, attackiert sie Herz und Gehirn, was sich über Jahre hinziehen kann. Zwar trägt weniger als ein Drittel aller Erkrankten bleibende Schäden an Herz und Hirn davon - aber zu diesen 30 Prozent wollen Sie wahrscheinlich nicht unbedingt gehören, was? Die zuverlässigste Diagnose erbringt ein Bluttest, den Sie vornehmen lassen, wenn Sie mit dem Erreger in Kontakt gekommen sind. Im ersten Stadium überträgt sie sich ausschließlich durch sexuelle Kontakte, im zweiten auch durch nicht-sexuelle Berührungen wie Wangenküsse und dergleichen (tausend Dank, Omilein!). Da Sie ja glücklicherweise keine Pariser Prostituierte aus dem 18. Jahrhundert sind, verdammt Sie die Syphilis nicht zu einem jammervollen Tod. Heute behandelt man sie erfolgreich mit Antibiotika-Spritzen, die anfangs täglich intramuskulär verabreicht werden. Da kommt Freude auf. Und dann erwartet Sie selbstverständlich noch eine Nachbehandlung. Falls es Sie erwischt, dürfen Sie eine Party für all Ihre Ex-Männer veranstalten – diese Sache ist ernst, und Sie müssen sie unbedingt informieren. Tja, wahrscheinlich können Sie eventuelle Träume, mit dem ein oder anderen mal wieder ein paar nette Stunden zu verleben, in den Wind schreiben.

HIV

Ich weiß, dass Sie wissen, was das ist, aber ein klärendes Wort mehr kann ja nicht schaden: HIV ist nicht dasselbe wie AIDS. Während in den frühen Achtzigern von „Schwulenpest" die Rede war, finden sich heute die meisten Neuinfizierten unter Heterosexuellen. Der Virus attackiert die T-Zellen, die den Körper vor Viren und Infektionen schützen, und mutiert mit grausam rasanter Geschwindigkeit, wodurch er mühelos das körpereigene Immunsystem außer Kraft setzt. Das bedeutet: Harmlose Infektionen, die normalerweise ohne größere Schwierigkeiten überstanden werden, setzen sich im Körper fest und führen am Ende zu AIDS. Dieser Prozess kann sich über mehrere Jahre hinziehen. Feststellen lässt sich eine vorhandene HIV-Infektion via Blutbild, und bei positivem Ergebnis, das vertraulich behandelt wird, berät man die Betroffenen eingehend. Obwohl diese Diagnose auf den ersten Blick einem Todesurteil gleichkommt, gibt es inzwischen Medikamente, die den Ausbruch von AIDS hinauszögern, sodass Infizierte durchaus noch bis zu zwanzig mehr oder weniger symptomfreie Jahre vor sich haben.

HIV zeigt sich erst nach drei Monaten auf dem Blutbild - es ist also zwecklos, in blanker Panik am Morgen danach zum Arzt zu rennen. Wenn Sie ungeschützten Sex mit jemandem hatten, der nie an der Nadel hing und keinen bisexuellen Neigungen nachgeht, dürften Sie ungeschoren davongekommen sein („das Glück ist mit die Doofen"). Sollten Sie jedoch Gründe haben, eine Infektion für möglich zu halten (er ist ein bisexueller Junkie), haben Sie drei Monate Zeit sich zu überlegen, ob Sie mit einem positiven Testergebnis leben können. HIV überträgt sich im Allgemeinen ausschließlich durch ungeschützten Sex oder verunreinigtes Spritzbesteck - soziale Kontakte kommen nicht in Betracht, weil der Virus außerhalb des Körpers nur zehn Sekunden überlebt. Bei positiver Diagnose werden Sie sich lebenslang behandeln lassen müssen, und die Nebenwirkungen sind trotz kontinuierlicher Fortschritte der Mediziner derzeit noch beträchtlich. Es gibt bis jetzt nur ein verlässliches Mittel, sich HIV und die Folgen zu ersparen: BENUTZEN SIE EIN KONDOM. So einfach ist das.

Infektiöse Unterleibsentzündung

Die böse Stiefschwester der Vaginitis und ihrer gärtnernden *(-erella)* Verwandtschaft, weil sie bedeutet, dass die Infektion Ihre Scheide bereits passiert, es durch den Muttermund geschafft hat und nun eine Privatparty in Ihrer Gebärmutter und Ihren Ovarien (Eierstöcken) veranstaltet. Gemeinhin tritt sie infolge unbehandelter oder zu spät behandelter Gonorrhö oder Chlamydien-Infektion auf, verursacht starke Unterleibsschmerzen, Fieber, Ausfluss und manchmal unregelmäßige Blutungen - Schmerzen beim Sex können ebenfalls ein Symptom sein. Und wenn ihr das noch nicht genug Remmidemmi ist, wird sie richtig fies, attackiert die Eileiter und sorgt entweder dafür, dass Sie fortan unfruchtbar sind oder dass jede auftretende Schwangerschaft ein jähes Ende in Ihrer Bauchhöhle findet. Je häufiger Sie mit infektiösen Unterleibsentzündungen zu tun haben, umso höher ist Ihr Risiko, dass genau das passiert. Deshalb müssen, müssen, müssen! Sie bei den geringsten Anzeichen einen Facharzt konsultieren, wo man Ihren Muttermund überprüfen und einen Abstrich vornehmen wird. Ihr Risiko ist auch dann erhöht, wenn Sie unlängst ein Baby bekommen haben, eine Abtreibung bei Ihnen vorgenommen oder innerhalb der letzten zwei Wochen eine Spirale eingesetzt wurde. Auch hier leisten die guten alten Antibiotika gute Arbeit, wobei Sie in schwereren Fällen mit einem Krankenhausaufenthalt rechnen müssen. Angesichts dieser Verdrießlichkeiten dürfte selbst der letzten Erna einleuchten, dass bei irgendwelchen Symptomen irgendwelcher Infektionen der Gang zum Arzt angebracht ist – bevor relativ harmlose Chlamydien sich zu ernsten Problemen auswachsen.

Filzläuse und Krätze

Allein der Gedanke an Läuse lässt jedermann in hektische Kratzanfälle ausbrechen – weshalb die Vorstellung, diese Dinger könnten es sich in Ihren Schamhaaren gemütlich machen, Sie wahrscheinlich unter Gebrüll zum nächsten Teich rennen lässt, um die Biester zu ersäufen. Nur leider werden sie davon keineswegs verschwinden, denn auf Panik reagieren die possierlichen Tierchen mit stoischer Gelassenheit. Bekommen haben Sie sie, als Sie Ihren Schenkel gegen den befilzlausten Schenkelpelz von jemand anderem rieben, oder in verfilzlauster Bettwäsche schliefen. Aber ganz gleich, wie es zu dieser Katastrophe kommen konnte – Sie werden diese Besucher in Ihrem Slip gewiss nicht willkommen heißen, zumal auf Schamhaar spezialisierte Filzläuse größer als andere und oft mit bloßem Auge zu erkennen sind (Oh mein Gott! OH MEIN GOTT!). Bei der Krätze hingegen sind winzig kleine Milben am Werke, die Sie lediglich anhand der roten Flecken auf Ihrer Haut ausmachen können. Beiden Krabblern gemeinsam ist, dass sie jucken wie eine Juckapalmenexkursion nach Juckatan. Und glauben Sie ja nicht, dass es bei mir nirgends juckt, während ich diese Zeilen schreibe.

Sie bemerken sie ungefähr sechs Wochen nach dem Einzug und können Ihnen mit Spezialshampoos an den Kragen gehen. Trotzdem wird der Juckreiz unter Umständen noch zwei Wochen, nachdem die letzte von ihnen dahin ist, anhalten. Galmei-Lotion und Gedanken, die um alles Mögliche kreisen, nur nicht um Miniwanzen, die über Ihren Venushügel trampeln, dürften helfen. Natürlich müssen Sie wieder einmal ein offenes Wort mit Ihrem Partner reden - falls nicht auch er schon vor lauter Kratzen von Sinnen ist. Grundsätzlich sind Filzläuse und Krätzemilben harmlos, aber eklig und störend.

Zystitis

Die Zystitis wird nicht durch Sex übertragen. Sie ist eine einfache Blasenentzündung, die ausgesprochen schmerzhaft sein kann. Die häufigste Ursache ist eine Infektion mit E.coli-Bakterien, und die Symptome sind Brennen beim Wasserlassen, extremer Harndrang, selbst wenn Sie gerade von der Toilette kommen, und manchmal Ausflockungen im Urin. Ihre Häufigkeit ist geradezu enervierend, wobei Frauen weit öfter heimgesucht werden als Männer, weil unsere Harnröhre kürzer ist, so dass fremde Bakterien es leichter haben, ungestört nach oben vorzudringen. Außerdem kann die Harnröhre bei allzu heftigem Sex gereizt werden, worauf sie mit Entzündung reagiert. Sie erhöhen Ihr Infektionsrisiko, indem Sie tagsüber zu wenig trinken (damit meine ich keinen Schampus, Leute), weil fremde Bakterien sich dann munter vermehren können, ohne ausgeschwemmt zu werden. Womit wir beim alten Trick aller Supermodels angekommen wären, täglich zwei Liter Wasser zu trinken. Na ja, die Vorteile sind wirklich nicht zu verachten: Sie bekommen keine Blasenentzündung und dürfen die nächste Frühjahrskollektion vorführen. Behandlungsmittel sind wieder einmal Antibiotika, plus jede Menge Flüssigkeit. Preiselbeersaft ist ausgesprochen gut für die Blase, also haben Sie einen prima Grund, eine Ladung „Sea Breeze"-Cocktails zu mixen – vielleicht.

Entschuldigungen, wenn Sie sich eine Geschlechtskrankheit eingefangen haben

Bevor Sie zu Ihrem Gynäkologen gehen, sollten Sie diese Liste auswendig lernen. Um sich Peinlichkeiten zu ersparen, benutzen Sie besser nur die Beispiele aus der zweiten Liste.

Lahme Entschuldigungen

1. „Ich wollte nicht zimperlich wirken, deshalb habe ich ihn nicht gebeten, ein Kondom zu benutzen."
2. „Das muss ich mir auf einem öffentlichen Klo geholt haben, denn alle drei Männer, mit denen ich letzte Woche geschlafen habe, sahen total sauber aus, ehrlich."
3. „Ich dachte, diese Beulen auf seinem Penis wären Krampfadern oder sowas."

Gute Entschuldigungen

1. „Mein Freund ist fremdgegangen und hat mir das angeschleppt."
2. „Ich muss mir das vor zwei Jahren geholt haben, aber die Symptome sind erst jetzt aufgetreten."
3. „Das Kondom ist geplatzt."

16. Kapitel

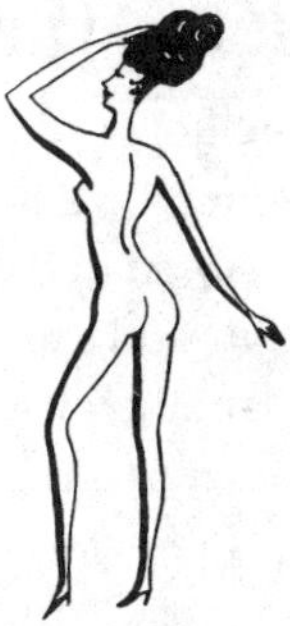

Top-Tipps für ein tolles Sexleben

Sollte jemand von mir eine Antwort auf die Frage verlangen: „Was macht eine Frau gut im Bett?“, würde ich sagen: „Ein Mann, der gut im Bett ist.“

Bob Guccione (*Penthouse-Gründer)*

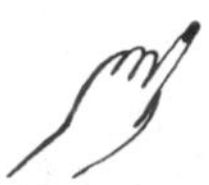

Mittlerweile dürften Sie gelernt haben, wie Sie sich gekonnt einem Bett nähern, in dem ein williger Mann Ihrer harrt. Sie wissen über Stellungen, Verführungsmethoden, Küssen, Mundarbeit, Handarbeit und vieles mehr bestens Bescheid. Sie sind eine Sexgöttin. Doch obwohl Sie über genügend Wissen (und die eine oder andere praktische Erfahrung) verfügen, um ihn auf ein Häufchen bebenden Verlangens zu reduzieren, können Sie gar nicht zu viele Asse im Ärmel – oder besser gesagt: im Slip – haben. Daher werden wir uns abschließend die Top 20 der Sextipps ansehen, damit Sie beim Sex garantiert nie wieder denken: „Ich sollte die Decke mal wieder streichen“, sondern allenfalls: „Nächstes Mal schwinge ich mich von diesem Kronleuchter.“ Letzteres natürlich nur, wenn das Ding sicher verdübelt ist. Ich würde mich wirklich schlecht fühlen, wenn Sie sich verletzten, nachdem ich Ihnen all die schönen Sachen beigebracht habe …

1. Gichigich

Sie sitzen auf seinem Schoß, und er steckt seinen Penis zwischen Ihre Beine. Sie müssen ihn davon überzeugen, dass Reinstecken in diesem Fall das Ziel verfehlt. Was er tun soll, ist langsam und sanft zwischen Ihren Schamlippen auf und ab reiben. Dabei kann er seine Hand, Ihre Hand oder seine Muskeln benutzen, um den Penis zu bewegen. Natürlich fühlt es sich für ihn fantastisch an – aber noch besser für Sie. Sie umgehen damit das Problem, eventuell nicht ausreichend stimuliert zu sein, und haben trotzdem das schöne Gefühl des Genitalkontakts. Außerdem ist sein Penis auf Ihrer Klitoris sanfter als ein Finger. Gichigich wurde diese Technik nach ihren Erfindern, einem Stamm auf Ozeanien, benannt. Vielleicht sollten Sie ihm lieber zeigen, was Sie meinen, statt den Fachterminus zu verwenden. Sonst glaubt er womöglich, Sie hätten sich an einer Erdnuss verschluckt.

2. Bestandsliste

Es verschlägt einem glatt die Sprache, wie viele aufgeklärte, Sex bejahende Frauen daliegen und denken: „wenn er doch nur …", aber nicht wissen, wie sie sich ihm verständlich machen sollen. Deshalb ist die Sex-Bestandsliste eine so gute Idee. Zugegeben, dieser Ausdruck klingt ein bisschen, als handelte es sich um gültiges Beweismaterial in einem Geschworenenprozess wegen massiven Steuerbetrugs, aber in Wirklichkeit können Sie damit Ihr Schlafzimmerklima revolutionieren. Sie brauchen dafür ein Blatt Papier, auf dem Sie alles aufschreiben, was Sie sich wünschen – und zwar detailliert. Unterteilen Sie die Liste in verschiedene Unterkategorien wie z. B.: „In Stimmung bringen", „Erregen", „Orgasmus" und „Nachspiel". Unter jede dieser Überschriften dürfen Sie so viel eintragen, wie Sie wollen. „Ich möchte, dass du mein Gesicht mit vielen federleichten Küssen übersäst“ ist besser als die vage Aufforderung „Mehr Zärtlichkeiten“. Die meisten Bettprobleme gründen nunmal in mangelnder Kommunikation. Er glaubt womöglich bis heute, dass Sie sich gern die Pobacken zusammendrücken lassen, während Sie sich dabei wie ein wabbeliger Hefeteig vorkommen. Schreiben Sie auf, was Sie wirklich wollen, und bringen Sie ihn dazu, dies ebenfalls zu tun (aber kritteln Sie nicht an seinen bisherigen Techniken herum). Anschließend vergleichen Sie Ihre beiden Listen und setzen Ihre Wünsche auf der Stelle um.

3. Penetrativer Orgasmus? Ja, das gibt's!

Orgasmus im Moment der Penetration? Pah! Ein lächerlicher Mythos, den sich Pornoproduzenten ausgedacht haben, oder etwa nicht? Na ja, nicht ganz. Wenn Sie über alle Maßen erregt sind, können Sie im Augenblick des Eindringens tatsächlich einen Orgasmus erleben. Dazu muss er Sie bis kurz vor den Höhepunkt reizen, indem er beispielsweise ungefähr 15 Minuten lang mit dem Penis an Ihrer Klitoris reibt, ohne ihn rein zu stecken. Sie können sich auch abwechselnd erregen, indem Sie ihn zwischendurch oral stimulieren, damit seine Erektion nicht nachlässt. Bleiben Sie so entspannt wie möglich. Konzentrieren Sie sich nicht darauf, einen Orgasmus zu wollen, sondern nur auf das, was Sie gerade tun. Und dann, wenn Sie spüren, dass sie unmittelbar vor einem erdbebengleichen Orgasmus stehen, holen Sie tief Luft und setzen sich auf seinen Penis, wobei Sie ihn in einem Stück und in ganzer Länge einführen. Selbst wenn Sie dabei keinen Orgasmus bekommen, macht der Versuch bestimmt trotzdem Spaß.

4. Wendekreis

Natürlich waren akrobatische Stellungen im alten Indien überhaupt nichts Besonderes, denn die hatten ihr *Kamasutra,* um sich die langen Abende zu vertreiben (möglicherweise eines der besten Sexbücher, die je geschrieben wurden – auf jeden Fall aber das umfangreichste). Eine der besten Stellungen darin ist der Wendekreis. Und nun passen Sie gut auf: Sie beginnen in der Missionarsstellung, seine Beine zwischen Ihren. Ohne seinen Penis herauszuziehen, hebt er erst sein linkes, dann sein rechtes Bein über Ihr rechtes Bein. (Können Sie mir folgen? Gut.) Halten Sie Ihre Beine ganz leicht gespreizt, damit sein Willi in Ihnen bleibt. Als Nächstes stützt er sich mit den Armen ab und dreht sich weiter herum, bis er quer auf Ihnen liegt. Anschließend dreht er sich weiter, bis er mit dem Oberkörper zwischen Ihren Beinen und seinen Beinen über Ihrer Schulter liegt. Diese Übung sollte Ihnen beiden einige vollkommen neue Erfahrungen bescheren. Auf jeden Fall dürften Sie hinterher total erschöpft sein. Falls es sich für Sie ein bisschen zu riskant anhört, können auch Sie nach oben gehen, aber bitte passen Sie auf, dass Sie seinen Willi nicht nach hinten biegen, ja?

5. Tanz im Dunkeln

Es bei Nacht und im Dunkeln zu treiben, klingt verdächtig nach dem Sex Ihrer Großeltern. Aber wir alle haben Momente, in denen wir von unserem Körper wenig begeistert sind und uns so sehr von allem Möglichen ablenken lassen, dass wir beinahe außerstande sind, uns zu entspannen, aufeinander zu konzentrieren und befriedigenden Sex zu genießen. Wenn Sie das Licht löschen und sich allein auf Ihren Tastsinn verlassen, sinkt das Risiko, dass Sie denken: „Oh mein Gott, ich habe einen Hintern wie ein Brauereipferd …“ und er denkt: „Jetzt guckt sie auf meinen Bierbauch und hält mich für Homer Simpson …" Stattdessen können Sie sich ganz dem hingeben, was Sie empfinden. Gemäß dieser Theorie ist Sex am Abend besonders gut, weil Sie sich das Recht auf Entspannung verdient haben und am ehesten zum Sex aufgelegt sind. Meiner Meinung nach stimmt dieses Argument. Gegen ein bisschen Spaß tagsüber ist ja nichts einzuwenden, aber irgendwie büßt er etwas von seinem Zauber ein, wenn man anschließend wieder an die Arbeit muss. Und am frühen Morgen … wie bitte? Treibt es da überhaupt irgendwer?

6. Aphrodisiaka

Aphrodisiaka sind zunächst einmal fragwürdig, weil nicht ein einziger wissenschaftlicher Beweis erbracht wurde, dass sie irgendetwas anstellen - oder aufstellen. Dennoch lohnt es sich, ein paar vermeintlich aphrodisische Früchte und Gemüse zu probieren, weil ihr Verzehr einfach sinnlich ist. Ich denke dabei weniger an die Spaghettiszene aus *Susi und Strolch*. Vielmehr rede ich von exotischen Früchten, Mousses, Spargel und anderen Sachen, die einfach, aber sinnlich zu essen sind. Einige Nahrungsmittel ähneln Genitalien (Austern, Zucchini, Kürbisse, wenn man Glück hat …) und sie vor dem Partner zu essen, kann erregend wirken. Andere enthalten Stoffe, die Lustgefühle hervorrufen, Fisch ist voller Zink, der die Spermienproduktion steigert, und Schokolade enthält Phenylethamine, den Stoff, der einen angeblich verliebt macht. Sogar Blattsalat kann ein Aphrodisiakum sein - er wirkt diuretisch, das heißt, er stimuliert den Harntrakt und damit auch den Genitalbereich. Klingt zwar verrückt, aber es stimmt. Aphrodisiaka, die nicht auf Nahrungsmitteln basieren, taugen grundsätzlich nichts - mit Ausnahme von Champagner, der besten Stimmungsdroge, die je erfunden wurde. Aber seien Sie gewarnt: Wenn Sie bisher glaubten, Männer tränken sich

Frauen mittels überhöhten Bierkonsums schön, dann ist das noch gar nichts im Vergleich zu den Metamorphosen, die Ihr Gegenüber durchmacht, sobald Sie genügend Champagner intus haben! Womöglich finden Sie sich am nächsten Morgen neben dem hässlichen kleinen Bruder von Mick Hucknall wieder, während Sie glaubten, Sie hätten eine lustvolle, wunderbare Nacht mit Ralph Fiennes verbracht. Was die Spanische Fliege und dergleichen angeht - vergessen Sie's. Der ganze Kram ist illegal, teuer und bringt Sie am Ende womöglich noch um.

7. Highheals

Ein einfacher, aber unschlagbarer Sextipp. Sie dürfen ruhig der Typ Frau sein, die sich nicht vorstellen kann, irgendetwas in hochhackigen Schuhen zu tun, die sich ihrer fünfzehn verschiedenen Paar Turnschuhe rühmt und Rohseide für etwas hält, was Raupen für andere Raupen produzieren. Nun, es wird höchste Zeit, dass Sie sich aus Ihrer „Mädchen zum Pferdestehlen"-Zwangsjacke befreien und die Göttin des Boudoirs in sich begrüßen. Sie müssen auf Ihren Highheals nirgendwohin gehen. Sie sind ausschließlich dazu gedacht, Ihre Beine sensationell aussehen zu lassen, und, in Kombination mit Seidenstrümpfen, Ihrem Partner vor Verlangen die Sinne schwinden zu lassen. Natürlich findet er Sie ohne Highheals auch gut, aber mit wird er Sie unwiderstehlich finden, weil Sie darin all seine schmutzigen Fantasien über mysteriöse Callgirls, wunderschöne Bond-Girls und frustrierte Hausfrauen verkörpern. Wählen Sie welche mit Knöchelriemchen, denn a) sind die extrem provokativ, und b) fliegen sie Ihnen nicht so leicht vom Fuß und ihm ins Auge. Autsch!

8. Ölrutsche

Wieder so ein Trick, der von den Barmädchen – und wahrscheinlich auch Barjungen – aus Bangkok stammt. Die Ölrutsche ist supereinfach und fühlt sich fantastisch an. Sie bitten ihn, sich nackt aufs Bett zu legen – vielleicht sollten Sie nicht die teuerste Bettwäsche benutzen –, und ziehen sich hernach vollständig aus. Dann reiben Sie sich von oben bis unten mit Öl ein, wobei Sie Ihrer Vorderseite besondere Aufmerksamkeit widmen. Nun gleiten Sie, angefangen mit Ihren Schultern an seinen Füßen, langsam auf ihn herauf. Dabei stützen Sie sich mit den Armen ab und wiegen Ihren Körper hin und her, bis Sie ganz auf ihm liegen. Sie dürfen sich zwischendurch so viel hin und her und rauf und runter bewegen, wie Sie wollen, aber machen Sie alles langsam – kein nervöses Geruckel, verstanden? Und wenn Sie ganz oben angekommen sind, tragen Sie etwas Öl nach, bevor es wieder abwärts geht. Aber verwenden Sie hinterher kein Kondom, weil es durch das Öl porös wird –, dieser Seitenvermerk ist zwar nicht erotisch, aber notwendig.

9. Eiswürfel

Ich weiß, dass Sie den schon kennen ... Eiswürfel, Blow-Job – wen interessiert das? Es sollte Sie interessieren, meine Liebe, weil es der beliebteste Tipp in Tausenden von Magazinen ist, und zu Recht, denn er funktioniert wirklich. Alles, was Sie tun, ist, einen Eiswürfel in den Mund zu nehmen, bevor Sie ihn oral befriedigen. Aber verwenden Sie lieber einen, der aus einem Glas mit einem leckeren alkoholischen Getränk und nicht direkt aus dem Eisfach kommt. Sonst klebt Ihnen die Zunge schmerzhaft fest – oder sein Penis, was auch kein Trost ist. Dann umschließen Sie seinen Willi mit dem Mund, wobei Sie den Eiswürfel direkt auf der Spitze balancieren und in kreisenden Bewegungen darübergleiten lassen. Die eisige Kälte wechselt mit der Wärme Ihrer Zunge. Wenn Sie wollen, können Sie auch abwechselnd Eis und heißen Tee nehmen (oder Irish Coffee, falls Sie dem Alkohol treu bleiben wollen), und Ihr Lover wird binnen Sekunden hin und weg sein. Natürlich kann er dasselbe auch mit Ihnen machen – Hauptsache, er hält den Eiswürfel ständig in Bewegung. Andernfalls fühlt es sich an, als hätte er Ihrer Klitoris eine örtliche Betäubung verpasst.

10. Spiegel

Für den Amateur-Voyeur gibt es nichts Großartigeres als Sex vor dem Spiegel; auch für Narzissten eignet sich diese Variante hervorragend, ja selbst Gelegenheitsexhibitionisten fühlen sich davon angesprochen – mit anderen Worten: ein Spaß für jedermann. Sie verdrängen sämtliche Gedanken an alles, was an Ihrem Körper zu wabbelig geraten zu sein scheint, und konzentrieren sich ganz auf das sinnliche Schauspiel, das sich vor Ihren Augen entspinnt. Sie geben sich leidenschaftlicher Lust hin – und das vor Publikum. Falls Ihre Fantasie dann und wann in die Richtung geht, beim Sex beobachtet zu werden, oder Sie schon immer mal sehen wollten, wie er Sie von hinten nimmt, ist ein großer Spiegel Ihre Antwort. Sich beim Sex im Spiegel zu betrachten, ist ungeheuer erregend und ungleich weniger riskant, als ihn auf Video aufzunehmen („Oh Gott, eines Tages werden wir vielleicht Kinder haben, die diesen Film irgendwann zufällig finden, oder deine Mutter kommt zu Besuch und denkt, es ist *Der Pferdeflüsterer,* oh Gott …"). Ich würde Ihnen allerdings raten, einen alten Spiegel aufzustellen, der schon leicht lädiert ist. Zusammen mit Kerzenlicht verleiht er Ihrer Haut einen Aprikosenschimmer und lässt Sie aussehen wie die Hauptdarstellerin in einer eleganten BBC-Literaturverfilmung. Im neuen, blitzblanken Spiegel mit eingeschalteten Deckenlicht ist der Effekt eher der eines „Quickie auf dem Tankstellenklo“.

11. Pobacken

Bisher haben wir den Po schmählich vernachlässigt, obwohl er für beide Geschlechter erotische Signalwirkung hat. Den Pobacken ist übrigens im Bett besondere Aufmerksamkeit zu schenken, da ihre Oberfläche mit zahlreichen Nerven ausgestattet ist und Streicheln hier als äußerst angenehm und sexy empfunden wird. Wechseln Sie zwischen zarten Berührungen mit den Fingerspitzen und kraftvollem Kneten wie beim Brotbacken (weiches Weißbrot, kein hartes, körniges Vollkornbrot). Widmen Sie sich ausgiebig dem oberen Ende des Spalts. Selbstverständlich dürfen Sie sich auch weiter in den Spalt vorwagen, wenn Sie möchten. Aber selbst wenn nicht, wird sanfte Zärtlichkeit hier durchaus geschätzt, denn alles, was wir hier spüren, kommt unserem ganzen Körper zugute. Wenn Sie ein Massageöl verwenden, gerät das Pobackenkneten zu einem höchst sinnlichen Erlebnis - wahrscheinlich werden sich Ihre Finger schneller auf seiner Vorderseite wiederfinden, als Sie glauben.

12. Bauch einziehen

Mitten im Orgasmus werden Sie vermutlich wenig Muße haben, über mögliche Schritte zur Intensivierung desselben nachzudenken. Deshalb nenne ich Ihnen eine einfache Technik, die Sie unmittelbar davor praktizieren. Sie brauchen nichts weiter zu tun, als kurz vor der Explosion Ihre Bauchmuskeln einzuziehen, als wollten Sie sich in ein Kleid quetschen, das eine Nummer zu klein ist. Das hat den Effekt, dass Sie flacher atmen und mehr Spannung aufbauen, wodurch Ihr Orgasmus intensiver wird. Ziehen Sie keineswegs den Umkehrschluss, dass Sie nur mit eingezogenem Bauch herumzulaufen brauchen, um sich permanent in Ektase zu fühlen – davon laufen Sie höchstens blau an und kippen irgendwann um.

13. Halbstoß

Ohne Ihnen zu viel tantrischen Zauber zuzumuten, möchte ich Ihnen eine bestimmte Technik aus dieser Lehre nicht vorenthalten, die „Innere Einheit"-Verfechtern propagiert wird und die tatsächlich funktioniert. Rechnen Sie mit sensationellem Sex! Er muss nichts weiter tun, als seine Stöße zwischen langsam und schnell variieren, was simpel klingt, aber nicht ganz so simpel ist. Ihm fordert es eine Menge Selbstkontrolle ab: nicht zu denken: „Jippieh, ab in den Endspurt" und wie ein Wildlachs herumzuspringen, sobald Ihre Genitalien einander berühren. Falls er jedoch Ambitionen hat, irgendwann an den Master-Ausscheidungen der Tantriker teilzunehmen, kann er damit anfangen, zwischen sechs tiefen und sechs weniger tiefen Stößen zu wechseln – vielleicht ist sein Zählen in diesem Moment nicht ganz zuverlässig, doch das macht nichts – und zwischen langsamem und schnellem Tempo. Sie wissen nie, welcher Typ Stoß Sie als Nächstes erwartet, was Sie zusätzlich erregt. Und wenn er nach diversen verhaltenen Stößen plötzlich sehr fest und schnell zustößt, werden Sie an der Zimmerdecke kleben. Mit Feng-Shui hat das wenig zu tun, aber das muss Sie ja nicht kümmern.

14. Sause unter der Brause

Ich hatte bereits erwähnt, warum Sex im Bad kaum der Mühe wert ist. Und auch Sex unter der Dusche kann Ihnen leichter zu einem komplizierten Oberschenkelhalsbruch und bitteren Selbstvorwürfen verhelfen als zu einem Orgasmus. Mit dem Vorspiel unter dem Brausekopf verhält es sich dagegen vollkommen anders. Hier geht es um die Wasser-und-Seife-Nummer, falls Sie wissen, was ich meine. Keine unangenehmen Reibungen, alles ist weich, und Sie dürfen sich gegenseitig von oben bis unten abrubbeln, ohne dass sich irgendwelche Haare in Ihren Händen verfangen oder Sie versehentlich an trockenen Hautstellen reißen. Selbstverständlich dauert es nicht lange, bis er Ihre Brüste streichelt und Sie Ihre Hand auf seinem Willi haben, den Sie mit üppig Schmiermittel einreiben können - eine Haltestange ist in dieser Situation ausgesprochen hilfreich, weil Sie ja nicht mitten im schönsten Sinnenrausch wegglitschen wollen. Und benutzen Sie keine parfümierten Seifen: Wenn dieses Zeugs in Ihre Scheide kommt, brennt es wie Hölle. Noch eine Warnung zum Schluss: Waschen Sie sich nicht gegenseitig die Haare, weil Sie dabei garantiert Shampoo in die Augen kriegen und sich fühlen wie damals, als Sie drei Jahre alt waren und Ihre Mami Sie wusch. Nicht sexy!

15. Telefonsex

Die meisten Menschen fühlen sich zunächst abgeschreckt, wenn sie an gewagteren Sprachgebrauch während des Beischlafs denken. Ein verwegenes „Reit mich, Tiger" mag in manchen Filmen okay sein, aber wenn man sich am nächsten Morgen beim Frühstück wiedertrifft und am Wochenende zusammen in den Supermarkt geht, klingt es irgendwie seltsam. Als Alternative bietet sich ein verbalerotischer Austausch am Telefon an. Sie können das Gesicht des anderen nicht sehen, weshalb Sie eher Ihre Hemmungen über Bord und Ihre wildesten Fantasien in die Waagschale werfen. Dabei müssen Sie sich keinerlei Gedanken darüber machen, ob sein Gesicht in diesem Moment angespannt vor Leidenschaft ist oder nur ein müdes Grinsen zeigt. Er sollte aber möglichst nicht gerade im Büro sitzen – eine Geschäftsreise ist eine prima Gelegenheit für einen spätabendlichen Anruf. Fangen Sie damit an, dass Sie ihm erzählen, wie wenig Sie gerade anhaben, und dann sagen Sie ihm, wie schön das war, was er mit Ihnen gemacht hat, als Sie beide zuletzt Sex hatten. Ein oder drei Gläser Wein helfen Ihnen, etwaige Schüchternheiten zu überwinden – außerdem wird er Sie ohnehin eindringlich auffordern weiterzumachen. Der Sinn und Zweck dieser Sache ist, dass Sie beide nackt masturbieren, doch falls Sie wirklich müde sind, dürfen Sie Ihren Flanellpyjama anbehalten und sich auf ein wenig Stöhnen beschränken – vorausgesetzt Sie haben kein Videotelefon.

16. Polaroids

Erotische Fotos voneinander zu machen kann Ihr Sexleben unglaublich bereichern – und Sie zum Brüller des Monats machen, wenn dieser schmierige Typ aus dem Fotogeschäft Sie in der Kneipe wiedererkennt. Deshalb sind Polaroid-Kameras eine überaus nützliche Erfindung. Auf einem Film haben Sie zwölf Bilder, die sich sofort selbst entwickeln. Sie dürfen sich in allen möglichen Aufmachungen und Stellungen fotografieren, ohne dass irgendwer Komisches denkt, wenn Sie das nächste Mal zur Post gehen. Sie können die Bilder hinterher vernichten oder Ihrem Partner überlassen, damit er sie nach Lust und Laune betrachten kann. Falls Sie sich für Letzteres entscheiden, sollten Sie vorher absolut sicher sein, dass er kein rachsüchtiges Naturell und keinen Scanner besitzt. Irgendwann trennen Sie sich vielleicht von ihm, und dann wollen Sie gewiss nicht als Zofe verkleidet an Ihren Boss gemailt werden, oder? Oder vielleicht doch, wenn Sie zufällig in einem Stripperschuppen arbeiten und auf eine Beförderung warten.

17. Ohren und Hals

Aus irgendwelchen Gründen sind unsere Ohren und unser Hals faktisch überversorgt mit empfindlichen Nerven. Vielleicht ist das ein Relikt aus der Steinzeit, als wir aufpassen mussten, dass sich nachts keine Insekten in unseren Gehörgängen einnisteten. Auf jeden Fall kitzelt es noch heute wie wild, sobald sich eine Fliege nähert, und ich kann mir beim besten Willen nicht erklären, warum. Andererseits habe ich auch gar nicht den Anspruch, sämtliche Ausfallerscheinungen der allseits gepriesenen Evolution mit den nötigen Theorien zu versorgen. Jedenfalls ist es so, dass Ohren und Hals als erogene Zonen gleich hinter Genitalien und Brüsten rangieren. Daher sollte er sich dieser Bereiche unbedingt annehmen, womit ich keinesfalls meine, dass er mit der Zunge darüberschlabbert, als hätten sie eine gründliche Reinigung nötig. Er sollte sich diese Zonen vielmehr wie eine Riesenklitoris vorstellen, die am besten auf federleichte, sanfte Berührungen mit den Lippen und der Zunge anspricht. Schön ist, wenn er mit der Zungenspitze ganz leicht über den Rand Ihres Ohres fährt (anstatt direkt hinein) und mit den Lippen feine Linien über Ihren Hals malt, gleich unterhalb Ihres Ohrläppchens. Er darf auch sanft an Ihren Ohrläppchen saugen – vorausgesetzt Sie tragen keine Diamantohrringe, sonst müssen Sie nämlich mit ihm in die nächste Notaufnahme rasen, um ihn vor dem Erstickungstod zu bewahren. „Sanft" ist das Zauberwort. Desgleichen gilt für leichtes Ins-Ohr-Pusten, das wirklich erregend sein kann, ebenso wie Den-Hals-mit-Küssen-Bedecken, wonach Sie mit ein bisschen Glück auf ein kitzliges, lustvoll benommenes Wesen reduziert sein dürften, das einfach allem zustimmt, was noch kommt. Obwohl, wenn man's genau bedenkt, wollen Sie das wirklich?

18. Rasieren

Machen Sie sich einen Moment frei von Assoziationen an billige Pornohefte. Ich weiß, dass Schamhaarrasur ungefähr so prickelnd klingt wie das Kinn enthaaren zu müssen. Aber wenn Sie dann und wann Lust verspüren, etwas Neues auszuprobieren, kann eine Schamhaarrasur ein ungeahntes Erlebnisse sein (abgesehen von der Zeit danach, wenn die Haare wieder nachwachsen - dann juckt's nur noch). Ich würde Ihnen jedoch raten, sich selbst zu rasieren. Ansonsten droht Ihnen ein weniger erotisches als schmerzhaftes Erlebnis. Schneiden Sie mit einer Schere die Spitzen weg, und entfernen Sie die Stoppeln mit einem Rasierer (ein elektrischer ist vielleicht sicherer - und fühlt sich besser an). Sie können entweder alle Haare entfernen oder einen „Landestreifen" übriglassen, der ungefähr drei Zentimeter breit ist. Die Aufwandsentschädigung besteht darin, dass es richtig sexy aussieht, weil er alles sieht, und der Reibungseffekt beim Sex wird verstärkt, weil Ihr dämpfendes Kissen verschwunden ist. Das bedeutet natürlich auch, dass Ihre Klitoris mehr davon hat. Nur eine Seitenbemerkung: Rasieren Sie sich nicht, wenn Sie angesäuselt sind, ja? Ich habe mal einen Mann rasiert (und dabei ging es nur um sein Gesicht), nachdem ich eine Flasche Wein intus hatte, der wurde so kreidebleich, dass ich mir ernstlich Sorgen um ihn machte. Genau genommen weiß ich gar nicht mehr, warum er das überhaupt zuließ ...

19. Flaschendreher-Strip

Eine einfache, aber effektive Variante des tradierten „Strip-Poker". Beim Flaschendreher-Strip ist es nur eine Frage der Zeit, bis der Sex so gut wie sicher ist. Sie brauchen nichts weiter zu tun, als sich einander gegenüber auf den Boden zu hocken. Es gibt keine komplizierten Spielregeln, die Sie beachten müssen.

Sie haben vorher festgelegt, dass die angezeigten Körperteile (wir gehen von oben nach unten) erst zu entblößen und danach zu heben sind. Und los geht's! Der Flaschenhals zeigt auf Ihren Arm? Streifen Sie den Ärmel oder Träger ab; wenn er beim nächsten Mal drauf zeigt, heben Sie den Arm in die Höhe; noch einmal, dann ist Ihr Bein dran. Irgendwann werden Sie beide umfallen und Sex haben. Da er voraussichtlich auf Ihnen zu liegen kommt, bietet sich dieser Spielausgang ohnehin an. Und wenn Sie sich ein bisschen exhibitionistisch fühlen, lassen Sie ihn einfach weiter an der Flasche drehen und denken sich ein paar aufregende Posen aus. Wie dem auch sei – das Ergebnis ist Sex. Und im Gegensatz zum Strip-Poker „verliert" bei diesem Spiel niemand.

20. Zu guter Letzt ...

Jetzt kommt dieser Überlegen-Sie-sich-gut-was-Sie-tun-Teil, wenn in der Disco der DJ, bevor die Lichter ausgehen sagt: „Ihr wart ein tolles Publikum! Gott schütze euch!" Mit diesen guten alten Traditionen will ich nicht brechen, sondern Ihnen den letzten und wichtigsten Sex-Tipp geben, den Sie während Ihres ganzen Lebens als Sexgöttin im Kopf behalten sollten. Dieser lautet schlicht und ergreifend: Tun Sie niemals irgendetwas, was wider Ihre Selbstachtung geht. Sie dürfen alles machen, was Sie wollen, solange Sie sich dabei wohl fühlen. Aber wenn es Ihnen dabei nicht gut geht, wenn Sie sich zu etwas überreden ließen, was Sie nicht wollen, aber wollen zu müssen glauben ... tun Sie es nicht. Ansonsten wünsche ich Ihnen jede Menge Spaß. Lassen Sie es sich gut gehen. Und wenn Sie jetzt immer noch nicht wissen, wie Sie das am besten anstellen, dürfen Sie mir nicht die Schuld geben – ich habe Ihnen alles beigebracht, was ich weiß.

Stichwortverzeichnis